LES MÉDICAMENTS
DU CERVEAU

JEAN COSTENTIN

LES MÉDICAMENTS DU CERVEAU

De la chimie de l'esprit
aux médicaments psychotropes

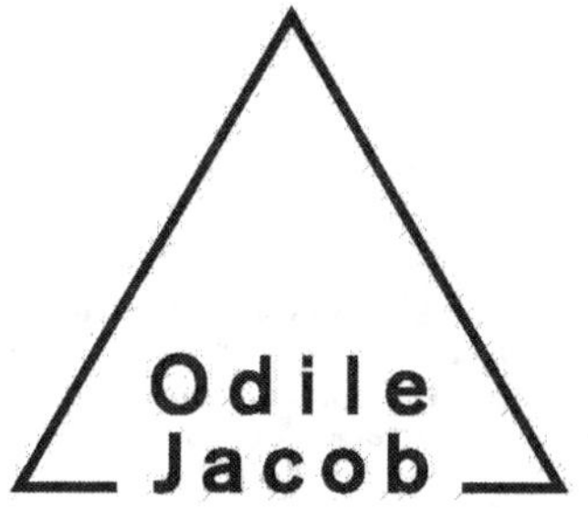

À tous les miens,
À mes maîtres et amis les professeurs
J.-C. Schwartz, R. Boulu et le docteur
L. Guillemot,
À tous les participants de l'unité de neuropsychopharmacologie.

Avant-propos

La lente révolution des psychotropes [1]

Le concept d'évolution et celui de sélection naturelle ont ruiné la mythologie de la création. La théorie du *big bang* a rompu avec celle de la fixité et de l'éternité de l'univers. De même, *L'Homme neuronal* de Jean-Pierre Changeux, paru il y a une dizaine d'années, a sorti la pensée, les sentiments, les émotions, les passions, du merveilleux inaccessible ou des domaines réservés de la philosophie et de la psychanalyse. Dix ans déjà qu'a retenti cet acte de foi matérialiste annonçant une physiologie de la pensée, de la cognition, à certains égards comparable à la régulation de la glycémie, au métabolisme du phosphore et du calcium ou mieux, car plus complexe mais déjà largement élucidé, à la physiologie de l'immunité. Les brumes qui enveloppaient l'esprit – la quintessence du phénomène humain – allaient se dissiper. L'esprit amorçait sa révolution copernicienne.

---

1. Psychotrope : substance naturelle ou de synthèse qui, administrée à titre thérapeutique à l'homme, atteint le système nerveux central – le cerveau – et suscite des modifications qualitative ou quantitative de son fonctionnement.

La révolution dans le domaine des médicaments du cerveau est en marche depuis beaucoup plus longtemps : depuis une quarantaine d'années, si on veut la dater de l'avènement des premiers médicaments antipsychotiques (médicaments de la folie, au sens commun du terme). Elle est éminemment plus discrète que la précédente car elle s'étire, parfois s'essouffle mais rebondit pour connaître de nouveaux accès fébriles, puis ronronner à nouveau. Nombre de ses succès doivent beaucoup au hasard, à l'observation, au tâtonnement, à l'action plus qu'à la réflexion. La neuropsychopharmacologie, cette science qui a pour objet de sélectionner et d'étudier les médicaments destinés aux troubles ou aux affections neurologiques et psychiatriques, bénéficie depuis longtemps des investissements considérables que lui permet son implantation dans l'industrie pharmaceutique. Si l'on considère ses innovations réelles, ses rendements paraissent modestes. L'organisation même de cette pêche donne la primauté au chimiste sur le biologiste : elle explique ce faible rendement. D'imposants moyens semblent altérer quelque peu l'imagination.

L'entrée en force de la neurobiologie, son ouverture récente à la biologie moléculaire, introduisent une révolution dans la révolution. La neuropsychopharmacologie ne se laisse presque plus piloter par l'aval, elle accède avec sa sœur jumelle, que dis-je, sa sœur siamoise, la neurobiologie, à la cinquantaine, épanouies, fortes de leur succès, confiantes en leurs projets, sans trop de modestie ni de pusillanimité. Leurs progrès respectifs s'épaulent, se confortent, se fécondent mutuellement. L'outil pharmacologique est une sorte de scalpel neurobiologique. Le concept neurobiologique sert bientôt de moule à une nouvelle stratégie pharmacologique.

Quand l'action précédait la compréhension

Plus importants sans doute que les cheminements conduisant à une découverte est la découverte elle-même. La découverte d'un fleuve prime sur le sens du parcours qui l'a permise, que ce soit de l'embouchure vers la source ou de la source vers l'embouchure.

Les neuroleptiques qui ont transformé la vie des psychotiques ont été découverts alors qu'on ignorait tout, ou presque, des transmissions dopaminergiques. Les benzodiazépines anxiolytiques ou hypnotiques ont vu le jour alors qu'on ignorait tout de leurs relations avec les récepteurs de l'acide gamma amino butyrique (GABA) et avec le canal transmembranaire aux ions chlorure. Les antidépresseurs ont fait merveille en clinique avant que l'on ne sache qu'ils inhibaient la recapture neuronale qui de noradrénaline, qui de la sérotonine. Le lithium, dont le succès reste sans égal chez le maniaco-dépressif, cache toujours jalousement le secret de l'intimité de son mécanisme d'action. Les propriétés analgésiques de l'opium étaient déjà mises à profit par les Sumériens anciens, quatre mille ans avant notre ère ; la morphine n'en fut isolée qu'en 1806, les récepteurs sur laquelle elle agit ne furent caractérisés qu'en l'année 1971 et les substances endogènes, « endorphines », dont la morphine mime les effets, ne furent connues qu'en 1974...

Arrêtons là cette énumération des découvertes qui précèdent l'explication, mais qui suscitent sa recherche et forgent des outils pour la révéler.

Le hasard a fait tant de miracles, a été à l'origine de

tant d'heureuses surprises, a commis tant de succès que des démarches désormais rationnelles et systématiques peuvent faire redouter parfois qu'elles ne fassent fuir le destin, comme l'edelweiss fuit les jardins entretenus et plantés au cordeau. Sans plaisir, les neurobiologistes et les neuropsychopharmacologues sont forcés de constater que les prototypes des grandes classes d'agents neurotropes et psychotropes ont précédé la connaissance physiopathologique des affections qu'elles traitent ainsi que la connaissance neurobiologique des systèmes sur lesquels porte leur action.

L'importance des enjeux

Avant de pénétrer les arcanes de la neuropsychopharmacologie, nous allons devoir doter le lecteur de deux viatiques : l'un lui permettra de mesurer l'importance des troubles neuropsychiatriques dans la population générale, l'autre le familiarisera avec la façon la plus usuelle de classer les médicaments dont on dispose pour y faire face.

Pour traiter de ce premier aspect, le tableau suivant présente la « prévalence vie entière », c'est-à-dire la proportion de sujets d'une population donnée qui contracteraient une affection s'ils vivaient tous jusqu'à un âge suffisant pour être exposés au risque de la contracter.

Affections	« Prévalence vie entière »
— Tous troubles psychiatriques confondus	29-31 %
Alcoolisme	11-16 %
Autres toxicomanies	5,5 %
Schizophrénies	1-2 %
Troubles thymiques	6-9 %
dont manie	0,6-1,1 %
dépression	3,7-6,7 %
dysthymie	2,1-3,8 %
(forme plus légère de dépression)	
Névroses	
Troubles phobiques	7,8-23,3 %
Troubles paniques	1,4-1,5 %
Troubles obsessifs-compulsifs	1,9-2,6 %
Personnalités pathologiques	2,1-3,3 %

Affections	%
— Épilepsie : maladie et crises	9 %
— Épilepsie à crises répétées	1-2 %
— Démences type Alzheimer	
après 65 ans	2-6 %
à 80 ans	15-20 %
— Sclérose en plaques	0,012 %
— Maladie de Parkinson	0,25 %
— Morts par suicide *	0,02 %
(Les tentatives pourraient être dix fois plus nombreuses)	

* On notera que les décès par suicide sont imputables à une dépression dans 45 à 70 % des cas. Seuls 15 % des déprimés tenteraient de se suicider. Ces chiffres proviennent entre autres références de F. Rouillon, « Épidémiologie psychiatrique », *in Précis de psychiatrie clinique de l'adulte*, Masson, 1990, p. 405-410, et J. Cambier, M. Masson, H. Dehen, *Neurologie*, Abrégés, Masson, 1989.

Un peu d'ordre s'il vous plaît

Au rythme où les médicaments ont fleuri, il a fallu, en fonction de leur efficacité, et partant de leurs indications, les classer, en regrouper certains, en distinguer d'autres. Les considérations pratiques ayant précédé les explications neurobiologiques et la connaissance de leurs mécanismes d'action, les classifications chimiques étant souvent de peu d'intérêt, il est revenu tout naturellement aux cliniciens d'élaborer ces classifications. L'une d'elles, d'inspiration psychiatrique donc, proposée par J. Delay dans les années soixante, fait aujourd'hui encore autorité ; quand bien même des appositions nouvelles ont incité à l'élargir, elles ne l'ont pas remise en cause. Elle repose sur le concept de « tonus mental », à la confluence du niveau de vigilance (éveil, attention, disponibilité et réactivité à l'environnement) et de l'état de l'humeur (l'élan vital, la joie de vivre, d'entreprendre, de réaliser, d'obtenir, etc.). À partir de là, sont définies trois classes d'agents psychotropes : ceux qui élèvent le tonus mental : les *psychoanaleptiques* ; ceux qui abaissent le tonus mental : les *psycholeptiques* ; ceux enfin qui affectent non plus en intensité mais qualitativement le fonctionnement psychique, le faisant changer de registre, sortir du sillon, éthymologiquement délirer : ce sont les *psychodysleptiques.* La classification de Lewin, quoique datant de 1928, reste utile pour traiter de ces derniers : elle distingue les *Euphorica*, nous dirons les *euphorisants,* avec les opiacés (morphine, codéine, héroïne, etc.) et leurs succédanés de synthèse totale ou encore la cocaïne et autres ectasy, crack ; les *phantastica,* nous dirons les *hallucinogènes,* avec le LSD, la marijuana, le stramoine ou datura, la mescaline, la psylocybine, etc. ; les *Inebrianta,* nous dirons les *enivrants* (le protoxyde d'azote ou gaz hilarant, l'éther, la colle pour rustines et bien sûr l'alcool, etc.).

Classification des psychotropes *

Psycholeptiques	
Nooleptiques :	hypnotiques
	sédatifs
	anxiolytiques
Thymoleptiques :	antipsychotiques
	dont neuroleptiques
Thymostabilisants :	carbamazepine – lithium
Psychoanaleptiques	
Nooanaleptiques :	amphétaminiques
Éveillants :	adrafinil – modafinil
Psychostimulants :	vitamine C, caféine...
Psychodysleptiques	
Stupéfiants/euphorisants :	morphiniques
Hallucinogènes/onirogènes :	LSD, marijuana
Enivrants :	alcool, éther, solvants organiques...

* Inspirée de Delay et de Lewin.

Parmi les agents diminuant le tonus psychique – les psycholeptiques – il y a ceux qui agissent sur la vigilance : les *nooleptiques.* Ils comprennent les anesthésiques généraux, les hypnotiques, les sédatifs ou tranquillisants, les anxiolytiques et ceux qui agissent sur l'humeur : les thymoleptiques – ou antipsychotiques –, parmi lesquels les neuroleptiques.

Parmi les agents accroissant le tonus psychique ou les psychoanaleptiques, on trouve ceux qui stimulent la vigilance, les *nooanaleptiques*. Ce sont des agents dont l'action mobilise largement une substance de communication entre les neurones, la dopamine. Il s'agit de l'amphétamine et de ses dérivés : les amphétaminiques, ou psychamines ou amines de réveil. Avec une intensité souvent moindre et des mécanismes d'action non seulement différents de ces premiers mais aussi volontiers différents entre eux, existent d'autres agents éveillants, psychostimulants, dont le modafinil, la caféine, la vitamine C.

Un autre groupe de psychoanaleptiques est constitué par les stimulants de l'humeur, les *thymonaleptiques*, c'est-à-dire les antidépresseurs. Après que ce groupe se soit identifié à des substances chimiquement formées par l'accolage de trois cycles, les tricycliques, sont apparues d'autres substances de structure chimique différente mais aux mécanismes d'action similaires. On les a dit « apparentés aux tricycliques ». D'autres ont vu le jour avec des structures chimiques et surtout un mécanisme d'action très différent de celui des thymoanaleptiques. Ils inhibaient une activité enzymatique, la mono amine oxydase, ou MAO, sans référence au « grand timonier » quoique cette similitude de prononciation a peut-être contribué à la diffusion de la connaissance de leur existence. Ces inhibiteurs de mono amine oxydase, ou IMAO, ont été regroupés sous le vocable de *thymérétiques*.

À ces familles de médicaments antidépresseurs, s'adjoint un autre concept, celui des stabilisants de l'humeur : ces *thymostabilisants* écrêtent les courbes que celle-ci peut décrire, en particulier dans la psychose maniaco-dépressive, faisant passer le sujet des profondeurs de l'abîme où l'a précipité la dépression aux cimes flamboyantes où l'a propulsé l'accès maniaque. Les sels de lithium ont un monopole thérapeutique que commencent timidement à leur disputer la carbamazépine et les esters dipropylacétiques...

La plupart de ces classes ou sous-classes de psychotropes vont être évoquées dans les chapitres suivants. Certaines d'entre elles vont même bénéficier d'une sollicitude particulière.

Les classifications, pour indispensables qu'elles soient, n'en sont pas moins discutées voire décriées. Certes, classer c'est figer, simplifier, gommer les nuances, réduire souvent, caricaturer parfois. Néanmoins, ce goût du rangement, cette manie de l'étiquetage ne manque pas d'aspects positifs, comme aide au raisonnement, comme béquille didactique, et plus encore comme moyen de communication et d'échange entre les disciplines. Édouard Zarifian déplore la classification des psychopharmacologues. C'est la pierre que ses *Jardiniers de la folie* [2] jettent dans leur jardin : « la psychopharmacologie, écrit-il, a sûrement eu, plus ou moins volontairement, des conséquences perverses sur la nosologie psychiatrique et sur la recherche en psychopharmacologie... Il serait utile que les chercheurs en neurobiologie puissent fournir aux cliniciens des molécules actives sur le fonctionnement cérébral sans qu'elles possèdent au départ une étiquette pré-établie. » Il y a peut-être dans cette critique le souhait de faire recouvrer aux cliniciens le statut gratifiant de découvreurs exclusifs des psychotropes qu'ils eurent à l'aurore de ceux-ci. Maintenant que ces médicaments approchent du zénith, plus rien ne sera comme avant.

---

2. *Les Jardiniers de la folie*, Odile Jacob, 1988.

Hymne à la psychiatrie biologique

Il appartient toujours à la clinique psychiatrique d'inspirer certaines recherches de psychotropes, de contrôler leur efficacité pressentie, d'affiner les données expérimentales, de préciser leurs indications mais aussi les doses nécessaires et suffisantes, de cerner leurs contre-indications. Par contre, il n'est pas, il n'est plus, dans les attributions de la clinique psychiatrique de rechercher, *de novo*, tous azimuts, des indications à une nouvelle molécule dont on saurait seulement qu'elle est peu toxique et qu'elle atteint le cerveau après une administration par voie orale. Les règles de la méthodologie des essais cliniques, lentement, patiemment forgées au feu des incidents et parfois des accidents rencontrés, rendraient cette pêche impossible. Les principes de l'éthique en font même interdiction. Qui, en effet, en 1993, pourrait expliquer à un patient, en vue d'obtenir son consentement éclairé : « Nous disposons d'une molécule nouvelle, que nous savons peu toxique, mais nous ne savons pas à quoi elle peut être utile ? Acceptez-vous que nous l'essayons dans l'affection dont vous êtes atteint pour voir si cela vous réussira ? » De plus, autre problème, quelle industrie pharmaceutique accepterait d'investir les dix millions de francs que coûte en moyenne l'étude toxicologique d'une substance, sans avoir d'autres perspectives que de la livrer à la sagacité exhaustive de cliniciens zélés ? Non, cette démarche qui fit florès à l'aube de la psychopharmacologie, portée certes sur les fonts baptismaux par les cliniciens, est bien révolue. La montée en puissance de la neurobiologie et de la psychopharmacologie rend irréversible leurs interventions préalables, et ainsi cette nouvelle chronologie d'entrées en scène.

Cela ne minimise pas l'intervention du psychiatre. Avec la psychiatrie biologique s'est ouvert un très large espace d'investigation où son évolution peut contribuer de façon manifeste à la création de nouveaux médicaments neuropsychotropes : elle les inspire, elle les appelle, elle les valide. À l'affût de l'imprévu, du fortuit, car le « hasard profite surtout à l'Homme de science », elle détecte aux produits en expérimentation clinique des activités et partant, des indications qui étaient insoupçonnées. Elle précise les critères de choix ou au contraire de réfutation d'un médicament dans telle ou telle circonstance. La psychiatrie biologique a encore pour objectif de rompre avec l'impressionnisme clinique, le subjectivisme, d'appréhender de façon simplifiée, autant que faire se peut, l'extrême complexité de l'être et partant, la relation médecin-malade, dans l'océan de laquelle se noient maintes approches d'inspiration philosophique, psychologique ou psychanalytique. La psychiatrie biologique s'applique à détecter, puis à définir, des critères objectifs, quantifiables, dosables quand il se peut, caractéristiques d'une affection mentale, de son type, de son évolutivité : ici électroencéphalographiques, là neurochimiques, elle interroge le sang, l'urine, le liquide céphalo-rachidien pour y déterminer le taux d'un neuromédiateur (substance intervenant dans la communication entre les cellules nerveuses ou neurones) ou de ses produits de transformation (métabolites). Elle voit parfois dans la plaquette (petit élément figuré circulant dans le sang et qui intervient surtout pour tarir une hémorragie) un reflet, un équivalent de la membrane de certains neurones, recherchant alors à son niveau des anomalies des structures de liaison de certains neuromédiateurs (récepteurs) ou des systèmes de transport de substances au travers de leur membrane. Elle mesure diverses réponses endocriniennes (variation du taux circulant de certaines hormones) à l'administration de certaines substances, ce qui paraît être le reflet de modifications de la sensibilité de certains grands systèmes de neurones : inertie ici ou réponse explosive là. Elle peut encore pratiquer des épreuves pharmacologiques au cours desquelles elle considère, par exemple, les doses liminaires actives de certains agents neuropsychotropes qui déclenchent des réponses caractéristiques mesurables. Ce faisant, elle évalue la sensibilité (hyper ou hyposensibilité) des récepteurs de ces agents. Quoique ces approches ne soient pas encore très diffusées, elles semblent pouvoir contribuer significativement à certains diagnostics, anticipant parfois les expressions cliniques spontanées (bloquants des récepteurs de l'acétylcholine, type scopolamine, perturbant intensément la mémoire aux stades très précoces de la maladie d'Alzheimer ou des démences séniles ; bloquant, des récepteurs de la dopamine faisant apparaître ou aggravant de façon fugace des troubles moteurs à la phase toute préliminaire de la maladie de Parkinson ; perfusion d'acide lactique déclenchant des attaques de panique, etc.). Le médicament en tant que « réactif pharmacologique », comme moyen d'analyse des comportements, des fonctions, ou comme révélateur d'anomalies neurologiques ou psychologiques, offre de nouveaux espaces d'investigation encore très peu défrichés et déjà prometteurs. Ces dosages, ces mesures, ces analyses qu'affectionne la psychiatrie biologique ont révélé des corrélations biologico-cliniques parfois très significatives. Souvent, cependant, elles ne permettent pas l'accès à des certitudes. Les données étant communément polluées par des faux positifs et des faux négatifs, des erreurs par excès ou par défaut. Cela suscite ici des découragements et là des sourires faussement compatissants. Ces derniers sont parfois prodigués par les tenants d'une psychiatrie plus traditionnelle qui ne vivent pas toujours très bien l'immixtion de la science dans son microcosme. Comme l'exprime le psychiatre A. Cuvelier [3], « depuis plusieurs années, la référence aux neurosciences s'est imposée à une psychiatrie bien mal préparée à s'ouvrir à une vision où la psychopathologie s'effacerait devant une discipline pour laquelle l'esprit et le cœur ne seraient plus que des symboles sans consistance et en définitive sans signification ». Stigmatisant davantage cette dualité, la psychiatrie biologique aurait ses chimistes du cerveau quand la psychiatrie traditionnelle aurait ses alchimistes.

La complexité cérébrale : une chance pour la pharmacologie

Quelques dizaines de milliards de cellules nerveuses, ou neurones, composent le cerveau adulte, qui pèse quelque trois livres. Insérées entre ces neurones se trouvent les cellules gliales. Longtemps considérées comme des éléments de protection et de soutien, tels les copeaux ou le papier haché dans lesquels on immerge un objet précieux, ces dernières se voient progressivement reconnues des capacités variées. Les neurones, quant à eux, communiquent entre eux par l'intermédiaire de substances assurant la transmission de messages des uns aux

---

3. Préface à *Psychisme et intelligence artificielle*, Presses universitaires de Nancy, 1992.

autres : ce sont les neurotransmetteurs ou neuromédiateurs. Si presque une centaine de médiateurs sont actuellement connus ou soupçonnés, on dispose de raisons d'imaginer qu'ils pourraient être encore plus nombreux. Leur élaboration a lieu souvent en plusieurs étapes successives, sous l'effet d'enzymes plus ou moins spécifiques que l'on sait, pour certaines d'entre elles, manipuler, en fait le plus souvent inhiber. Plusieurs de ces neuromédiateurs sont souvent présents dans un même type de neurones.

Selon la fréquence des variations électriques des membranes neuronales, des proportions variables de chacun d'eux se trouvent libérées. Sur les neurones qu'ils atteignent, ils agissent, ici en synergie, là au contraire en opposition. Elle paraît déjà lointaine l'époque où il semblait qu'un médiateur libéré d'un neurone et atteignant un autre neurone pour lui communiquer une information ne pouvait s'associer qu'à un seul type de site de liaison ou récepteur. Désormais, la notion selon laquelle à un médiateur correspondraient plusieurs types de récepteurs se généralise.

Cette pluralité des récepteurs donne aux interventions des pharmacologues une subtilité de plus en plus grande. La pharmacomolécule n'est plus l'éléphant dans le magasin de porcelaine exerçant son activité sans discrimination sur tous les récepteurs d'un même médiateur. Quand elle est subtilement choisie, elle limite son activité à un type de récepteur et un seul ; elle affecte une seule fonction ou un nombre en tout cas limité de fonctions. Deux types de récepteurs à un même médiateur peuvent, sur une fonction, agir en synergie et sur une autre en opposition. On conçoit les avantages qu'on peut tirer de telles situations. Dans la première éventualité, pour exalter cette fonction, on s'appliquera par des substances appropriées à stimuler ces deux types de récepteurs ; dans la deuxième éventualité, pour exalter cette fonction, on s'appliquera par une substance *ad hoc* à stimuler un type de récepteur et par une autre à bloquer l'autre type de récepteur.

Enzymes de synthèse ou d'inactivation d'un médiateur, récepteurs multiples de celui-ci ne sont que quelques-unes des failles dans lesquelles le pharmacologue peut insérer ses pitons pour poursuivre son irrésistible ascension... On verra dans le chapitre 2, qui feint d'avoir la prétention d'expliquer « comment fonctionne le système nerveux central », diverses autres cibles biologiques que le pharmacologue s'applique à viser.

Les attentes et les craintes

Apaiser la souffrance morale et restaurer l'élan vital par les thymoanaleptiques, c'est-à-dire les antidépresseurs ; calmer les angoisses, restaurer la paix intérieure, juguler les attaques de panique par des psycholeptiques, les sédatifs et/ou anxiologiques ; faire retrouver un sommeil paisible et réparateur à l'insomniaque par les hypnotiques ; redonner de la vivacité psychique à l'asthénique, faire retrouver plus vite le mot juste, aviver l'idéation, maintenir éveillé malgré la monotonie de la conduite automobile sur autoroute par les nooanaleptiques et autres psychostimulants ; tempérer la faim du boulimique ou au contraire ouvrir l'appétit de jeunes filles décharnées, victimes d'anorexie mentale ; calmer les douleurs vives aiguës ou chroniques, accompagner le mourant en atténuant ses douleurs et ses craintes par les antalgiques ; vaincre l'intempérance alcoolique, évacuer l'appétence pour les agents toxicomanogènes — les drogues ; maîtriser les états d'agitation, des oligophrènes, des anxiétés vives, des délirants, des accès maniaques, par des sédatifs et/ou des neuroleptiques ; ici éteindre les hallucinations et les accès délirants, là briser la gangue qui emprisonne le schizophrène et le coupe du monde extérieur, grâce aux antipsychotiques ; maîtriser les tremblements et redonner une autonomie motrice aux parkinsoniens, par la L-DOPA, les anticholinergiques ou les stimulants directs des récepteurs de la dopamine ; supprimer les « absences » du petit mal épileptique de l'enfant ou les convulsions fébriles du nourrisson ou les crises convulsives généralisées de l'épileptique par les anticomitiaux ; diminuer les conséquences des accidents vasculaires cérébraux ; accélérer et améliorer la récupération consécutive ; ralentir l'évolution des états démentiels... constituent les principaux objectifs offerts à la neuropsychopharmacologie. Si certains sont presque atteints, quoique tout succès paraisse perfectible, d'autres sont seulement identifiés. La densité des connaissances accumulées durant les dernières décennies permet de rompre avec le sentiment d'impuissance et de fatalité qui a longtemps prévalu. Et d'affirmer que rien n'est apparemment inaccessible, ou insensible, aux sollicitations pharmacologiques. Bonnes ou mauvaises, il existe des pistes pour chaque bastille pathologique ; aucune ne paraît plus imprenable.

Cet enthousiasme peut passer pour suspect. Peut-on imaginer de pouvoir agir sur tous les troubles émanant de l'instance supérieure de tout être, son cerveau, son esprit, qui est devenu le refuge exclusif de l'âme quand l'anatomie et la physiologie du cœur ont rendu celui-ci inhospitalier ? Vouloir manipuler les fonctions cérébrales n'est-ce pas un projet prométhéen ? N'est-ce pas une autre manifestation de la folie humaine que de vouloir déchiffrer la chimie de l'esprit et préciser, comme l'a fait J.-D. Vincent « la biologie des passions »[4], pour fourbir des médicaments permettant de mettre le cerveau sous influence ? À partir du moment où l'on sait contrôler l'épilepsie, le « mal sacré », ne serait-on pas, diront certains, en train de se substituer aux forces divines ? L'Homme démiurge, comme Cinna, maître de lui comme de l'univers ? La psychiatrie traditionnelle a sécrété maintes réticences. Ne lui faisait-on grief de s'immiscer dans les profondeurs de l'âme, de s'introduire dans les no man's land, les chasses gardées, les domaines réservés de l'esprit. Il ne suffisait pas de soulever le couvercle. Voilà, comble de provocation, d'usurpation, les pharmacologues qui accourent à la rescousse en armant leur bras pour manipuler les fonctions cérébrales comme ils ont déjà produit les moyens de traiter l'hypertension artérielle, la constipation, la crise de goutte ou la bronchite chronique... Quelle banalisation, quelle simplification, quelle démesure, quelle ambition, quel orgueil, se récriront vertueusement quelques-uns qui pourtant, à leur corps défendant, usent souvent, quand ils n'abusent même parfois, de ces psychotropes sulfureux. Surgit alors une autre interrogation, un doute affreux, mais où s'arrêteront-ils ? Le meilleur des mondes, version Aldous Huxley, n'accélère-t-il pas le pas ?

Tout espoir est légitimement mêlé de crainte. Certes, ce qui est conçu pour le meilleur peut irrémédiablement virer au pire. À l'heure des grandes flambées de toxicomanies, ne crée-t-on pas les moyens de nouvelles pharmacodépendances ou encore, en voulant ralentir le déclin cérébral pour permettre au sujet âgé de bénéficier des

---

4. *Biologie des passions*, Odile Jacob, 1988.

efforts qu'il a accomplis, sa vie durant, pour ne pas « mourir idiot », ne risque-t-on pas d'allonger indûment la vie humaine sur une planète encombrée qui ne pourrait plus alors accepter les bébés ? Prévenu contre ces risques, armé d'une éthique aiguisée, et d'un sens moral redoublé, il ne faut pas craindre ; au contraire, il faut espérer beaucoup des médicaments neuropsychotropes présents et à venir.

Chapitre 1

À la recherche des agents psychotropes

Quel projet plus stimulant que celui de créer les moyens d'atténuer les troubles du cerveau humain, d'apaiser le mal-être, de pallier les incomplétudes, de gommer les craintes, d'évacuer les angoisses, de renforcer et prolonger les états de satisfaction, de plaisir, de plénitude ? Quel désir plus ambitieux que celui de décupler les performances du cerveau et de magnifier ses fonctions ?

Chacun souhaite, plus ou moins confusément, augmenter et mieux maîtriser ses capacités psychomotrices. Dans la marche et même la course que chaque société a entreprise vers le meilleur des mondes, le temps accélérant le pas, le projet d'influencer les activités cérébrales figure en très bonne place. Le Congrès américain a ainsi décrété que 1990 ouvrait « la décennie du cerveau ». Certes, l'« âme » risque fort de s'estomper à mesure que le cerveau s'éclairera. Si des thérapeutiques nouvelles parviennent à corriger certaines insuffisances d'origine génétique, l'égalité y trouvera son compte : à chaque individu, fort des mêmes chances que tous les autres, de faire ensuite fructifier ce donné que la science aura contribué à modifier. Mais ne risque-t-on pas un usage dévoyé de ces moyens d'action sur le psychisme, qui placerait tous les êtres sous influence et autoriserait toutes les manipulations ? Rassurons-nous, la conscience universelle, instruite par les égarements de la pyschiatrie sous les régimes totalitaires, est prévenue contre de telles abominations.

Nous pouvons aujourd'hui espérer résoudre, de façon personnalisée, les maux qui, plus ou moins fréquents, plus ou moins intenses, nous assaillent. Nous pouvons envisager des remèdes, pêle-mêle, à l'ennui, au spleen, au découragement, à l'insatisfaction, à la dépression, à la douleur morale, aux douleurs physiques, aux craintes, aux inquiétudes, à l'angoisse, aux terreurs, aux attaques de panique, à la hantise de la maladie ou de la mort, aux cauchemars, à l'asthénie psychique et physique, au sentiment d'inutilité, d'impuissance, d'échec, à la sensation de tête vide, à l'idéation lente, pénible, visqueuse, tournant en rond et, qui sait, à la perception aiguë de la brièveté de l'existence, de notre finitude, de notre petitesse, de notre « naissance sans raison, de notre prolongement par faiblesse et de notre mort par rencontre » (Sartre). En somme, des boucliers contre la maladie, bien sûr, mais aussi contre l'irritation, l'énervement, l'exaspération, la colère, les situations conflictuelles, les bouffées de chagrin. N'est-ce pas une folie ? Peut-être. Mais n'est-il pas exaltant, fascinant même, de contribuer à triompher de souffrances contre lesquelles depuis toujours nous n'avions d'autre recours que les mots ?

Des vertiges naturels aux paradis artificiels

Depuis les origines, les hommes ont abondamment puisé dans la nature les moyens ici de corriger et là d'induire des dérives psychiques. Ils ont aussi cherché apaisements et excitations.

On connaît le café, le thé, le cola. Les Indiens du Pérou appréciaient les effets stimulants et anorexigènes produits par la cocaïne du coca, longtemps avant qu'Angelo Mariani, un pharmacien corse, ne fasse breveter son « vin tonique » (1863), qu'un autre pharmacien, John Pemberton, n'imagine un breuvage censé lutter contre les maux de tête ou qu'un troisième, aux États-Unis également, n'arrête la première formule du Coca-Cola. La noix vomique, dont le principe actif est la strychnine, a également été appréciée pour ses effets stimulants. À dose à peine plus forte, elle peut être mortelle : on ne s'en sert plus guère que pour tuer les rongeurs. Ajoutons à ces stimulants naturels la cathinone, contenue dans les feuilles du Kath des Abyssins.

Ces substances et ces plantes permettent à ceux qui les consomment de vivre plus intensément, plus vite, plus fort... Elles exaltent les sens et l'esprit. Avivée, la pensée est plus prompte à imaginer, à créer. Ne percevant plus les signaux de fatigue, par une volonté sans bornes, le corps dépasse ses performances habituelles et parfois ses limites de sécurité.

Pour quelques individus, l'ennui, la fadeur, la tristesse d'une vie confinant à l'insupportable, n'appellent pas de modifications quantitatives mais essentiellement qualitatives de leur psychisme. Ils cherchent éperdument les moyens de s'affranchir de leur condition malheureuse, de s'étourdir, de tutoyer les anges, de s'enivrer, de planer, d'être autres et d'être ailleurs. La nature, là encore, est apparue prodigue.

La fermentation permet d'obtenir de l'alcool à partir d'une multitude de plantes ou de produits comportant du sucre : canne à sucre, raisin, pommes, pommes de terre, céréales, riz, fruits, mais aussi à partir du miel ou même du lait. Ainsi les rhums, les vins, cognacs, cidres, calvados, gin, whiskies, vodkas, bières, saké, hydromel, képhyr, koumys... En fait, il faut bien reconnaître que nous ignorons encore une bonne part des mécanismes biologiques qui expliquent leur action euphorisante et leurs effets toxicomanogènes. Jusqu'alors, les pouvoirs publics n'ont pas accordé beaucoup de crédits pour stimuler dans notre pays des recherches concertées sur ce sujet... Cela ne serait pas attentatoire pour autant aux vignerons, non plus qu'au lobby de l'alcool, mais pourrait bénéficier aux centaines de milliers de Français alcooliques...

Le chanvre indien et la résine obtenue à partir de ses fleurs (le haschich, la marijuana) faisaient déjà le bonheur d'un empereur chinois trois mille ans avant notre ère. Ses vertus font recette chez les moins vertueux : euphorisant, relaxant, il confère le sentiment de légèreté, de puissance, de facilité des choses à réaliser ; il stimule les élans affectifs, exalte l'imaginaire, intensifie les perceptions sensorielles, ralentit le déroulement du temps, diminue les douleurs. Pour certains c'est une drogue douce, pour d'autres une drogue demi-dure ; pour d'autres encore, c'est un marchepied vers la toxicomanie. Ces divergences d'appréciation se retrouvent dans les attitudes disparates des États à son endroit. Cependant, l'heure n'est guère propice à une permissivité accrue : la dépendance psychique à cette drogue est évidente et la dépendance physique avérée dans certains cas. Considérant les difficultés qu'éprouvent déjà les fumeurs invétérés à se détacher du tabac, il serait démoniaque de libéraliser l'utilisation du haschich.

Poussant plus loin encore la dépersonnalisation, plusieurs tickets donnent droit au voyage psychédélique vers la pensée délirante. L'un d'eux est le LSD 25 (diéthylamide de l'acide lysergique ou lysergamide). Le chimiste Albert Hoffman, en 1943, qui travaillait pour la société Sandoz à Bâle, fit malgré lui un premier voyage en inhalant quelques microgrammes de cette substance dont il venait de réaliser la synthèse. Il en retint, en particulier, les images extraordinaires, intensément colorées, presque kaléidoscopiques qu'il avait perçues, se trouvant plongé dans un état d'ébriété et d'agitation auquel se mêlait une extrême stimulation de l'imagination. Son sens expérimental le conduisit à récidiver en ingérant, de propos délibéré, une dose plus forte qui le fit atteindre un sentiment de dépersonnalisation totale : c'était la folie, le délire. Vers les années soixante, à Harvard, un professeur de psychologie défraya la chronique. Timothy Leary expérimentait avec ses étudiants les possibilités d'« expansion de la conscience » sous l'empire du LSD. Le groupe se mua bientôt en une secte idolâtrant la drogue et les ravages du LSD se diffusèrent largement sur les campus américains : les réactions psychotiques imposaient des hospitalisations prolongées, conduisaient à des suicides par défenestration ou à des rodéos automobiles. Les manifestations agressives étaient d'autant plus nombreuses que les utilisateurs se recrutaient plus volontiers parmi des personnes déjà atteintes de troubles psychotiques.

L'Amérique du Sud, terre du coca, est aussi celle de

champignons et de cactées hallucinogènes. Ainsi des champignons du genre psylocybe ou des cactées comme le peyotl, dont le principe onirogène est la mescaline, reproduisent diverses manifestations caractéristiques des psychoses. On connaît les expériences auxquelles un poète comme Henri Michaux s'est adonné sous l'effet de la mescaline.

De tout temps donc, et avec un certain succès, l'homme s'est appliqué à découvrir dans la nature des substances lui permettant d'apaiser ses souffrances physiques et morales, de trouver des exutoires et des moyens d'agir qualitativement et quantitativement sur son fonctionnement psychique. Après le temps de la cueillette est venu le temps de la culture et de la sélection des espèces végétales. De mêmè, après la culture organisée et la préparation d'extraits végétaux, l'heure de l'extraction et de la purification des principes actifs a commencé. Chaque plante contient un nombre réduit de produits biologiquement actifs, mais la diversité des espèces est telle que le végétal pris dans son ensemble est un extraordinaire laboratoire de chimie, objet d'explorations infinies. Ce que le règne végétal n'a pas su produire, le chimiste peut le synthétiser. S'inspirant de molécules actives naturelles, il peut opérer une multitude de variations sur un thème donné, perfectionnant, optimisant, telle ou telle activité biologique. Le végétal a bien mérité, il a beaucoup donné, il donne toujours, il donnera peut-être encore. Mais son heure de gloire s'éloigne au profit de la chimie qui, après avoir joué de la palette des substances végétales pour composer une partition toujours plus complexe, toujours plus fine, s'en affranchit résolument, oubliant le sein végétal qui l'a nourrie et le concurrençant désormais sans vergogne.

De la chimie à la pharmacologie

Le chercheur d'or lave et tamise des tonnes de minerai à la recherche de quelques pépites. Le pêcheur jette ses filets pour extraire des eaux quelques kilos de poisson. Le rendement est tout aussi faible dès lors qu'il s'agit de sélectionner des substances neuropsychotropes. C'est la tâche du pharmacologue. D'où le terme *screening* employé pour désigner cette activité qui consiste essentiellement à passer au crible des centaines de molécules à peine différentes les unes des autres pour trouver parmi elles la perle rare. Chacun des médicaments que nous connaissons aujourd'hui est l'unique rescapé d'une armée de dix à vingt mille substances synthétisées et étudiées dans les laboratoires de pharmacologie et de toxicologie. La finesse des effets escomptés et la possibilité d'incidents exigent des études toujours plus complexes et plus nombreuses. Avant qu'un médicament ne soit mis sur le marché, les contraintes réglementaires incitent à multiplier les essais. Il faut beaucoup de temps et plus encore d'argent pour parvenir enfin à commercialiser un médicament dont on a ensuite le monopole des ventes durant vingt ans seulement. Lorsque le fruit est mûr, il se détache de la branche et choit... dans le jardin des voisins. Sonne alors l'heure des « génériques » vendus à plus bas prix, sous le nez des découvreurs, des développeurs, des investisseurs. Équilibre de la Sécurité sociale, que d'injustices on commet en ton nom... Quelle forte dissuasion à innover, quelle incitation à plagier, pire même, à copier intégralement.

Mais, longtemps avant d'en arriver là, la tâche consistera, en quelque sorte, à parcourir une côte immense et découpée – l'ensemble des substances synthétisées par les chimistes – pour identifier des fleuves par leur embouchure – autrement dit pour découvrir des produits qui permettront d'agir sur certains mécanismes biologiques. Les études ultérieures feront remonter le courant aux fins de détailler toutes les sinuosités du parcours et d'atteindre la source : la cible biologique. Les chimistes sont d'une grande munificence : ils n'ont de cesse de décliner les mêmes radicaux chimiques pour mettre au point des substances nouvelles dont il faudra ensuite explorer les propriétés. Aux pharmacologues de passer au crible cette abondante production.

Quand le chimiste a conçu un squelette chimique nouveau, il s'applique à l'habiller, à lui donner une « personnalité pharmacologique » : il greffe alors sur les éléments de base des *radicaux* chimiques différents (méthyl, éthyl, propyl, isopropyl, butyl, isobutyl, tertiobutyl, hydroxyméthyl, carboxylique, phényl, etc.) placés à telle ou telle position. De là une foule de dérivés, selon que l'on combine entre eux ces radicaux. De plus certains dérivés, appelés *isomères*, ont une formule de base identique, soit qu'ils ne diffèrent que par la position des radicaux qui constituent leur formule développée : on parle alors d'isomérie de position; soit que portés par un même élément, c'est-à-dire en une même position du squelette de base, ils soient orientés différemment dans l'espace – haut/bas, ou devant/derrière – on parle alors d'isomérie optique ou de *stéréo-isomérie*, parce que seule la représentation tridimensionnelle de ces composés permet de saisir leurs différences. Des molécules très voisines, parfois même de formule chimique identique, ont souvent des effets pharmacologiques fort dissemblables.

Pourtant, dans certains cas, la propriété pharma-

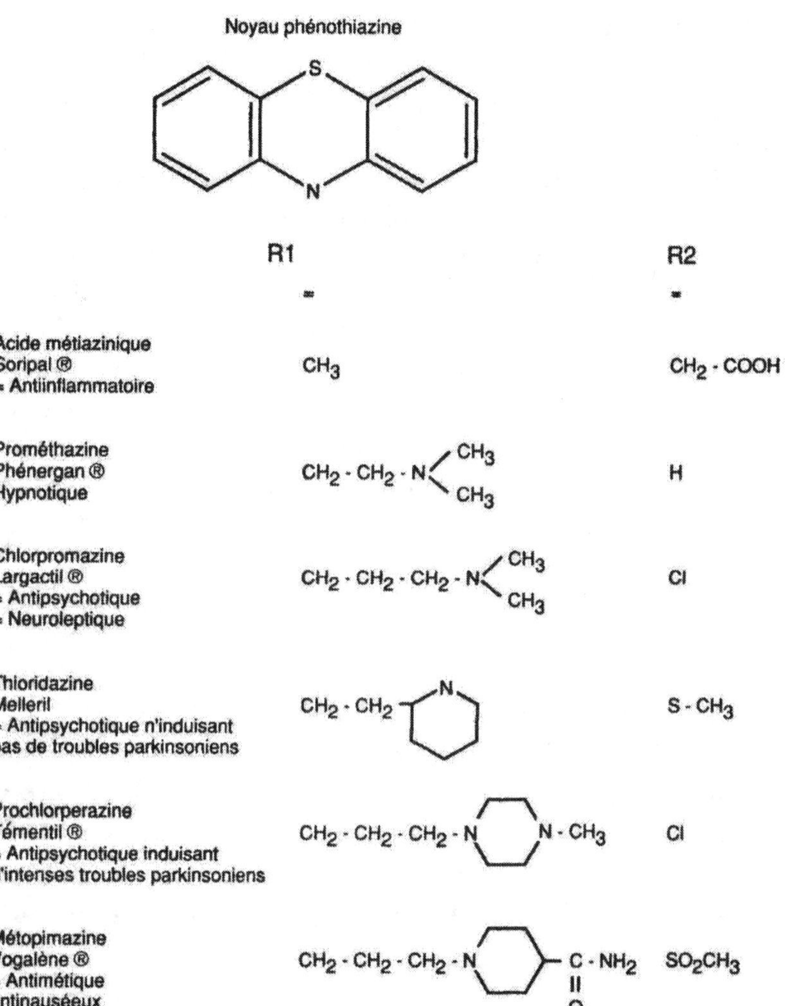

Figure 1 : *Quelques variations parmi des centaines d'autres sur le thème des phénothiazines.*

cologique principale survit à de nombreuses modifications périphériques. Un élément de base, le « pharmacophore », constitue la zone sensible de la molécule. C'est lui qui permet de reconnaître de la cible biologique et d'agir sur elle : l'intensité de l'effet, sa spécificité, dépendent d'autres radicaux et de leur position dans la structure globale de la molécule. De très faibles modifications chimiques des composants fondamentaux sont susceptibles de troubler, voire d'annuler, l'activité de la molécule. Elle ne reconnaît plus sa cible : la clé ne rentre plus dans la serrure. Ou bien, reconnaissant sa cible, elle n'est plus capable de l'influencer. La clé pénètre bien dans le trou de la serrure, mais elle ne parvient ni à la fermer ni à l'ouvrir. Ailleurs encore elle lui permettra d'ouvrir d'autres serrures, lui conférant de toutes nouvelles propriétés.

On a illustré dans la figure 1, un des florilèges de la chimie réalisé à partir du noyau phénothiazine... Sur ce noyau, ce squelette, vont être greffés, en des positions définies, divers substituants ou radicaux (figure 2). Poursuivons la métaphore anatomique; un nez, une bouche, un/des bras, une/des jambes, une/des oreilles seront plaqués dessus... Cela engendre une large variété de monstres et d'êtres « normaux » — d'agents toxiques, de substances dépourvues d'activités biologiques ou de substances pharmacologiquement actives.

Une autre image permettra de mieux saisir ce travail de synthèse de dérivés, de déclinaison chimique, qui conduit à produire des molécules voisines aux effets différents. Le travail du chimiste s'apparente à celui du photographe qui retouche un portrait : la forme générale n'est pas affectée, mais selon que le photographe modifie légèrement tel ou tel trait du visage, le modèle devient méconnaissable. La tâche du chimiste consiste donc à

Figure 2 : *Représentation de quelques « radicaux » d'habillage en confection de la structure chimique de base.*

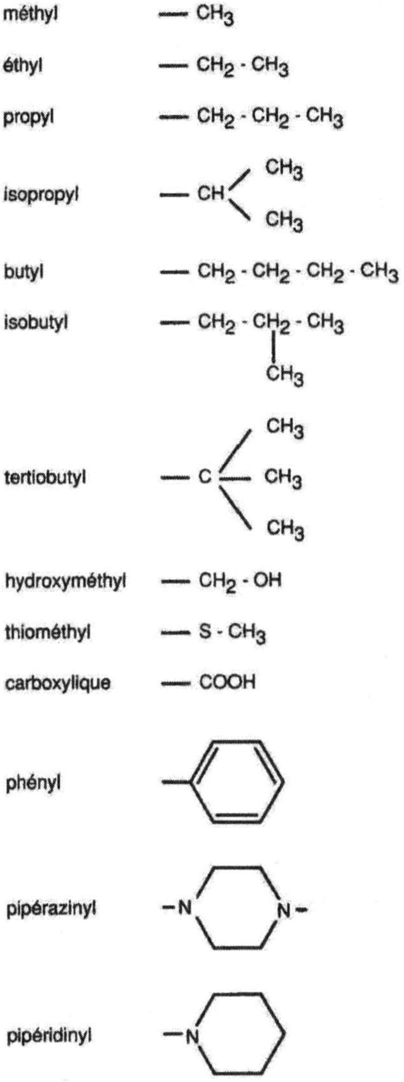

méthyl	— CH_3
éthyl	— $CH_2 \cdot CH_3$
propyl	— $CH_2 \cdot CH_2 \cdot CH_3$
isopropyl	— $CH\begin{cases} CH_3 \\ CH_3 \end{cases}$
butyl	— $CH_2 \cdot CH_2 \cdot CH_2 \cdot CH_3$
isobutyl	— $CH_2 \cdot CH_2 \cdot CH_3$ avec CH_3
tertiobutyl	— $C\begin{cases} CH_3 \\ CH_3 \\ CH_3 \end{cases}$
hydroxyméthyl	— $CH_2 \cdot OH$
thiométhyl	— $S \cdot CH_3$
carboxylique	— $COOH$
phényl	(cycle benzénique)
pipérazinyl	— N (cycle) N —
pipéridinyl	— N (cycle)

produire, à partir d'un nombre réduit d'éléments, une infinité de dérivés dont le pharmacologue doit ensuite explorer les effets biologiques.

Les modifications apportées en dehors du pharmacophore, à distance du peigne de la clé, au niveau de l'anneau, n'affectent pas qualitativement sa fonction mais, selon leur forme, leur taille, facilitent ou non son transport. On connaît des clés énormes, superbement travaillées et incrustées... qui sont intransportables, et d'autres, miniaturisées, qui trouvent aisément place dans un trousseau. De façon comparable, des modifications chimiques apportées à distance des éléments de base modifieront le cheminement d'une molécule vers sa cible : sa résorption intestinale, sa distribution dans l'organisme, ses modalités d'élimination ici par le foie dans la bile, là par le rein dans l'urine.

Le pharmacophore n'est actif que s'il atteint sa cible biologique. Pour cela, il doit surmonter un nombre important d'impedimenta, d'obstacles. C'est un véritable parcours du combattant qui lui est infligé. La molécule ingérée ne doit pas être détruite par l'acidité extrême qui règne dans l'estomac, non plus que sous l'influence des diverses *enzymes* présentes dans la lumière du tube digestif, en particulier celles émanant de la flore bactérienne qui y vit en symbiose. Elle doit être résorbée par la muqueuse gastrique ou intestinale. Traversant alors le foie, ce grand incinérateur des molécules étrangères à l'organisme, elle doit résister aux *systèmes enzymatiques* qui ont pour mission, par transformation, d'accroître sa solubilité dans l'eau, afin d'en faciliter l'élimination par la bile, mais plus encore par le rein. Plus une molécule est soluble dans l'eau (hydrosoluble), moins elle a de chances de parvenir au cerveau. De plus, la molécule a une tendance plus ou moins marquée à s'associer aux protéines qui circulent dans les vaisseaux. Seule sa « forme libre » — non liée aux *protéines* plasmatiques — peut espérer diffuser au travers de la *barrière hémato-encéphalique*, — on désigne ainsi l'ensemble des éléments qui font obstacle au passage d'une substance présente dans le sang dans le tissu cérébral. Enfin, des enzymes circulantes, ou associées aux cellules qui forment le revêtement interne des vaisseaux ou même constituent à elles seules la paroi des capillaires, peuvent transformer le médicament. Parfois, elles lui confèrent une activité qu'il n'avait pas d'emblée ; souvent ils suppriment un effet qu'il aurait pu exercer sous sa forme native.

La plupart des psychotropes sont, à des degrés divers, métabolisés d'une façon plus ou moins profonde au cours de leur séjour dans l'organisme. Les voies de leur transformation, ou métabolisme, peuvent différer d'une espèce animale à une autre, tandis que l'importance relative d'une voie métabolique par rapport à une autre, ou l'efficience absolue d'une voie unique, peut différer grandement selon les individus. Certains déterminants chimiques, en dehors du pharmacophore, peuvent affecter notablement la sensibilité de la pharmacomolécule aux transformations qui l'inactivent. Grâce à eux, on peut manipuler la durée de séjour dans l'organisme du médicament sous sa forme active et programmer une action rapide et brève ou au contraire lente et durable. Ainsi, certaines parties de la pharmacomolécule conditionnent le temps au bout duquel et pendant lequel le pharmacophore accède à sa cible biologique. Elles jouent aussi sur la concentration de la forme active atteinte à proximité de la cible et, partant, sur la probabilité de leur rencontre.

On comprend alors qu'il soit nécessaire de tester chaque molécule d'une même série, sans jamais oublier que deux molécules chimiquement très voisines peuvent avoir des effets pharmacologiques différents. Les cibles biologiques sur lesquelles on cherche à agir forment en effet plusieurs grandes familles. Ce sont des protéines qui, au cours de l'évolution, se sont diversifiées, mais ont conservé de nombreux points communs. Pour reprendre l'image de la serrure, il existe des serrures de conception très voisine au point qu'il s'en faut de peu qu'une clé ne les ouvre toutes. Certaines substances jouent ainsi le rôle de passe-partout : ce sont en quelque sorte à l'image de ces tiges ou de ces fruits hérissés de multiples crochets ou aiguillons qui s'accrochent à tout, des « gratterons pharmacologiques » ; elles se lient avec force à quantité de cibles biologiques pour modifier le fonctionnement des cellules qui les portent.

Testant une série de molécules apparentées, le pharmacologue est à l'affût de ces petits riens chimiques qui peuvent engendrer de très grandes différences pharmacologiques. Il recherche toutes les informations susceptibles d'éclairer les relations entre la structure chimique d'une substance et la réponse biologique qu'elle déclenche. Travaillant sur un nombre relativement important de dérivés, il s'efforce d'appréhender les déterminants chimiques qui conditionnent la reconnaissance de la cible biologique, et ainsi de concevoir le pharmacophore optimal. En retour, ces informations guident de nouvelles synthèses. Un dialogue permanent doit donc s'établir entre le chimiste et le pharmacologue. De la qualité de leurs échanges, de la précision de leurs comptes rendus, de leur compréhension mutuelle dépendent des avancées rapides. Sans cela, il faudrait explorer de manière systématique tous les dérivés chimiques avant de trouver le bon composé. Certains chimistes croient à tort déchoir en se livrant à des variations sur un thème donné, fascinés

qu'ils sont par l'accès à des structures chimiques nouvelles qu'ils pourraient décliner à l'infini sans se préoccuper de savoir à quoi elles pourraient bien servir. Heureusement, d'autres ne dédaignent pas de prolonger leur
œuvre en lui donnant une personnalité pharmacologique,
en l'animant, en la rendant active.

Des composés actifs aux médicaments

Qui dit composé chimique biologiquement actif ne dit
pas nécessairement médicament. Encore faut-il que l'activité pharmacologique survienne à des doses qui ne soient
pas toxiques : le coefficient chimiothérapeutique doit être
favorable. Ce coefficient chimiothérapeutique est le rapport de la dose toxique à la dose nécessaire et suffisante
pour obtenir un effet biologique défini. Plus ce rapport
est élevé, grâce à un numérateur important et un déno-
minateur faible, plus on est dans le domaine du médicament potentiel et moins on flirte avec le monde de la
toxicologie et des poisons.

S'il se trouve encore des médicaments à faible *coefficient
chimiothérapeutique* sur les étagères des pharmacies, c'est
parce qu'on ne dispose pas de substituts plus maniables.
Par exemple, le lithium (Téralithe®, Neurolithium®),
prescrit pour traiter la psychose maniaco-dépressive –
lorsque alternent des emballements de l'humeur et de
profonds états dépressifs – doit, pour être actif, avoir une
concentration dans le plasma sanguin comprise entre 0,6
et 0,9 millimole par litre. Au-delà de 1,2 millimole par
litre surviennent des manifestations toxiques. C'est dire
la marge étroite qui sépare les effets recherchés des

effets délétères. Si on s'en remet encore communément aux sels de lithium dans le traitement de cette affection, c'est parce qu'on n'a pas l'embarras du choix. La diphénylhydantoïne (Dihydan®) prévient les crises convulsives d'épilepsie à des doses assurant des concentrations plasmatiques comprises entre 10 et 20 mg/1. À partir de 40 mg/1, un coma survient.

Ces exemples montrent qu'avant toute sélection, il est nécessaire d'évaluer la toxicité aiguë de la substance à étudier. C'est en fonction de cette donnée que l'on fixe les doses pour les essais. Sera bien sûr rejetée toute substance qui produirait l'effet souhaité s'il n'intervenait qu'à des doses voisines de celles qui tuent. C'est pourquoi on s'efforce avant tout de déterminer la dose léthale [1] des composés chimiques que l'on étudie avant de tester leurs aptitudes pharmacologiques. La première étape du travail consiste donc à éliminer les poisons.

La réponse pharmacologique n'est pas nécessairement proportionnelle à la dose de l'agent qui la suscite. Représentée graphiquement, la relation qui unit ces deux variables peut, en lieu et place d'une droite, comporter d'indescriptibles sinuosités. La substance, bien que stimulant des récepteurs de même type, peut susciter des réponses de sens opposés : certains récepteurs induisent une réponse même pour de faibles doses, d'autres pour des doses plus fortes, déclenchent une réponse diamétralement opposée, d'autres pour des doses encore plus importantes vont pouvoir imprimer un autre sens de

---

1. La toxicité aiguë d'une substance s'exprime par sa dose léthale 50 = DL50. Celle-ci correspond à la dose nécessaire et suffisante pour tuer 50 % des animaux d'un lot (en général des souris ou des rats, à ce stade très préliminaire des investigations au laboratoire). L'étape expérimentale au cours de laquelle cette mesure est réalisée suscite une certaine réprobation. Nous aurons plus loin l'occasion de justifier cette démarche.

variation à la courbe qui exprime l'évolution de l'effet en fonction de la dose administrée. Dans certains cas, des récepteurs différents, stimulés ou bloqués par un agent peu sélectif, peuvent aussi provoquer des réponses opposées : les uns réagissent à de faibles concentrations, d'autres seulement à fortes doses. Le pharmacologue ne doit donc pas se limiter à l'essai d'une seule dose. Au début, par exemple, quatre doses seront testées telles : le tiers de la dose léthale 50, le neuvième, le vingt-septième et le soixante et onzième...

La voie retenue pour l'administration du médicament est en général la voie orale. Rares sont en effet les affections pour lesquelles on prescrit chaque jour des injections, par exemple sous-cutanées. Néanmoins, n'administrer la substance testée que par voie orale peut priver d'informations importantes. Parfois, il s'en faut d'infimes transformations chimiques pour qu'une substance détruite dans le tube digestif résiste et survive à sa traversée, pour qu'une substance non résorbée par les cellules intestinales puisse l'être ou pour qu'une substance inactivée au cours de la traversée du foie survive aux rigueurs de cet organe. Quand on croule sous une multitude de molécules à étudier, la tentation est vive de vouloir trouver d'emblée celle qui satisfait à tous les critères que l'on s'est fixés. On sait pourtant que le candidat qui réussit sans anicroche toutes les épreuves d'un examen n'est pas inévitablement un élève brillant. Quelques aménagements mineurs permettent au contraire de racheter l'échec dans un domaine et de sauver une molécule qui ne satisfait pas d'emblée à tous les critères de sélection mais n'en est pas moins promise peut-être à une carrière exceptionnelle. Par exemple, un médicament qui ne résiste pas à l'acidité du suc gastrique peut être protégé par une enveloppe de gluten qui l'empêche de se dissoudre avant d'atteindre l'intestin grêle, où règne un pH voisin de la neutralité.

Quand on recherche un pharmacophore sans encore se préoccuper de la localisation de sa cible biologique, c'est-à-dire du devenir de la molécule dans l'organisme, on peut appliquer la substance à étudier au contact même de la cible biologique — on peut remettre le message en main propre. S'agissant de nos agents neuropsychotropes on peut, par exemple, les injecter directement dans un des ventricules latéraux du cerveau, baigné par le *liquide céphalo-rachidien* ou encore dans la grande citerne sous-cérébelleuse. Dans certaines circonstances, cela peut se pratiquer à main levée : le rat qui sert à l'expérience est soumis à une anesthésie générale qui ne dure que quelques minutes. On incise son scalp pour repérer les jointures des pièces osseuses qui constituent la boîte crânienne et localiser en repérant celles-ci l'aplomb d'un ventricule cérébral. On gratte l'os à la rugine et, avec une fraise de dentiste, on le perce : on réalise donc une trépanation. L'opération est aussi rapide que sa description écrite. On laisse l'animal récupérer pendant quelques heures de l'anesthésie générale. Ensuite, en le caressant, car il n'est pas nécessaire de l'immobiliser de façon serrée, on introduit dans l'orifice préalablement créé une aiguille qui, traversant le tissu cérébral, pénètre dans un ventricule cérébral. Aucune douleur. L'animal ne se débat pas. L'aiguille est montée sur une microseringue. En appuyant sur son piston, on injecte quelques microlitres d'une solution qui se mêle ainsi au liquide céphalo-rachidien. Incapable de franchir la frontière interposée entre le sang et le tissu cérébral, parce qu'elle n'est pas assez soluble dans les lipides qui composent la barrière hémato-encéphalique, cette substance très soluble dans l'eau passe sans difficulté du liquide céphalo-rachidien dans le tissu cérébral.

Si l'on veut éviter les différents inconvénients que comporte ce type d'intervention, on peut aussi implanter une canule guide qui traverse la paroi osseuse de la boîte crânienne et arrête sa course au sein du tissu cérébral surplombant un des ventricules latéraux du cerveau. Lors de l'injection, une aiguille fine est enfoncée sur une profondeur déterminée au sein de la canule guide, qu'elle dépasse pour atteindre le ventricule. Une substance active par cette voie et qui ne le serait pas après administration par voie générale doit attirer la sollicitude conjointe des chimistes, des biologistes et des pharmacologues.

Mon laboratoire a participé, il y a quelques années, avec le groupe du professeur J.-C. Schwartz, à une série d'expériences particulièrement exaltantes. Cette équipe avait découvert le rôle critique d'une enzyme, l'enképhalinase, dans l'inactivation rapide des enképhalines, qui figurent parmi les endorphines, des peptides synthétisés par le cerveau lui-même et dont la morphine mime les effets. En collaboration avec une équipe de chimistes animée par le professeur B. Roques et une toute jeune société pharmaceutique conduite par le docteur J.-M. Lecomte, ils avaient mis au point un inhibiteur puissant et sélectif de l'enképhalinase, le thiorphan. Cette substance était très active *in vitro* — au contact de l'enzyme elle-même — ou après administration directe au sein des ventricules cérébraux du rat ou de la souris : elle avait alors des effets analgésiques. À l'inverse, elle s'avérait à peu près inactive après administration par toute autre voie, même à dose très élevée. Son hydrophilie importante l'empêchait d'accéder au cerveau. Une étroite concertation établie sous la houlette du docteur Lecomte, entre biologistes, chimistes et pharmacologues, aboutit bientôt à l'acétorphan. Il s'agit d'une substance qui, administrée par une voie autre que digestive, réussit à franchir la barrière hémato-encéphalique. Elle atteint ainsi au niveau cérébral des systèmes enzymatiques qui permettent de régénérer le thiorphan actif à partir de l'acétorphan inactif. De la sorte, après injection intraveineuse d'un milligramme d'acétorphan par kilogramme de poids corporel, on a une activité supérieure, en terme d'analgésie, à cent milligrammes par kilogramme de poids de thiorphan administré par la même voie. Les effets centraux de l'acétorphan, obtenus seulement après son administration par voie autre que digestive chez l'animal, consistent entre autres, comme nous l'avons montré, en une analgésie. Elle est moins intense que celle de la morphine, mais elle ne crée pas de dépendance et reste opérante même en cas de tolérance à la morphine. Nous avons également mis en évidence des effets psychostimulants qui auraient peutêtre un intérêt dans les formes déficitaires de la schizophrénie. Enfin, nous avons décrit l'efficacité de l'acétorphan sur des épreuves prédictives d'une activité antidépressive. Si la « pêche » pharmacologique avait été entreprise d'emblée par voie orale ou même par une autre voie, aucun des effets du thiorphan n'aurait été décelé, du moins à dose raisonnable. Ce même acétorphan administré par voie orale peut être résorbé par le tube digestif. Au cours de la traversée hépatique, il est transformé en thiorphan dans la circulation générale. Si la voie du cerveau lui est coupée, le thiorphan peut par contre inhiber l'enképhalinase du tube digestif. La concentration locale des enképhalines libérées par des neurones de la paroi intestinale se trouve ainsi augmentée. Il s'ensuit une stimulation plus intense et plus durable des récepteurs de ces enképhalines, les récepteurs delta. Ces derniers, associés aux entérocytes, régulent leur sécrétion et en particulier s'opposent à l'inversion du flux hydroélectrolytique qui sous-tend diverses diarrhées, induites par certaines toxines microbiennes ou encore par l'huile de ricin. L'acétorphan permet donc de traiter les diarrhées sécrétoires.

Ainsi, deux stratégies s'affrontent qui sont le fait d'organismes de tailles et de structures différentes. Pour caricaturer, quand on a les moyens d'une synthèse chimique débridée, d'un *screening* pharmacologique systématique, le pharmacologue devient le supplétif des chimistes : il se laisse piloter par leur prolixité. Il jette le filet et crible l'océan qu'il parcourt pour ramener tout ce qui est plus gros que la maille, ignorant le fretin qui pourrait cependant réserver des émotions gustatives. Quand on ne dispose pas de ces moyens, on privilégie au contraire l'idée suivante : on la pressure pour en tirer parti au maximum, on bichonne le pharmacophore, on soigne la rédaction du message et, quand il paraît optimal, on libelle l'enveloppe pour lui donner toutes les chances d'atteindre son destinataire, pour permettre une durée optimale de séjour dans l'organisme et assurer une toxicité minimale. Toutes ces démarches nécessitent une étroite concertation entre les chimistes et les biologistes, chacun dans son rôle, sans hiérarchie ni sujétion, mais étape après étape. Cette pratique s'impose aux petites sociétés et aux laboratoires publics de recherche, qui n'ont ni les moyens ni le goût des systématisations extrêmes.

Heureusement, le succès requiert de plus en plus souvent des moyens financiers *et* des idées. L'exploration du fleuve peut aller non seulement de l'embouchure vers la source, mais aussi de la source vers la mer. Les progrès accomplis par la neurochimie, l'électrophysiologie, la biologie moléculaire, la biologie cellulaire ont révélé des cibles biologiques nouvelles et nombreuses. Ce sont parfois les canaux des membranes qui circonscrivent les *neurones*, au travers desquels s'engouffrent des *ions*, ou parfois des enzymes qui jouent un rôle dans la synthèse ou l'inactivation de *neuromédiateurs*. Ce peut être encore des transporteurs qui font entrer activement dans la cellule des substances précurseurs de la synthèse d'autres substances, ou bien des *récepteurs*, qui reçoivent des informations en provenance d'autres cellules au profit de celle qui les porte. On sait désormais mesurer ces flux ioniques, ces activités enzymatiques, l'activité de ces transporteurs, le nombre de ces récepteurs, leur capacité à se lier avec certaines substances et la réponse biochimique que suscite cette relation. Chaque jour révèle de nouvelles cibles [2]. Toutes ces découvertes ouvrent au pharmacologue de nouveaux espaces d'investigation. Le rythme endiablé, ici des découvertes neurobiologiques, là des synthèses de nouveaux produits, l'aiguillonnent en permanence. Fini le slow, voici le rock and roll, ou pour retrouver nos images fluviales, l'heure n'est plus à la lente remontée des saumons mais à la descente des rapides en canoë-kayak. Pour s'initier à l'art de manier les pagaies, le moment est venu d'en apprendre un peu plus sur le fonctionnement du cerveau.

---

2. Le groupe du professeur J.-C. Schwartz est tout spécialement fécond. Après avoir contribué de façon éminente à la démonstration du rôle neuromédiateur de l'histamine, il a décrit un troisième type de récepteur pour l'amine, le récepteur H3, pour lequel il a développé deux ligands prototypiques, l'un pour stimuler ce récepteur, un agoniste, la Rα méthylhistamine, l'autre pour le bloquer, un antagoniste, le thiopéramide. Ce même groupe a découvert, cette fois grâce à des moyens empruntés à la biologie moléculaire, un nouveau type de récepteur de la dopamine, le récepteur D3, et précisé un certain nombre de ligands relativement sélectifs adaptés à la recherche de leur fonction. Il a caractérisé encore les enzymes qui inactivent certaines de nos « morphines endogènes » ou « endorphines », sélectionnant des molécules capables d'entraver cette inactivation et partant de rehausser leur fonction...

Chapitre 2

Comment fonctionne le système nerveux ?

Bien évidemment, notre connaissance du système nerveux n'est encore que fragmentaire. Quelques pièces d'un puzzle permettent cependant d'imaginer ce que sera l'image globale. Il en va de même ici. La représentation partielle et approximative du fonctionnement cérébral que donne ce chapitre permettra en tout cas de faire mieux comprendre comment les médicaments neuropsychotropes agissent sur les mécanismes physiologiques qui sous-tendent le psychisme, et d'esquisser ainsi la « chimie de l'esprit ».

La cellule caractéristique du tissu cérébral est le neurone. Notre cerveau en compte quelques dizaines de milliards, de tailles, de formes, de contenus, de fonctions, de localisations... variés. Dès lors qu'un être vivant comporte plusieurs cellules, il doit développer des modes de communication entre celles-ci. Il existe plusieurs modalités de communications intercellulaires. Par exemple, les cellules peuvent élaborer des substances appelées *hormones* et les libérer dans la circulation sanguine. À distance, ces substances qui jouent le rôle de messagers rencontrent des cellules sensibles à leur action et déclenchent en celles-ci des réactions. Dans cette communication dite *endocrine*, l'information est diffusée très largement : la réception du message dépend de la capacité de certaines cellules à se laisser ou non influencer par les hormones. Les neurones constituent en fait le mode de communication le plus élaboré. À l'image du téléphone, ils semblent essentiellement conçus pour communiquer, mais ils possèdent en outre la capacité d'élaborer et/ou d'organiser le message à transmettre.

Les neurotransmetteurs

Comme toute cellule, un neurone se compose d'un *corps cellulaire*, le « soma » et d'un *noyau*, lequel héberge le programme génétique, les chromosomes, qui déterminent les caractéristiques anatomiques et fonctionnelles du neurone : ce qu'il est, ce qu'il sait faire, ce qu'il fera. Si les chromosomes sont identiques dans toutes les cellules d'un même être, la latitude d'expression de tel ou tel d'entre eux diffère d'un type cellulaire à un autre et, au sein d'un même type cellulaire, d'une cellule à une autre. Chaque type cellulaire est en quelque sorte une version bien particulière de l'encyclopédie qui forme le patrimoine génétique propre à l'individu dans son ensemble. De ce polymorphisme dépend la subtilité des systèmes dont le système nerveux constitue la quintessence.

Tous les neurones, comme n'importe quelle cellule du corps, possèdent, enfermé dans leur noyau, le même patrimoine génétique, le même ensemble de chromosomes. Mais tous les livres que contient cette bibliothèque ne sont pas accessibles à tous les lecteurs. Par exemple, seules les cellules du foie fabriquent les *enzymes* qui permettent à partir de l'ammoniaque issue des protides apportés en abondance par l'alimentation carnée de synthétiser l'urée, qui est ensuite éliminée en abondance dans l'urine. De même, seuls quelques milliers de neurones ont la capacité de fabriquer une enzyme, la tryptophane hydroxylase, qui permet de synthétiser la sérotonine utilisée par ces neurones pour communiquer avec d'autres. Certains neurones élaborent quant à eux la choline acétylase, enzyme clé de la synthèse de l'acétylcholine, qui assure la communication avec d'autres neurones. D'autres savent lire dans leur noyau la recette leur permettant de fabriquer une enzyme, la tyrosine hydroxylase, laquelle sert à la synthèse d'un autre agent de communication entre neurones, la dopamine. Parmi eux, certains connaissent le secret de la fabrication d'une autre enzyme, la dopamine béta hydroxylase, qui leur fera transformer la dopamine en une autre substance de communication, un autre neuromédiateur, la noradrénaline. Quelques neurones cérébraux poussent plus loin encore la compétence en décryptant dans un chromosome de leur noyau la recette d'une autre enzyme. La phényléthanolamine N méthyl transférase (PNMT) leur permet de transformer la noradrénaline en adrénaline. On a rassemblé dans la figure 3 la filiation entre ces trois neuromédiateurs ou neurotransmetteurs qui appartiennent à la famille dite des *catécholamines*.

Ces substances, sécrétées par les neurones, ont pour fonction d'assurer la communication au sein même du cerveau : on les appelle neuromédiateurs. La liste des neuromédiateurs connus ne s'arrête pas aux quelques substances qu'on vient d'évoquer. Certaines sont des peptides, c'est-à-dire des substances formées par l'enchaî-

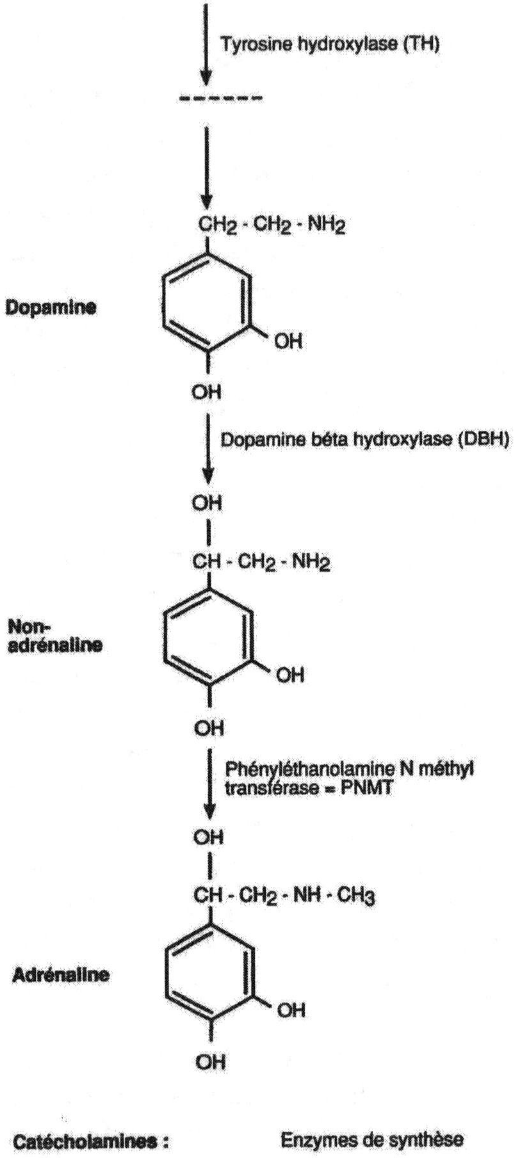

Figure 3 : *Filiation des catécholamines.*

nement d'acides aminés choisis parmi une vingtaine de représentants (glycine, alanine, tyrosine, phénylalanine, leucine, thréonine, sérine, méthionine, etc.). Ces enchaînements d'acides aminés, en nombre variable et de natures différentes, offrent une multitude de combinaisons possibles. Si la nature ne les réalise pas toutes, elle ne paraît pourtant pas avare de diversité.

Le déchiffrage systématique des multiples chapitres des différents tomes (chromosomes) de la très grande bibliothèque que recèle le noyau des cellules humaines – le séquençage du génome humain – fera apparaître de nombreux peptides qui ne sont pas encore identifiés et dont certains jouent sans doute le rôle de neuromédiateur. Ainsi, faute d'avoir pu encore identifier tous les produits manufacturés par les neurones, on s'intéresse au programme de la machine qui les produit. On consulte les plans qui président à leur programmation. La liste des postulants à la dignité de neuromédiateur semble devoir être longue.

Les neurones qui élaborent un neuromédiateur défini ne sont pas répartis au hasard dans le cerveau. Parfois isolés ou parfois regroupés en ensembles homogènes, ils occupent des emplacements définis qui, avec d'inévitables variations, sont similaires d'une espèce de vertébrés à une autre. Par exemple, on est surpris de voir que la cartographie des neurones dopaminergiques cérébraux du rat est très comparable à celle de l'homme. Elle demeure aujourd'hui mieux connue chez le rat.

Du chimique à l'électrique

Quelle est l'anatomie générale des neurones ? Quelle est la fonction impartie à chacun de leur constituant ?

Sur le corps cellulaire d'un neurone vient se greffer une expansion souvent longue, appelée *axone*, qui développe des ramifications auxquelles sont appendues des terminaisons renflées, les *boutons synaptiques*. Outre les axones, le corps cellulaire présente d'autres expansions, mais de plus courte taille. Ce sont les *dendrites* (figure 4).

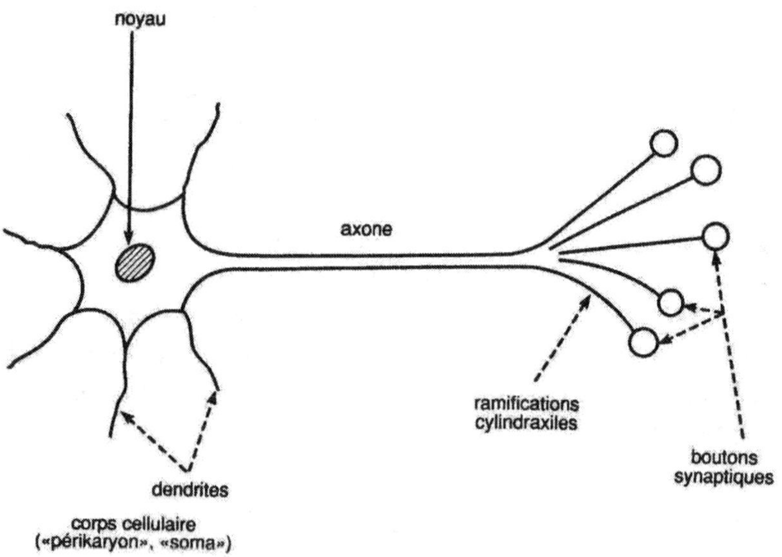

Figure 4 : *Schéma de l'anatomie générale d'un neurone.*

Telles les racines d'un arbre, elles puisent des informations alentour. Ce sont autant de fils, hérissés d'écouteurs qui captent des signaux de provenance très diverse. Comme dans la salle de presse d'un grand quotidien, ces informations sont ensuite triées, hiérarchisées, sélectionnées ; certaines sont amplifiées pour « faire la une » ; d'autres sont ignorées, rejetées...

Le corps cellulaire, telle une calculette, fait à chaque instant la somme des informations contradictoires qui lui parviennent. Cela passe par des modifications de la concentration de certains ions, en particulier des ions sodium et potassium de part et d'autre de sa membrane. Au repos, le sodium est présent en concentration élevée à l'extérieur du neurone et le potassium en abondance à l'intérieur. Sous l'influence des informations captées par les dendrites, des canaux, permettant le transfert de ces ions d'un versant à l'autre de la membrane, s'ouvrent ou se ferment, modifiant la répartition des ions de part et d'autre de la membrane. Ce faisant, la différence de potentiel électrique sous-tendue par cette répartition inégale des ions change.

Le corps cellulaire reçoit simultanément des informations dépolarisantes – qui tendent à faire entrer le sodium dans le neurone – et des informations hyperpolarisantes – qui tendent à accroître la différence de concentration de ces ions d'un versant à l'autre de la membrane. L'activité électrique du neurone résulte de ces influences contradictoires. Du corps cellulaire, où ils sont nés, partent des trains d'ondes électriques, successions rapides et plus ou moins fréquentes de dépolarisations et de repolarisations de la membrane. Ces trains d'ondes diffusent le long de l'axone et de ses ramifications, pour venir terminer leur course au niveau des boutons synaptiques correspondant aux terminaisons neuronales.

Ainsi, toutes les informations que le corps cellulaire du neurone peut capter s'expriment en un style unique : l'activité électrique, qui diffuse le long de l'axone.

Outre cette fonction de centrale électrique, le corps cellulaire est le grand planificateur de la vie du neurone. C'est dans son noyau que sont stockés les plans qu'il utilise pour élaborer les enzymes. Certaines d'entre elles assurent l'énergétique cellulaire, d'autres fabriquent les éléments structuraux du neurone, lesquels sont en perpétuel remaniement ; d'autres synthétisent les neuromédiateurs. D'autres enzymes encore interviennent pour détruire ou inactiver ces neuromédiateurs.

Ces machines-outils que sont les enzymes, ainsi que diverses autres substances de nature protéique (récepteurs, éléments constitutifs de canaux ioniques, de transporteurs neuronaux, etc.) et certains autres éléments sont acheminés du corps cellulaire vers les terminaisons neuronales, au sein de l'axone. Ils entrent en action au niveau des *terminaisons neuronales*, haut lieu de la neurotransmission. Les terminaisons neuronales se présentent comme des renflements des ramifications de l'axone. Elles s'articulent avec de petits éléments de surface de la membrane des neurones adjacents en un édifice spécialisé, la *synapse*. On peut distinguer dans la synapse : le *versant présynaptique* qui correspond donc à une partie de la terminaison ; l'espace synaptique, dont le volume est si réduit que le déversement d'une faible quantité du médiateur augmente considérablement sa concentration ; le *versant post-synaptique*, qui correspond à un petit élément de surface de la membrane du neurone avec lequel le neurone (présynaptique) établit cette jonction, ce contact anatomiquement défini. C'est au niveau de ce fragment de membrane post-synaptique que se situent les récepteurs sur lesquels va pouvoir agir le neuromédiateur.

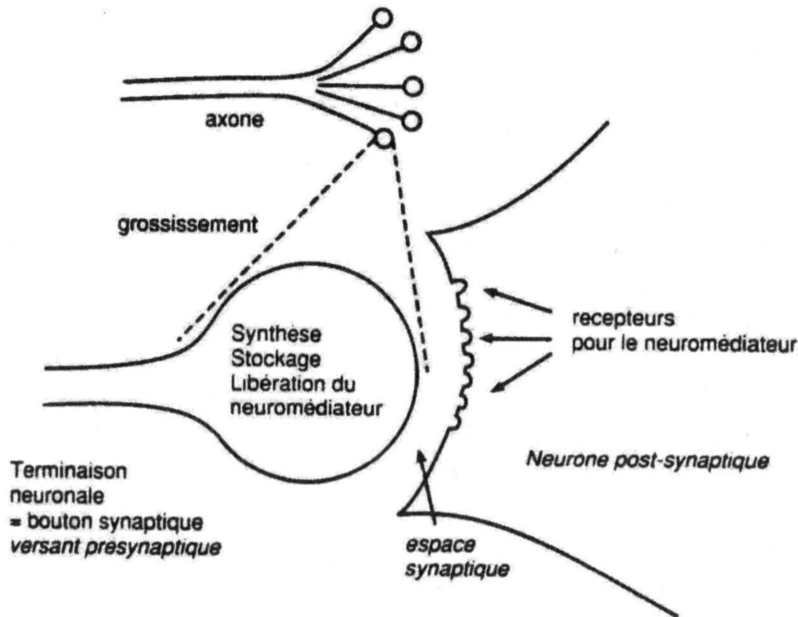

Figure 5 : *Schéma d'une synapse. L'édifice synaptique correspond à la zone d'affrontement d'un des multiples boutons synaptiques d'un neurone avec un petit élément de surface de la membrane d'un neurone voisin, dit neurone post-synaptique.*

Les récepteurs des neuromédiateurs

Les récepteurs constituent les cibles biologiques principales que visent les pharmacologues. De multiples récepteurs aux neuromédiateurs ont déjà été découverts. Alors que chaque récepteur est spécifique d'un neuromédiateur, un neuromédiateur reconnaît très généralement plusieurs types de récepteurs. On connaît ainsi trois types de récepteurs de l'histamine (H1, H2, H3), cinq types de récepteurs de la dopamine (D1, D2, D3, D4, D5), au moins quatre types de récepteurs de la sérotonine (5HT1, 5HT2, 5HT3, 5HT4). Cette complexité constitue une chance pour la pharmacologie et pour son prolongement naturel, la thérapeutique.

Le récepteur est une protéine formée de l'enchaînement de plusieurs centaines d'acides aminés. Cette chaîne est placée d'une façon bien déterminée au sein de la membrane neuronale. Sa disposition est conditionnée par la nature et l'enchaînement des acides aminés qui la constituent. Cet édifice protéique présente à l'extérieur de la membrane neuronale une face, dite ectomembranaire, qui est exposée au neuromédiateur et correspond au site de reconnaissance de celui-ci, un peu comme une cavité dans laquelle viendrait se lover le médiateur. Toute molécule qui, comme le médiateur, se lie au récepteur est appelée *ligand*. Il existe une complémentarité structurale forte entre le ligand et le récepteur. L'image de la serrure – pour le récepteur – et de la clé qui lui correspond – pour le ligand – est devenue classique.

Au hasard de l'agitation naturelle des molécules en solution, diverses molécules peuvent entrer en collision avec le site de reconnaissance. Aucune force occulte n'attire le ligand vers le récepteur qui n'est ni un aimant, ni un aspirateur, n'en déplaise aux homéopathes et à leurs fidèles. Le ligand n'accède au récepteur que s'il est présent en abondance à la proximité du récepteur : les chances de collision sont alors multipliées. Toute collision n'est pas suivie d'effet. C'est ce qui distingue les ligands des molécules indifférentes aux récepteurs. De même qu'on peut faire entrer dans les serrures de mauvaises clés, voire autre chose que des clés, sans pour autant parvenir à ouvrir la serrure, de même, d'autres molécules que le neuromédiateur, certaines pouvant lui être apparentées, peuvent entrer en contact avec le récepteur. Cela donne seulement lieu à un rebond élastique. Le contact est d'une extrême brièveté. La molécule repart comme elle était venue laissant le récepteur indifférent, sans réaction et ainsi rien ne se passe. Ce qui caractérise au contraire les ligands des récepteurs, neuromédiateurs en tête, c'est leur durée d'association, de liaison, de rétention sur les récepteurs. Grâce à des liaisons chimiques de diverses natures entre des éléments du ligand et du récepteur, le ligand demeure attaché plus ou moins longtemps, avec plus ou moins de force, au récepteur. Cette force, ce temps, sont d'autant plus importants que le nombre de sites d'amarrage et la force des liaisons sont plus grands. Pour illustrer cette notion, transportons-nous sur le quai d'une station de métro. Lors de l'arrivée d'une rame, le quai soudain s'anime. À l'image de l'ascension brusque de la concentration du médiateur qui vient d'être libéré par la dépolarisation de la terminaison neuronale, dans l'espace synaptique, la foule s'agite d'une manière qui peut paraître désordonnée. Les personnes se frôlent, se touchent, se heurtent parfois. Selon les circonstances, ces collisions donnent lieu à une absence complète d'interaction ou à un simple croisement de regards. Parfois, une expression s'ébauche, ici un sourire, là un reproche. Feignons d'avoir entendu une excuse. Parfois, quand les protagonistes se reconnaissent, selon leur degré de familiarité, cela donne lieu à une poignée de main, à une brève conversation. L'échange peut même durer une heure, une nuit, voire toute la vie... Nous avons illustré là des degrés croissants d'affinité, allant jusqu'à la liaison irréversible [1]. Cette der-

---

1. Pour apprécier l'affinité d'un récepteur avec un ligand, on mesure la concentration du ligand qui permet à chaque instant d'occuper la moitié des récepteurs : elle doit être assez élevée pour conférer à une molécule x le statut de ligand ($< 10^{-6}$ M) et acquérir ainsi des potentialités pharmacologiques, voire thérapeutiques.

nière n'est guère prisée par la thérapeutique qui y voit une liaison dangereuse.

En matière de ligands, on distingue les *agonistes* et les *antagonistes*. L'agoniste est une substance stimulant les récepteurs qui lui sont spécifiques ; il suscite une déformation, une « *transconformation* » de la protéine réceptrice à laquelle il s'associe pour un temps seulement. Ce processus crée des transferts d'énergie et retentit sur une partie de la protéine réceptrice exposée à la face interne de la membrane cellulaire. C'est la « *transduction* du signal » délivré par le ligand agoniste lors de sa liaison au site de reconnaissance ectomembranaire. Le signal ainsi transmis à la face interne de la cellule provoque la génération de « *seconds messagers* » (le premier messager était le médiateur ou toute autre molécule mimant ses effets). Ces seconds messagers activent ou inhibent certaines enzymes, ouvrent certains canaux ioniques de la membrane, etc. Au bout du compte, ils modifient la répartition des ions de part et d'autre de la membrane neuronale : ils changent donc le potentiel de membrane et ainsi la capacité du neurone à engendrer des potentiels d'action. Une autre expression de la stimulation des récepteurs peut être de nature métabolique. Par le jeu de la stimulation et de l'inhibition de certaines enzymes, certains événements métaboliques se trouvent privilégiés tandis que d'autres sont mis en veilleuse. Cela peut retentir sur l'énergétique neuronale ou sur des productions plus sélectives, telle celle du neuromédiateur par exemple.

Le ligand antagoniste est, quant à lui, une création pharmacologique imaginée pour contrarier sinon la physiologie, du moins ses débordements pathologiques. Le génie pharmacologique a su sélectionner, d'abord parmi les substances du monde végétal puis parmi les produits de synthèse, des molécules capables de se lier aux récepteurs avec une forte affinité et ainsi d'empêcher qu'il ne soit stimulé. Un antagoniste est en lui-même inopérant, puisqu'il ne reproduit pas l'effet de l'agoniste ; il n'est capable que de s'opposer à l'action de ce dernier, puisqu'il lui interdit l'accès au récepteur. C'est en quelque sorte un piquet de grève : non content d'être improductif, il interdit l'accès à ceux qui veulent travailler. Ces antagonistes sont utilisés en thérapeutique pour apaiser, voire paralyser, une transmission excessive. Dans la plupart des psychoses, de la dopamine est libérée en quantité excessive par les terminaisons de certains neurones. On fait alors appel aux neuroleptiques, qui sont des antagonistes des récepteurs de la dopamine, pour en réduire les effets.

Les neuromédiateurs cérébraux sont fabriqués sur place et non à la périphérie. Quand bien même on accroîtrait de façon très importante leur concentration sanguine, cela n'aurait aucune incidence sur leur concentration synaptique. En effet, la barrière hémato-encéphalique est imperméable aux neuromédiateurs. Heureusement, leurs précurseurs peuvent la franchir, et souvent sans difficulté. Il s'agit essentiellement d'acides aminés. La perméabilité de la barrière hémato-encéphalique est différente selon les précurseurs des neuromédiateurs ; elle varie aussi en fonction des structures cérébrales considérées.

L'exemple de la perméabilité à la L-DOPA (L-dihydroxy phénylalanine), en prise directe sur des apports thérapeutiques importants, mérite un bref détour. La L-DOPA est le précurseur immédiat de la synthèse de dopamine. Ce médiateur qui fait si cruellement défaut au parkinsonien, au niveau d'une structure cérébrale ayant pour nom striatum. Il n'est pas question d'administrer au parkinsonien de la dopamine ; on vient d'indiquer qu'elle n'accéderait pas au cerveau. Alors, on recourt au précurseur le plus immédiat de la synthèse de dopamine, la L-DOPA ; par une seule et unique réaction (de décarboxylation), ce précurseur conduit à la dopamine. Cette réaction est catalysée par une enzyme qui, de façon basale et toute physiologique, fonctionne très en dessous de ses capacités théoriques, à défaut d'un apport suffisant en substrat. Accroître la disponibilité cérébrale en L-DOPA conduit donc à accroître la synthèse de dopamine. C'est spécialement intéressant dans les structures (striatum) où la transmission dopaminergique est insuffisante du fait de la destruction d'une notable proportion des afférences dopaminergiques (projections de neurones ayant pris naissance dans une région plus postérieure du cerveau, la substance noire), ce qui constitue l'anomalie caractéristique de la maladie de Parkinson, avec son cortège de tremblements, de rigidité posturale, de pauvreté des mouvements automatiques... L'administration par voie orale (gélules) de L-DOPA est le début, pour celle-ci, d'un véritable parcours du combattant. Seules quelques molécules rescapées accéderont au striatum où elles seront transformées en dopamine, suppléant la carence qu'on vient d'évoquer. Les avatars principaux que la L-DOPA devra surmonter tout au long du parcours résident dans sa transformation possible en dopamine avant son arrivée dans le striatum. Il existe dans les cellules qui revêtent la face interne des vaisseaux une activité enzymatique importante réalisant la décarboxylation de la L-DOPA en dopamine. Elle est désignée : DOPA-décarboxylase. L'inhiber, c'est « ouvrir » la barrière hémato-encéphalique à la L-DOPA, c'est favoriser grandement le transfert de la L-DOPA du torrent circulatoire vers le tissu cérébral, et en particulier dans le striatum. Aussi, désormais, la L-DOPA est presque systématiquement associée à des inhibiteurs de la DOPA décarboxylase, et ce à des doses de ces derniers suffisantes pour troubler la décarboxylation périphérique de l'acide aminé, mais insuffisantes pour affecter notablement la décarboxylation cérébrale (il s'agit du bensérazide et de la carbidopa). Ils accompagnent et protègent la L-DOPA jusqu'aux « portes du cerveau » ; ils lui ouvrent la barrière hémato-encéphalique ; alors la L-DOPA, continuant seule son cheminement, accède au striatum, où elle est convertie en dopamine. Voilà décrit, en peut-être trop de mots, un très bel exemple d'optimisation thérapeutique. Grâce à ces associations L-DOPA, inhibiteurs périphériques de l'activité DOPA décarboxylasique, on obtient un effet antiparkinsonien à de beaucoup plus faibles doses de L-DOPA (près de cinq fois moins). On s'affranchit simultanément des nombreux troubles qui résulteraient d'une formation abondante de dopamine à la périphérie.

Naissance, vie et mort d'un neuromédiateur

Quelles sont les modalités d'élaboration des neurotransmetteurs ? Comment sont-ils stockés ? Comment sont-ils libérés ou inactivés ? Comment interagissent-ils avec d'autres neurones ? Pour retracer la naissance, la vie, la fonction et la mort d'un neuromédiateur, nous prendrons l'exemple de la dopamine. Celle-ci est en effet l'objet de notre sollicitude curieuse depuis vingt ans. Mais surtout elle participe, module ou promeut une large variété de fonctions ou de comportements à commande cérébrale. Ce faisant, elle est impliquée dans diverses pathologies : maladie de Parkinson, psychoses, certaines dépressions, des troubles de la mémoire, de l'attention, des troubles du sommeil, des troubles endocriniens, des troubles de l'appétit comme l'anorexie mentale, etc. Ajoutons que la transmission dopaminergique est de toutes les neuro-transmissions une des mieux, sinon la mieux, connues. Depuis l'aurore de la neurobiologie, beaucoup des grands spécialistes de cette discipline ont attaché leur nom à telle ou telle des découvertes qui la concernent. Nombre de concepts ont été élaborés à partir de l'étude de la transmission dopaminergique, nombre de méthodologies ont été conçues pour cela ; elles sont désormais transposées pour l'exploration d'autres types de transmissions. Mais trêve de justifications. Abordons la sociologie générale des neuromédiateurs au travers de la biographie de la dopamine.

La terminaison neuronale est l'unité principale de production des neuromédiateurs, du moins quand il s'agit d'acides aminés ou d'amines. S'agissant des neuropeptides, les terminaisons apparaissent davantage comme des lieux de stockage et de dispensation. Une terminaison a le pouvoir de concentrer le précurseur qu'est la tyrosine. Cet acide aminé, abondant dans l'alimentation, en particulier carnée, franchit aisément la barrière hémato-encéphalique et, par des systèmes de transport, pénètre dans les terminaisons. Il y rencontre une enzyme, la tyrosine hydroxylase, qui greffe sur la tyrosine un radical hydroxyle et la transforme ainsi en dihydroxyphényla-lanine (L-DOPA) (figure 3). Cette enzyme joue un rôle clé dans ce métabolisme. De la seule intensité de sa fonction dépend la production de dopamine. On dit que c'est une enzyme limitante, ce qui signifie qu'elle dispose de plus de L-tyrosine – son substrat – qu'elle ne peut en transformer par unité de temps. Elle fonctionne ainsi au maximum de ses capacités. L'apport de substrat supplémentaire ne change rien à la quantité de produit formé (L-DOPA). Par contre, la moindre inhibition de son fonctionnement retentit négativement, diminue la quantité de DOPA formée. La pharmacologie vise une telle activité enzymatique, non pour intensifier la transmission mais pour la réduire. L'enzyme est en quelque sorte dans la situation de la secrétaire qui, en donnant le meilleur d'elle-même, frappe six pages à l'heure. Il ne sert à rien de lui donner plus de textes à taper ; cela n'accroît pas la quantité de feuilles qu'elle aura noircies à la fin de sa période réglementaire d'activité. Par contre, la moindre réduction de son temps de travail a pour effet de diminuer l'épaisseur des feuillets produits.

Certains arguments, fournis par la génétique, ont suggéré qu'une anomalie héréditaire de la tyrosine hydroxylase pourrait être à l'origine de la psychose maniaco-dépressive, une affection dans laquelle alternent des expansions marquées de l'humeur et des états dépressifs intenses (mélancolie). Cette anomalie pourrait retentir sur l'intensité de la production de la dopamine et partant, sur le niveau de certaines transmissions dopaminergiques. La régulation de l'activité de cette enzyme est d'une subtilité extrême. Elle dépend de la disponibilité de ses trois substrats : la tyrosine, l'oxygène et l'hydrogène (apporté par un cofacteur, la tétrahydrobioptérine). Mais elle est aussi conditionnée par la greffe, à différents niveaux de la molécule enzymatique, de radicaux phosphate. Ceux-ci retentissent sur l'affinité de l'enzyme pour son substrat (la tyrosine), pour son cofacteur (la tétrahydrobioptérine) ou encore sur le nombre de sites de liaison et de transformation du substrat (les sites actifs de l'enzyme). Ajoutons que le nombre de molécules d'enzyme synthétisées dans le corps cellulaire dépend du niveau d'activité électrique du neurone.

Cette énumération fait entrevoir combien est précise la régulation de la synthèse de la dopamine, au seul niveau de la tyrosine hydroxylase, et ainsi comment le neurone peut ajuster précisément la synthèse de la dopamine à sa fonction libératrice de l'amine. La L-DOPA est ainsi formée dans ce que l'on appelle la phase soluble du cytoplasme (cytosol) neuronal. Elle y est aussitôt prise en charge par une autre enzyme, la DOPA décarboxylase, qui « travaille » beaucoup plus vite que la première, et qui n'est donc pas limitante. Dès lors, aucun substrat ne s'accumule entre la tyrosine hydroxylase et la DOPA décarboxylase. Pour reprendre l'image évoquée plus haut, une personne qui interviendrait après la secrétaire pour ne souligner que quelques mots de chacune des pages tapées serait en sous-activité. Si l'on multipliait par dix la quantité de feuilles à souligner, elle satisferait encore à cette demande et sa production s'accroîtrait notablement. Si l'on décidait de réduire son temps de travail, sa production ne serait affectée que lorsqu'on aurait réduit ce temps de 90 % environ. Alors, et alors seulement, des feuillets non soulignés s'accumuleraient sur son bureau... On conçoit qu'accroître la disponibilité en DOPA permet, en prenant appui sur le caractère non limitant de la DOPA décarboxylase, de décupler la formation de dopamine. Par contre, l'inhibition de cette enzyme, pour retentir sur la synthèse de dopamine et réduire la transmission dopaminergique, devrait concerner plus de 90 % des molécules de l'enzyme pour être suivie d'un effet perceptible.

La dopamine est donc apparue dans le *cytosol neuronal*. Si elle y demeurait durablement, elle entrerait en contact avec des organites, abondants dans les terminaisons neuronales, les mitochondries, dont la face externe de leur membrane comporte une activité enzymatique capable de détruire, d'inactiver la dopamine. Il s'agit d'une « mono amine oxydase » (MAO) qui globalement transforme la dopamine en acide dihydroxyphénylacétique (DOPAC). Il ne doit s'agir là que d'un mécanisme de régulation du taux endogène de l'amine. Sinon, à quoi servirait-il de détruire le neuromédiateur qui vient d'être synthétisé et qui n'a pas encore « servi » ? Quoi qu'il en soit, l'inhibition de cette activité mono amine oxydase par des IMAO (Inhibiteur de Mono Amine Oxydase) accroît notablement le taux de dopamine et certaines transmissions dopaminergiques.

Au cours de sa diffusion dans le cytosol, la dopamine entre en contact avec d'autres organites : des vésicules, ou granules ; ils comportent sur leur membrane des transporteurs capables de concentrer la dopamine en leur sein, de l'internaliser. Ces « *systèmes de transport* » ou « *complexes de capture* » peuvent être inhibés, bloqués, par des agents comme la réserpine ou la tétrabénazine. Sous leur influence, les vésicules ne se remplissent plus de dopamine, ce qui paralyse la transmission dopaminergique. Ainsi, dans les conditions physiologiques, la dopamine est concentrée au sein des vésicules. Elle s'y trouve à l'abri de l'action des MAO mitochondriales. Elle est en quelque sorte prête à jaillir hors des vésicules et des terminaisons neuronales au signal que constitue la dépolarisation de la terminaison. Cette dépolarisation a pour effet d'ouvrir des canaux qui traversent la membrane de la terminaison. Les ions calcium dix mille fois plus abondants à l'extérieur du neurone qu'en son sein vont s'engouffrer dans ces « brèches » et faire irruption dans le neurone. Cette « vague calcique cytosolique » provoque l'accolement d'un certain nombre de vésicules à la membrane de la terminaison. Au point de fusion des membranes de la vésicule et de la terminaison, un pertuis s'ouvre, une déhiscence s'opère, qui met en communication l'intérieur de la vésicule avec la fente synaptique. Le contenu de la première (la dopamine en particulier) se déverse dans la seconde. C'est l'« exocytose, calcium dépendante », évoquée par la dépolarisation de la terminaison. Et voilà comment et pourquoi l'activité électrique des neurones suscite au niveau des terminaisons neuronales la libération de leur(s) médiateur(s). Voilà aussi pourquoi la marée de la dopamine monte brutalement dans le chenal synaptique. C'est l'arrivée de la rame de métro qui déverse un certain contingent de voyageurs, lesquels animent soudain le quai, accroissant d'autant plus la probabilité des collisions avec les voyageurs qui montent que les uns et les autres sont plus nombreux. Il en va ainsi de la probabilité qu'a la dopamine d'entrer en contact avec ses récepteurs portés par la petite section de membrane située en regard de la terminaison et qui est une infime partie du neurone post-synaptique.

La pharmacologie sait se substituer à la *dopamine* pour stimuler les récepteurs post-synaptiques. Elle a forgé, pour ce faire, des outils appelés agonistes dopaminergiques directs. Ceux-ci sont utiles dans les situations où on ne peut plus rien attendre de la terminaison dopaminergique parce qu'elle a disparu. C'est le cas chez les personnes atteintes de la maladie de Parkinson. Ces agonistes directs ont pour noms : piribédil, bromocriptine, lisuride. Outre ces agents commercialisés comme antiparkinsoniens, plusieurs dizaines d'autres substances sont connues pour stimuler les récepteurs dopaminergiques, et les recherches se poursuivent activement.

Pour que l'information communiquée par la libération de dopamine au neurone post-synaptique ne constitue pas un bruit de fond monotone mais soit riche de signification, il faut que le nombre de récepteurs de la dopamine instantanément stimulés varie rapidement au cours du temps. Il faut donc des dispositifs capables d'abaisser la marée synaptique de dopamine aussi vite que l'a fait

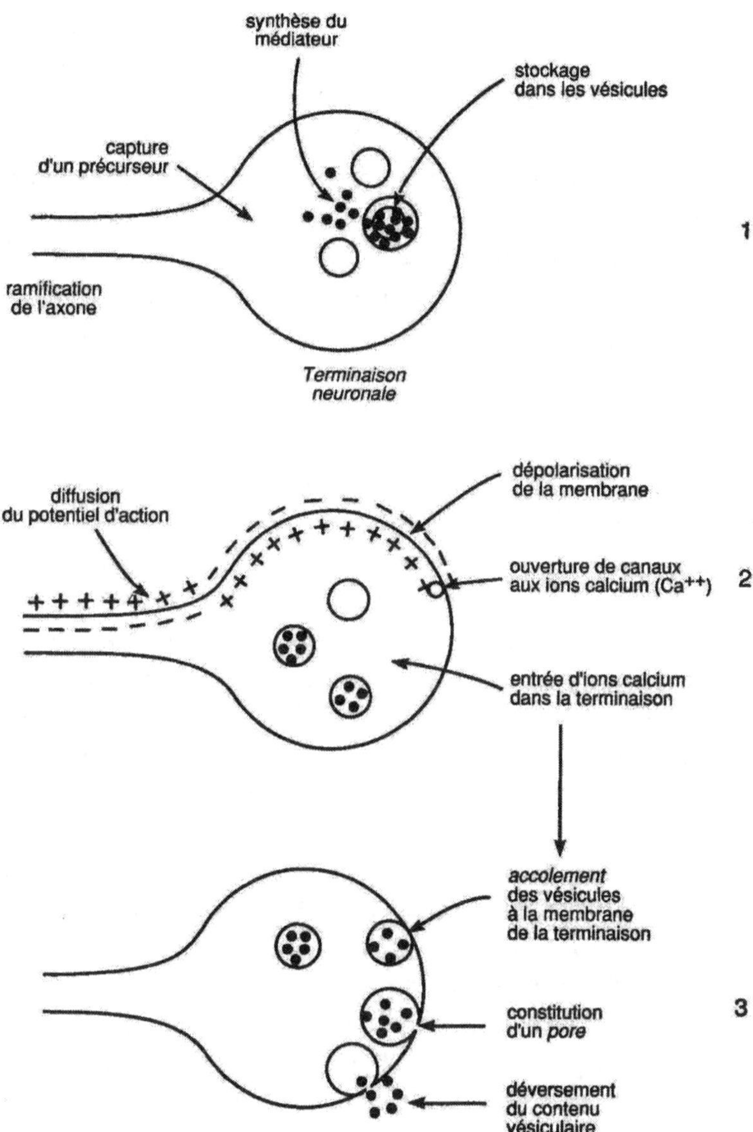

Figure 6 : *De la synthèse du neuromédiateur à sa libération.*

monter la dépolarisation de la terminaison. De façon relativement modeste, l'amine peut être métabolisée par une activité enzymatique sévissant à proximité des récepteurs et associée à la membrane des neurones post-synaptiques : il s'agit de la catéchol 0 méthyl transférase, qui transforme la dopamine en 3 méthoxy tyramine.

De façon également modeste, une fraction de la dopamine libérée est capturée par des cellules, non neuronales, au voisinage des synapses dopaminergiques, les cellules gliales, au sein desquelles des activités mono amine oxydasique et catéchol 0 méthyl transférasique transforment la dopamine en acide homovanillique. Enfin, et surtout, la majeure partie de la dopamine libérée dans la fente synaptique est reprise, recapturée par les terminaisons dopaminergiques. Les complexes de recapture associés aux terminaisons des neurones dopaminergiques sont en nombre supérieur aux récepteurs post-synaptiques. Ils assurent une vidange rapide de la dopamine synaptique. La récupération neuronale de la dopamine peut être suivie de son recyclage : elle peut être une fois encore concentrée dans des vésicules, d'où elle est libérée à nouveau, à la faveur d'une nouvelle dépolarisation. On dispose de substances capables de troubler la fonction de ces systèmes de transport. Certaines d'origine végétale, comme la cathinone (du Khat des Abyssins, *Kata edulis*) ou la cocaïne (du coca, *Erythroxylon coca*), d'autres de synthèse, comme la nomifensine, qui a tenu le haut du pavé dans le traitement ambulatoire des dépressions où dominaient l'inhibition, l'asthénie, et son fringant congénère, l'amineptine, actuellement encore très apprécié. L'inhibition de la recapture de la dopamine maintient plus longtemps et partant, à plus haute concentration la dopamine dans la fente synaptique. Ce faisant, elle accroît la probabilité de stimulation des récepteurs post-synaptiques et ainsi amplifie les effets sous-tendus par les transmissions dopaminergiques actives.

Nous retrouverons la transmission dopaminergique à propos de la maladie de Parkinson ou des psychoses. Pour lors, il suffisait de présenter différents impacts pharmacologiques qui permettent de manipuler cette transmission, pour la réduire quand elle est excessive, ou pour la rehausser quand elle est insuffisante. Ces mêmes types de stratégies, avec bien sûr des outils spécifiques, sont adaptés à d'autres transmissions, avec des effets neuropsychotropes divers et variés : accroître la libération de sérotonine (fenfluramine) permet de réduire un appétit excessif ; inhiber la recapture de sérotonine (clomipramine, fluoxétine, fluvoxamine) exerce des effets antidépresseurs ; bloquer des récepteurs H1 de l'histamine induit une sédation, voire même le sommeil ; promouvoir une intense libération de dopamine produit, selon les structures cérébrales concernées, une suppression de l'appétit, une action antisommeil, une stimulation de l'idéation, un accroissement des forces par l'absence de perception des signaux de fatigue ; bloquer certains récepteurs cérébraux de l'acétylcholine perturbe la mémoire, suscite l'amnésie ; stimuler les récepteurs de l'acide gamma amino butyrique prévient les crises épileptiques ; agir sur les récepteurs dits aux benzodiazépines suscite en fonction du type de récepteur et de la structure cérébrale concernés des effets sédatifs, ou anxiolytiques, ou relaxants musculaires ou antiépileptiques ; stimuler par un agoniste d'origine végétale, la morphine (de l'opium du pavot), ou synthétique, les récepteurs aux endorphines, aboutit, selon les molécules utilisées, et selon leurs récepteurs et les structures qui les hébergent, à divers effets : analgésie, euphorie, dépression respiratoire, etc.

La liste pourrait être allongée bien davantage. Le métabolisme ou la fonction des divers neuromédiateurs se prêtent, comme on l'a fait entrevoir, à des manipulations variées. Elles permettent d'évoquer des réponses biologiques encore plus variées et de s'attaquer à diverses perturbations. Le moment est venu de quitter la chimie du cerveau pour s'intéresser de plus près aux différentes affections que la neuropharmacologie doit permettre de traiter.

Chapitre 3

Des souris, des hommes...
et des médicaments

L'utilisation par la recherche d'animaux de laboratoire suscite de nombreuses polémiques. Disons-le d'emblée, sans eux, la pharmacologie n'existerait pas et avec elle, l'immense majorité des médicaments. Une loi restreignant l'expérimentation animale préserverait peut-être quelques millions de rats et de souris, mais assassinerait les espoirs de progrès thérapeutiques... que tout le monde réclame. C'est pourquoi il convient de préciser ici quelles sont nos pratiques et de dissiper certains malentendus. Avant de hurler à la vivisection, à la torture, au crime, qu'on entende au moins ce que les expérimentateurs ont à dire pour leur défense : celle de la santé. Ne laissons pas le champ libre à ceux qui privilégient leur amour pour les animaux à la sollicitude envers le genre humain.

In vivo veritas

N'en déplaise aux végétariens, pour sa survie, pour son confort, pour son progrès, l'homme a besoin de l'animal. Pour s'en nourrir, il le chasse ou plus simplement l'élève. Pour l'engrais, pour tirer la charrue ou la carriole aussi. Et de plus en plus pour la recherche biologique, en particulier pharmacologique et toxicologique. Chaque année, à travers le monde, quelques dizaines de millions de rats et de souris sont ainsi immolés à la déesse Santé. Les chiffres pour la France en 1990 font état de 2 265 000 souris, 870 000 rats, 150 000 cobayes, 114 000 lapins, 90 000 poules, 4 250 moutons, 15 000 porcs, 26 000 hamsters, 2 700 chiens, 2 500 chats, 2 500 singes... Autant ne pas cacher les chiffres. Pourtant, sauf dans le cas des singes, ces animaux n'ont vu le jour, n'ont été élevés et dorlotés dans les centres d'élevage qu'aux fins d'expérimentation.

Du reste, le terme dorloté n'a rien d'excessif si on compare les conditions dans lesquelles a lieu cet élevage à la rigueur de l'existence animale à l'état sauvage. La qualité des résultats obtenus dépend en effet, de façon critique, des conditions d'élevage. Rien ne doit être laissé au hasard. Et d'abord le capital génétique de ces animaux. Par le jeu d'une reproduction dirigée, on s'efforce de prévenir tout croisement indu. Pour les besoins de certaines études, on fait même appel à des souches consanguines. Dans chaque génération, on fait se reproduire entre eux frères et sœurs d'une même portée. Cela permet l'expression stable de certains caractères particuliers : couleur, métabolisme, sensibilité ou insensibilité particulière à certains agents infectieux ou pharmacologiques et à certains toxiques, comportements spontanés (animaux « anxieux », « agressifs », hyperactifs, « à haute capacité d'apprentissage », animaux obèses, hypertendus, etc.).

Pour éviter que les réponses aux tests ne soient modifiées par des infections, les animaux en sont prémunis par l'élevage en « zone protégée ». À l'origine de l'élevage, les primo-géniteurs sont obtenus par césarienne aseptique. Indemnes de tous parasites, mycoplasmes, virus, bactéries, ils sont alors introduits dans la « zone protégée » où ils trouvent une flore microbienne définie, non pathogène, choisie en outre pour sa capacité d'occupation du terrain (muqueuse, tractus digestif et autres cavités ouvertes sur l'extérieur) empêchant, ou à tout le moins, rendant malaisée, et en tout cas différant l'implantation et le développement d'espèces pathogènes qui pourraient être rencontrées au sortir de la zone. Tout ce qui entre dans la zone d'élevage doit, dès lors, être stérilisé : l'alimentation, la litière de copeaux de bois, l'eau de boisson. Les animaliers doivent, après une douche, se vêtir de blouses et de pantalons stériles, enfiler gants, bottes et calots (de toile stérilisée) avec le soin d'un chirurgien se préparant à pénétrer dans le bloc opératoire. C'est à ces conditions qu'on obtient des rats ou des souris exempts d'organismes pathogènes spécifiques (EOPS).

Parfois, certains animaux sont élevés dans des enceintes stériles. De la sorte, ils n'hébergent aucun germe, parasite ou virus, même non pathogènes, et ainsi ne développent pas les réactions immunitaires qu'auraient suscité ces intrus. Ce sont les animaux « sans germe ». L'animal « conventionnel », qu'on élèverait sous son sommier ou dans la buanderie et de ce fait qui hébergerait n'importe quel micro-organisme de rencontre, voit son importance se réduire chaque jour. Nul ne saurait plus y faire appel s'agissant de rats ou de souris. Les élevages étendent la sollicitude de la « zone protégée » aux lapins et aux cobayes, mais pas encore aux chiens ou aux chats. Dans le cas des singes et des autres animaux de capture, on pratique une mise en quarantaine, au cours de laquelle diverses vaccinations contre des agents spécialement virulents pour l'espèce sont effectuées.

Les conditions d'élevage dans la zone ne sont pas laissées à la discrétion, ou livrées à l'imagination, des éleveurs : la température doit y être constante et de valeur précisée, sont encore standardisés le degré hygrométrique de l'air, la taille des cages et leurs matériaux constitutifs, le nombre maximum d'animaux par cage, la nature des litières, la composition des aliments, la taille des granulés ou « bouchons » sous la forme desquels ils se présentent, la forme et la taille des embouts des biberons, le débit de renouvellement de l'air, la nature des sols, des peintures murales, des plafonds, les agents d'entretien et de désinfection, le nombre de petits laissés à la mère après la mise bas... Il y va de la « régularité » du produit fourni et partant de la reproductibilité des résultats qu'on obtiendra. Ainsi l'exigence scientifique impose une qualité de vie dans les animaleries qui est exceptionnelle si on la compare à l'état sauvage. Ici, pas de faim, de soif, de froid, d'épidémies, de prédateurs...

Dans ces conditions, on peut facilement obtenir des données expérimentales reproductibles chez le rongeur par exemple. Le coût est relativement modique : une souris EOPS vaut environ dix francs, un rat EOPS environ quarante francs. Or ces résultats ne sont pas inéluctablement extrapolables à l'homme. On ne le sait pas *a priori*. Il convient donc, à un stade plus ou moins avancé des études, de diversifier les espèces soumises à l'expérimentation. C'est pourquoi on recourt aussi au cobaye, au lapin, au porc miniature et même au chat ou au chien. Personne ne réalise avec plaisir des expériences sur des chats ou des chiens. Quand il s'agit de primates, qu'il faut capturer à l'état sauvage, puis transporter et entretenir à prix d'or, le déplaisir augmente encore. Je connais plusieurs expérimentateurs qui ont intégré à leur vie familiale un de leurs animaux de laboratoire et qui lui témoignent beaucoup d'attachement. C'est sans plaisir aucun qu'ils satisfont, avec conscience et délicatesse, à la servitude des expériences sur ces animaux. On y retrouve même un peu de la sollicitude que le père porte à ses enfants ou qu'a le fils soignant ses parents âgés. L'inconfort, les souffrances même parfois, infligés à l'animal sont le prix à payer tant par la sensibilité de l'expérimentateur que, plus directement encore, par l'animal pour obtenir des données utiles voire indispensables pour une meilleure compréhension de telle ou telle pathologie ou l'appréhension de l'efficacité potentielle de telle substance.

Qui oserait en conscience, sous prétexte que les bénéfices attendus le sont pour l'homme et non pour l'animal, pratiquer ces essais directement sur des êtres humains ? Certains criminels, dont les méfaits sont encore présents dans presque toutes les mémoires, se sont adonnés à ces abominations. De grâce, par zoophilie, ne réhabilitons pas ces pratiques immondes. N'a-t-on pas été choqué il y a quelques années d'apprendre que des cadavres humains servaient dans des accidents expérimentaux à apprécier leurs conséquences sur la dislocation du corps humain ? Une réprobation s'est naturellement exprimée quand, sur des patients en état de coma dépassé, fut pratiqué l'essai de médicaments qui ne pouvaient rien leur apporter ; pourtant ces essais permettaient la collecte d'informations potentiellement utiles à d'autres patients. N'en déplaise à certains spécialistes de biologie moléculaire ou cellulaire, on ne peut se passer d'essais « en grandeur réelle », au sein des systèmes intégrés que constituent des organismes complets. Tous les « brouillons » effectués sur diverses espèces animales sont autant de gages de sécurité supplémentaires avant d'en venir aux essais sur l'homme. Des exemples récents montrent, qu'à cet égard, on n'en fait jamais trop : en dépit des contraintes expérimentales de plus en plus lourdes, les insuffisances de plusieurs médicaments ne se sont révélées qu'au stade de leur commercialisation. Il a fallu les retirer du marché. Point trop n'est fait dans l'étude préclinique des médicaments. Il faut investir davantage et mieux en cette matière.

Pourquoi ne pas se contenter d'une seule espèce animale pour effectuer les expérimentations pharmacologiques surtout si cette espèce, dans l'échelle de l'évolution animale, est proche de l'homme ? La distance qui sépare le macaque de l'homme semble bien moins importante que la différence entre les rongeurs et l'être humain. Les choses, pourtant, ne sont pas si simples. Les différences d'une espèce à l'autre, au sein d'une espèce entre différentes familles, et même d'un individu à l'autre au sein d'une même famille peuvent être importantes... Par exemple, l'injection sous-cutanée d'un milligramme par kilogramme de poids corporel d'histamine suffit à induire la mort par asphyxie aiguë d'un cobaye. En revanche, le rat, la souris supportent des doses de l'ordre du gramme par kilogramme de poids corporel. L'homme réagit-il comme le cobaye ou comme la souris ? Ni l'un ni l'autre : chez lui, des doses de l'ordre de quelques milligrammes engendrent une chute de tension. Cet exemple, pris parmi cent mille autres, plaide clairement pour la diversification des espèces animales étudiées lors des expériences pharmacologiques.

La cause n'est pas entendue pour autant. Il reste en particulier des aspects particulièrement controversés dans l'expérimentation animale : la mesure de la toxicité aiguë et les épreuves de nociception. Elles sont parmi les pratiques qui suscitent le plus de réprobation.

Poisons et douleurs

L'étude de la toxicité aiguë d'une substance constitue les premiers pas obligés de toute investigation pharmacologique. Le médicament potentiel doit être recherché parmi les substances qui exercent un effet biologique défini pour des doses éloignées, et si possible même très éloignées, des doses toxiques. Une fois que ces dernières sont connues, ce sont pour des doses mille fois, cent fois, dix fois moindres qu'on s'appliquera à révéler un effet spécifique. Ainsi, tout passage au crible pharmacologique sur l'animal entier commence-t-il par la détermination de la toxicité aiguë des substances. Elle s'exprime de deux façons : la dose léthale 50 % (DL50) est la dose nécessaire et suffisante pour tuer la moitié des animaux d'un lot expérimental ; la dose minima mortelle (DMM) est la plus petite dose qui, lors d'une administration continue (par perfusion) tue l'animal considéré. La moyenne des valeurs obtenues à partir de tous les animaux d'un lot correspond à la DMM. Ces valeurs permettent de choisir *les doses à essayer* dans des épreuves spécifiques visant à caractériser telle ou telle activité. Le coefficient chimiothérapeutique est le rapport de la dose toxique à la dose efficace. Plus il est grand et plus la « sécurité » du médicament est assurée ; plus il est petit et plus on doit redouter qu'aux doses où il est actif chez certains utilisateurs, il ne soit toxique chez d'autres. La thérapeutique exclut par principe les médicaments à faible coefficient chimiothérapeutique ; pourtant, dans certaines classes comportant de trop rares représentants, faute de choix, elle est contrainte d'en tolérer.

La toxicité aiguë est communément déterminée chez la souris. Cette donnée, acquise dès les débuts de l'étude, est complétée par celles obtenues sur deux autres espèces animales, voire davantage (cobaye et lapin par exemple). En recourant à quelques doses très éloignées les unes des autres, administrées à des lots restreints d'animaux (deux ou trois souris par exemple), on peut approcher la zone mortelle. Si par exemple la mortalité est de 100 % pour la dose de 100 mg/kg, on essaie la dose de 10 mg/kg chez trois autres souris. Imaginons qu'alors une souris sur trois meurt, c'est autour de cette dose que s'organise le choix des doses que l'on va essayer sur des lots plus substantiels. Par exemple, 5-10-15-20-25 mg/kg, chaque dose étant administrée par exemple à des lots de dix souris. Ces tests sont pratiqués dans des conditions rigoureusement définies (température ambiante, dimension des cages, nombre d'animaux par cage s'ils sont groupés, heure de l'expérience, voie d'administration, volume injecté, nature de l'adjuvant de dissolution si nécessaire, âge/poids, sexe de l'animal, élevage d'origine, etc.). Par des calculs qu'on se gardera d'infliger au lecteur, cette expérience aboutit à un chiffre : la dose léthale, assortie d'un autre chiffre, l'intervalle de confiance. La précision de cette valeur est évidemment d'autant plus grande que l'intervalle de confiance est plus étroit. Pour le réduire, il faut accroître le nombre de lots expérimentaux compris entre la plus forte dose ne tuant aucun animal et celle qui les tue tous. Autrement dit, il faut rapprocher les doses essayées et augmenter le nombre d'animaux de chaque lot. Est-ce toujours bien nécessaire ? Sûrement pas. D'autant que la valeur obtenue n'est pas forcément celle qu'on aurait trouvé chez l'homme. Mieux vaut répéter ces essais sur diverses espèces que de se focaliser sur l'une d'elles pour une précision superfétatoire. Des valeurs homogènes, obtenues sur des espèces variées, inciteront à une extrapolation à l'espèce humaine, alors que des valeurs très disparates conduiront à une extrême prudence dans le choix des premières doses essayées en pharmacologie clinique humaine. Bien souvent, heureusement, le coût de l'excès dicte ses limites.

Toutefois, cette modération est battue en brèche si l'on considère en particulier les différences de sensibilité au sein d'une même espèce. Ce n'est jamais totalement impunément qu'on introduit dans l'organisme humain une molécule qui lui est étrangère. Aucune d'elles n'est absolument dénuée d'effets « secondaires », « latéraux », « adverses ». Le prescripteur doit toujours mettre en balance les risques que peut comporter sa prescription et les bénéfices que le patient peut en retirer. Le pharmacologue doit donc s'appliquer à proposer les médicaments les plus actifs qui comportent le moins d'inconvénients. En sachant que l'étape ultime de la pharmacologie clinique (humaine) peut réserver des surprises et est de toute façon riche d'enseignements. Les quelques centaines d'essais effectués en milieu hospitalier, dans des conditions privilégiées, peuvent ne pas confirmer les intérêts thérapeutiques pressentis. Ils peuvent aussi, hélas, ne pas révéler des inconvénients qui ne se manifesteront qu'au stade de la commercialisation, c'est-à-dire chez quelques milliers, quelques centaines de milliers, quelques millions même d'utilisateurs. C'est le domaine d'intervention de la pharmacovigilance : la détection des troubles évoqués par les médicaments testés sur une vaste population. À l'usage, des indications nouvelles pourront se faire jour, ce que n'avaient pas imaginé les études précliniques. Certaines contre-indications ou précautions d'emploi pourront également se trouver précisées.

N'est-ce pas après un siècle environ d'utilisation de l'aspirine qu'a été mis en évidence son intérêt dans la prévention de l'infarctus du myocarde et autres thromboses [1] ? Ainsi, c'est après une vingtaine d'années d'utilisation des benzodiazépines (sédatives, anxiolytiques, hypnotiques) qu'on s'est aperçu qu'elles pouvaient susciter, au moins pour certaines d'entre elles, une amnésie (trouble de la mémoire) et/ou une dépendance physique (l'arrêt de leur administration après une utilisation chronique, à belles doses, susciteront divers troubles dont un des plus graves consiste en des convulsions). Contre toute attente, il a été montré que les enfants hyperkinétiques (petits diables sans repos, touche-à-tout, perturbateurs impénitents) étaient spectaculairement apaisés par l'administration de faibles doses d'amphétamine, pourtant connue comme psychostimulant...

L'étude toxicologique d'un médicament potentiel est grande dévoreuse d'animaux de laboratoire. Chaque incident thérapeutique fait apparaître de nouvelles exigences qui ne font pas disparaître pour autant les précédentes. Il s'ensuit des coûts prohibitifs pour le développement des nouveaux médicaments, lesquels ne sont désormais supportables qu'à d'importants laboratoires qui, par rachats successifs, deviennent des monstres multinationaux. Notons qu'en France le nombre de laboratoires

---

1. L'aspirine inhibe l'agrégation des plaquettes, éléments figurés du sang dont l'agrégation suffit à obturer de petites brèches vasculaires et initie la coagulation sanguine, autre modalité de tarissement d'une hémorragie.

pharmaceutiques est passé de deux mille environ en 1950 à trois cent cinquante en 1990. Ce sont quelques milliards de centimes qui se trouvent engloutis dans l'étude toxicologique animale d'un médicament potentiel. Ce tamis réglementaire, à maille serrée, laisse passer parfois des molécules dont la toxicité ne se révélera qu'au stade de l'utilisation sur de larges cohortes de patients.

Et les cassandres de prétendre que l'holocauste animal ne sert à presque rien puisqu'il n'évite pas ces bévues ! Et les beaux esprits de conclure que le problème n'est pas de faire plus mais de faire mieux ! C'est sûrement vrai, mais faute de recettes infaillibles, on est admis à considérer que la qualité est un sous-produit de la quantité.

À moins que l'on trouve anormal que des hommes s'appliquent à assurer à leurs congénères un séjour terrestre aussi long et aussi confortable que possible, fût-ce aux dépens d'autres espèces ? Qui, en connaissance de cause, prétendrait qu'on puisse, hors le recours à l'animal, sélectionner des substances analgésiques ? Cet exemple, pris à dessein, peut paraître provocateur puisqu'il touche à un aspect volontiers contesté de l'expérimentation animale. Il conduit en effet à faire souffrir de diverses manières l'animal pour sélectionner les substances qui vont le prémunir des douleurs ainsi suscitées.

La douleur est l'expression commune, aspécifique, de nombre de pathologies. Faute de pouvoir les guérir toutes, on doit au moins s'appliquer à les rendre supportables. « Guérir le plus souvent, soulager toujours » pourrait constituer la devise du médecin. Les antalgiques mineurs (aspirine, paracétamol), ceux d'efficacité moyenne (dextropropoxyphène, codéine), ceux enfin qualifiés de majeurs (morphiniques) font globalement l'objet d'une énorme consommation. Des maux de tête aux douleurs intolérables des cancéreux en phase terminale (ou non) en passant par les rages dentaires, les règles douloureuses, les lombalgies, les douleurs rhumatismales, les coliques hépatiques ou néphrétiques, les besoins sont énormes, satisfaits insuffisamment ou au prix d'effets secondaires dont on aimerait s'affranchir.

La prescription des morphiniques est dominée par la crainte de leurs effets dépresseurs respiratoires (au point que le sujet « oublie de respirer » et s'asphyxie dans la sérénité) et de leurs effets toxicomanogènes. Chez le patient devenu dépendant, l'interruption du traitement donne naissance à un syndrome dit de sevrage, ou d'abstinence (« de manque »), souvent insupportable ; il comporte des manifestations somatiques variées et intenses (diarrhées, états douloureux, pseudo-dépressifs, irritabilité). Les morphiniques enfin donnent lieu à tolérance : il est alors nécessaire d'accroître la dose administrée pour maintenir la constance de l'effet. La « banale aspirine », quant à elle, recrute une large variété d'effets adverses. Elle peut, chez un sujet hypertendu, être à l'origine d'un accident vasculaire cérébral de type hémorragique. Elle peut induire des ulcères gastro-duodénaux qui saigneront d'abondance, ce qui en fait la terreur des gastro-entérologues. Au cours de certaines infections virales, elle peut contribuer à leur aggravation (syndrome de Reye). Elle est à l'origine de près de la moitié des œdèmes de Quincke. Elle peut déclencher des crises d'asthme, elle est hyperglycémiante à fortes doses (ce qui est à prendre en considération chez le diabétique) ; elle peut, à faibles doses, chez le goutteux, déclencher une crise en troublant l'élimination rénale de l'acide urique qui dès lors s'accumule dans l'organisme. Par ailleurs, la liste des médicaments susceptibles d'interagir avec l'aspirine est longue : anticoagulants oraux (anti-vitaminiques K) ou parentéraux (héparines), les anti-inflammatoires non stéroïdiens, les hypoglycémiants, les diurétiques, certains anticancéreux (méthotrexate), les uricosuriants (médicaments accroissant l'élimination urinaire de l'acide urique), les antiagrégants plaquettaires... Soit dit en passant, on peut légitimement s'étonner et même s'émouvoir que des aspirations purement mercantiles poussent certains à requérir la vente en grande surface de ce médicament quand pour certains pharmacologues, si l'aspirine apparaissait aujourd'hui, elle n'obtiendrait peut-être pas l'autorisation de mise sur le marché délivrée par le ministère de la Santé.

Au total, sans être démuni d'antalgiques, on constate chaque jour davantage des manques, des imperfections, de nouveaux besoins, que la recherche doit corriger ou satisfaire. Avec retard, on admet que la douleur doit être combattue autant que faire se peut. On peut être une mère parfaite même si l'on n'a pas « enfanté dans la douleur ». L'accompagnement du mourant, les soins palliatifs, ont pour préoccupation majeure le confort du patient qui passe évidemment en premier lieu par l'analgésie. Soulager la douleur humaine est à la base de beaucoup de vocations médicales, pharmaceutiques, paramédicales. C'est une des aspirations du pharmacologue qui recherche des analgésiques. Alors de grâce que l'on ne recherche ni sadisme ni perversion dans les méthodes qu'il met en œuvre pour ce faire.

Cela dit, considérons certaines de ces méthodes adaptées à la sélection primaire des agents analgésiques. Un regard de l'extérieur, une présentation sans attendus pourraient donner à l'observateur non averti le sentiment hâtif qu'il visite une salle de torture. De fait, il s'agit de créer chez l'animal une douleur pour rechercher les substances capables de l'atténuer. La multiplicité des épreuves n'est pourtant pas le reflet d'un génie malfaisant. Les voies neuronales qui véhiculent les informations douloureuses sont diverses, la naissance même du message douloureux procède de nombreux mécanismes, de telle sorte qu'il existe plusieurs façons d'éteindre la douleur selon son origine. Douleur aiguë, douleur chronique, douleur viscérale, douleur par désafférentation, douleurs projetées... correspondent à quelques entités. Leur analyse, leur soulagement requièrent des approches différentes, et partant des modèles expérimentaux différents.

Évoquons tout d'abord la très classique épreuve de la plaque chaude. La souris à laquelle on a administré la substance à étudier est déposée sur une plaque chauffée à 55° C. Un cylindre vertical transparent, posé sur cette plaque, limite l'aire d'évolution de l'animal. On déclenche immédiatement un chronomètre et on mesure au bout de combien de temps l'animal se lèche les pattes avant, puis les pattes arrière. Le soulagement éprouvé par cette humidification est de courte durée : lorsque la souris repose ses pattes humides sur la plaque chaude, la chaleur se fait plus vive. L'animal cherche alors un autre mode d'évitement. Il se redresse, en prenant appui par ses pattes antérieures sur le cylindre transparent ; on note également la latence de ce redressement. L'apaisement qu'il constate ne concerne évidemment que les pattes avant, tandis que l'appui plus pesant sur les pattes postérieures intensifie la sensation de brûlure à leur niveau. Cela appelle donc une autre modalité d'évitement : l'animal saute. La latence de ce saut est également notée. Tout agent qui n'induit pas d'effet incapacitant moteur et qui a pour effet d'accroître la latence de l'une ou de toutes ces modalités d'évitement est potentiellement analgésique. Avec un analgésique aussi puissant que la morphine, les latences des trois modalités d'évitement (lèchement, redressement, saut) sont accrues. Avec des analgésiques d'efficacité modérée (aspirine, paracétamol), seuls le redressement et le saut sont différés.

Cette expérience exige plusieurs précautions et doit obéir à des règles éthiques qui visent à amoindrir les conséquences néfastes de l'épreuve pour l'animal.

Ainsi, chaque animal ne sera utilisé qu'une seule fois. La douleur qui surprend est de loin beaucoup moins insupportable que celle qui va se répétant, que l'on attend et que l'on redoute.

Un temps limité est assigné à l'épreuve. Ainsi, un animal qui n'aura pas sauté dans un délai maximum de trois minutes sera retiré de la plaque, ceci afin de limiter l'intensité de la douleur et la brûlure qui l'évoque.

L'animal est sacrifié dès après l'épreuve pour ne pas avoir à subir les affres des séquelles de la brûlure.

Des règles inspirées de ces principes s'appliquent communément à d'autres épreuves de la douleur, comme celle des crampes abdominales, un autre grand classique. On injecte dans la cavité péritonéale de la souris une solution d'une substance irritante qui va susciter l'équivalent des douleurs d'une péritonite aiguë. Celles-ci vont induire des rétractions des flancs, l'extension des membres postérieurs, avec des étirements du corps. Le dénombrement de ces manifestations pendant une période déterminée constitue un index de l'état douloureux. Leur diminution, voire leur suppression, chez les souris traitées par la substance à étudier suggère une activité analgésique. Cette épreuve est très sensible, elle révèle même les analgésiques d'efficacité modeste.

Les stimulations douloureuses peuvent être d'autre nature et être appliquées en divers points, sur la queue par exemple. Dans le cas des stimuli mécaniques, par exemple, un clamp à vaisseau sert à pincer la base de la queue de la souris. Une souris normale, en quelques secondes, se retourne pour mordre la pince et tenter ainsi de s'en débarrasser. Une action analgésique allonge la latence de réaction ou même prévient cette réaction. En ce qui concerne les stimuli thermiques, un faisceau calorique infrarouge est focalisé sur la queue du rat ou de la souris. Quand la brûlure est perçue par l'animal, celui-ci déplace sa queue, exposant alors au faisceau infrarouge une cellule photoélectrique dont l'activation arrête un chronomètre mesurant au dixième de seconde près le temps d'exposition au stimulus. Certains analgésiques allongent la latence de retrait de la queue. Le stimulus de toute façon n'est jamais appliqué pendant plus de dix secondes pour limiter l'intensité de la brûlure. Le stimulus thermique peut être délivré à la queue selon une autre modalité. La souris étant immobilisée dans un cylindre horizontal, la queue pendant librement à l'extérieur. On va immerger cette queue dans l'eau portée à 50° C, contenue dans un becher. Simultanément, on déclenche un chronomètre dont on interrompra la course dès que l'animal, d'un mouvement brusque, va sortir sa queue de l'eau. Cette latence de réaction est également allongée par certains analgésiques.

La queue peut encore être soumise à l'application de stimuli électriques. Selon les niveaux d'intégration des messages douloureux, tout au long de leur transfert vers les centres cérébraux surviennent des manifestations diverses : le sursaut, le cri, la tentative de mordre les électrodes pour s'en débarrasser. Ainsi, outre la mise en évidence de la propriété analgésique d'une substance, cette épreuve permet de progresser dans l'analyse du mécanisme d'action en suggérant l'impact de la substance dans les voies où transite le message douloureux.

La patte peut aussi être le lieu d'application de stimuli chimiques. L'injection intradermique d'une substance irritante tel le formol incite l'animal à secouer de manière répétitive la patte douloureuse. Certains analgésiques réduisent la fréquence de ces secousses. On peut également lui appliquer des stimuli mécaniques. Par exemple, on peut interposer une patte postérieure du rat entre une surface plane et un cône dont l'extrémité effilée est enfoncée, sous une pression régulièrement croissante. On mesure la pression pour laquelle l'animal ébauche un retrait de la patte ou, un degré de plus, qui provoque un cri. Cette épreuve peut être sensibilisée par l'injection préalable dans la patte d'un agent phlogogène (suscitant une réaction inflammatoire : rougeur, chaleur, gonflement et douleur). Pour reproduire les douleurs de la rage de dents, on peut, sous anesthésie générale, transpercer la dent d'un lapin pour y sceller une électrode. À distance de l'intervention, on relie cette électrode à un générateur de courant et on stimule la pulpe dentaire sous des voltages croissants afin de déterminer le voltage à partir duquel la douleur évoquée induit l'ouverture de la bouche. Les analgésiques ont pour effet d'élever le voltage seuil de cette réponse. On peut reproduire chez le rat un état douloureux et inflammatoire chronique s'apparentant à la polyarthrite rhumatoïde (anciennement désignée polyarthrite chronique évolutive) en lui injectant, à plusieurs reprises, de « l'adjuvant de Freund » (suspension dans l'huile de paraffine, de constituants d'une mycobactérie proche du bacille tuberculeux ou bacille de Koch). Cela déclenche une réaction immunitaire et inflammatoire qui bientôt aboutit à des déformations articulaires, des altérations radiologiques, des anomalies de plusieurs paramètres biologiques, un état douloureux et une modification des seuils nociceptifs. Il est intéressant de sélectionner sur un tel modèle les antalgiques que l'on pense efficaces contre les douleurs rhumatismales.

C'est volontairement que j'ai donné ici des détails. Ils auront peut-être choqué certains lecteurs. Les douleurs que ces mêmes lecteurs ont déjà éprouvées ou qu'ils éprouveront peut-être un jour les aideront à comprendre les enjeux de ces études. Pour mettre à la disposition de l'homme qui souffre des médicaments analgésiques plus puissants, à plus longue durée d'action, ne donnant lieu ni à tolérance, ni à dépendance, faisant bon ménage avec d'autres médicaments simultanément prescrits, faciles à administrer, moins coûteux, etc., l'expérimentation animale est indispensable.

Ces méthodes sont irremplaçables parce qu'elles permettent d'explorer en même temps de multiples caractéristiques. Qu'importe pour elles les effets contradictoires. Ce qu'elles restituent, c'est l'effet résultant. Le produit à essayer étant administré comme il le sera chez le patient, vraisemblablement par voie orale, on sait s'il résiste au parcours dans le tube digestif, s'il est résorbé par l'estomac ou l'intestin grêle, s'il effectue sans dommage la traversée hépatique, s'il n'est pas détruit par les activités enzymatiques qui opèrent dans le plasma ou dans les cellules qui revêtent la face interne des vaisseaux, s'il n'est pas trop rapidement éliminé dans les urines, s'il franchit les barrières interposées entre le sang et les structures du système nerveux central, s'il atteint, lui ou ses produits de transformation sous forme active, ses cibles biologiques, ses récepteurs cérébraux et/ou médullaires, avec quelle intensité il les stimule, et pendant combien de temps il les stimule. On peut ainsi le comparer à des produits de référence quant à l'intensité et à la durée de son activité. On peut appréhender son activité sur d'autres fonctions que la nociception et ainsi prévoir, au moins en partie, ses effets latéraux, secondaires, voire franchement adverses. On peut situer ses doses efficaces relativement à ses doses toxiques. On peut déterminer si son administration chronique ne crée pas de tolérance et si l'arrêt brutal de ces administrations n'induit pas de modifications du comportement, évoquant un syndrome d'abstinence, ce qui signifierait que le produit est générateur d'une dépendance physique. Selon l'épreuve mise en œuvre, on peut suggérer le ou les types de douleurs qui devraient bien répondre à cette substance. Par le recours à certains réactifs pharmacologiques, on peut même approcher l'intimité du mécanisme d'action de la substance.

Ajoutons à l'appui des essais sur l'animal entier qu'ils révèlent ce que des études *in vitro* ne peuvent montrer ou annulent des espoirs qu'elles avaient pu faire naître. Pour certaines personnes, des expérimentations *in vitro* sophistiquées pourraient constituer une alternative à l'expérimentation animale. Ces méthodes ont une importance majeure, c'est vrai. Mais elles ne sauraient suffire. Elles précèdent ou complètent très utilement les méthodes mises en œuvre sur des systèmes intégrés, sur des animaux entiers. Sans plus.

C'est parce qu'il a besoin de céder à une forme d'anthropomorphisme, pour donner une signification maximale à ses expérimentations, que le psychopharmacologue porte à l'animal de laboratoire un respect doublé d'une certaine tendresse. Il sait cependant les limites de ses extrapolations et se garde de tomber dans les excès de la confusion des genres. C'est cette confusion que commettent ceux qui s'affichent protecteurs des animaux, en excipant les droits de l'animal. Apprendre à aimer l'animal pour apprendre à aimer l'homme. Pourquoi pas ? Mais est-ce bien l'ordre logique de la progression des sentiments ? Au pays des quinze millions de chiens et chats domestiques, il serait tellement mieux que l'amour du prochain étant assuré, alors, et alors seulement, le trop-plein d'affection inassouvie s'épanche sur la gent animale. Que les ronrons et autres canigous ne soient que les surplus des restaurants du cœur... Mais voilà, dès notre jeune âge, baigneurs et poupées se mêlent aux animaux en peluche et aux Mickey. La confusion vire parfois à l'inversion. On peut à la rigueur critiquer le gavage des oies ou la castration des chapons. Ces pratiques n'ont d'autre finalité que la satisfaction de la gourmandise. L'expérimentation animale, elle, n'est pas un caprice de chercheur : sa finalité principale concerne la santé mentale ou physique, la prolongation de la vie dans des conditions plus confortables, plus autonomes. L'enjeu est tout autre.

Souhaitons en tout cas que le monde scientifique cesse de faire le dos rond ou de fuir le débat avec les anti-vivisectionnistes, qu'il clame haut et fort que les expérimentateurs ne sont pas les Dracula pervers et sadiques que certains dépeignent, qu'ils sont engagés au premier rang dans le grand courant des recherches qui doit assurer le mieux-être de l'humanité. Les vérités premières étant aussi les premières à être occultées, au risque de faire dans le poncif, il convient de les répéter.

Chapitre 4

La pharmacologie
au secours du parkinsonien

Le vieux monsieur, courbé, traînant les pieds, les bras collés au corps s'approchait lentement. Nelly me fit remarquer son masque figé, n'exprimant rien, pas même quand nos regards se croisèrent. De la commissure de ses lèvres s'écoulait un fil de salive qui tachait le col de sa veste noire. Il s'assit à une table proche de la nôtre et, sans cligner des paupières, fixa tristement le cendrier. Sa main droite qui reposait sur sa cuisse fut alors animée d'un tremblement lent, régulier, de grande amplitude. Avec cette absence de pitié et ce sens vif de l'observation que confère volontiers le jeune âge, Bertrand dit à voix basse que notre voisin sucrait les fraises. Fronçant les sourcils, j'interrompis ces moqueries alors que le serveur apportait au vieil homme un grand verre de diabolo menthe, plein à ras bord. On sentit au regard malicieux de Bertrand, toujours fasciné par la main tremblante, qu'il attendait des cataractes de liquide vert. Il n'y en eut point. Notre voisin, d'un geste net, peut-être un peu lent, mais sans bavure aucune, porta son verre aux lèvres ; il en préleva quelques gorgées. Avec la même netteté, j'allais dire dextérité, qu'à l'aller, il reposa son verre, nous laissant soulagés. Nous partîmes alors et j'expliquai aux miens qu'ils venaient d'observer certaines manifestations très caractéristiques de la maladie de Parkinson. Les questions fusèrent bientôt. Les victimes de cette affection sont-elles nombreuses ? Sans conteste puisqu'on en dénombre près de quatre-vingt mille en France. Et d'expliquer alors qu'hormis quelques sujets jeunes, c'est surtout à l'automne de la vie que cette affection sévit. Elle évolue alors pendant une dizaine d'années et s'aggrave petit à petit, au point de rendre le patient grabataire, ce qui engendre maintes complications, escarres, infections urinaires et pulmonaires, phlébites, embolies...

Qu'est-ce que la maladie de Parkinson ?

La première description de cette affection, riche d'une profusion de détails remarquablement observés, fruits de ce sens exceptionnel de la précision qui caractérise les grands cliniciens, est due à l'Anglais James Parkinson. Sous le nom de paralysie agitante, il a décrit en 1817 l'ensemble des symptômes de cette affection d'une façon tellement exemplaire qu'il était juste d'y associer son nom. Tous les patients tremblants ne sont pas, tant s'en faut, parkinsoniens. Il existe aussi des formes non tremblantes de la maladie de Parkinson. Cependant, le parkinsonien « typique » est tremblant ; ses mouvements automatiques, tels le ballant des bras à la marche, la mimique, le clignement des paupières, sont abolis ; ses mouvements volontaires se font rares et lents (akinésie) ; il présente un état de tension permanente des différents muscles (rigidité, hypertonie). On le perçoit bien quand, saisissant son avant-bras fléchi, on tente, avec son consentement, de l'étendre. Il oppose malgré lui une résistance qui cède par à-coups, un peu comme une « roue dentée ».

Ce syndrome apparaît dans différentes circonstances. C'est ainsi qu'il peut accompagner l'administration de certains médicaments utilisés pour traiter les psychoses, les neuroleptiques. Il peut encore conclure un long passé de traumatismes crâniens répétés. Les boxeurs y paient un lourd tribu. Cette maladie connut un regain de fréquence au décours de l'épidémie d'encéphalite léthargique de Von Economo et Cruchet, qui sévit vers les années vingt : elle a laissé dans son sillage près de 50 % de parkinsoniens. On reconnaît parfois encore au syndrome parkinsonien des causes toxiques : l'oxyde de carbone du gaz des cokeries ou des poêles à charbon tirant mal ; le manganèse de certaines industries, dont celles qui fabriquent des piles électriques ; et puis, défrayant encore la chronique, le presque célèbre NMPTP, ou N méthyl phényl tétrahydropyridine.

C'est vers 1982 que s'est déclenchée une « mystérieuse épidémie de maladie de Parkinson » sur la côte ouest des États-Unis. Fait singulier, elle affectait isolément une population, heureusement restreinte, de sujets jeunes. Ils avaient en commun de se droguer, s'administrant par voie intraveineuse une substance synthétisée de façon artisanale, aux effets voisins de ceux de la morphine. En quelques années, l'impressionnante force de frappe scientifique des États-Unis élucida les traits principaux de cette « épidémie ». Dans les caves obscures où les apprentis chimistes synthétisaient ce succédané de morphine qu'est la mépéridine, on ne s'embarrassait ni de purifications soigneuses ni d'analyses poussées du produit fini. Or il contenait de la NMPTP qui, après injection, se transforme

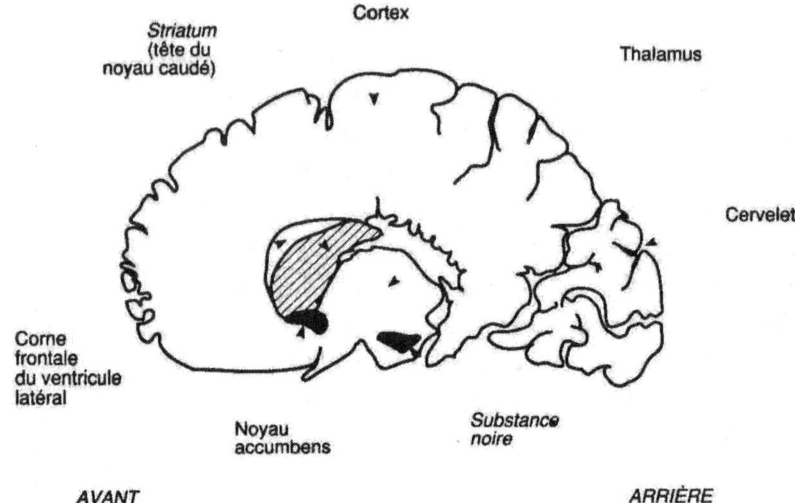

Figure 7 : *Coupe sagittale-paramédiane du cerveau humain*
montrant la disposition relative de la substance noire et du striatum.

dans l'organisme en une substance toxique. Voilà pourquoi ces jeunes gens étaient devenus... parkinsoniens.

Quelle est la perturbation qui donne naissance à la maladie de Parkinson ? Elle résulte de l'agression de certains neurones, dits « dopaminergiques nigro-striataux » parce qu'ils élaborent comme substance médiatrice la dopamine, et prennent naissance dans une région postérieure du cerveau, la substance noire, ainsi dénommée en raison de sa teinte. Leur principale expansion, l'axone, se dirige vers une structure de taille importante d'une région antérieure du cerveau, le striatum. L'information émise par la libération de dopamine dans le striatum est reçue, entre autres, par une population de neurones dont la substance de communication est l'acétylcholine. Le système fonctionne de telle façon que la libération de ce neuromédiateur par les neurones nigro-striataux a pour effet d'inhiber la libération d'acétylcholine par les neurones cholinergiques du striatum.

Chez le parkinsonien, plus des quatre cinquièmes des neurones nigro-striataux ont disparu. De cinq cent mille qu'ils sont en temps normal dans chaque hémisphère cérébral, il en reste moins de cent mille de chaque côté : dès lors, le taux de dopamine libéré dans le striatum s'effondre. Comme me l'exprimait un jour, avec beaucoup de grâce, une dame âgée, enjouée et trémulante : « Voyez-vous, mon seul problème, c'est que je perds ma dopamine. » Faute de dopamine dans le striatum, la production d'acétylcholine augmente et celle-ci stimule intensément les récepteurs portés par des neurones de proximité. C'est ce phénomène qui est à l'origine de la rareté des mouvements, de l'accroissement de la tension de certains muscles, de l'hypertonie et enfin du tremblement.

Cette présentation succincte des mécanismes qui donnent naissance au syndrome parkinsonien indique déjà quelles doivent être les cibles des médicaments. Toutefois, avant d'en dire plus sur les recherches avancées en ce domaine, il convient de souligner que, jusqu'à présent, les traitements sont purement symptomatiques. Ils amendent les symptômes, ils corrigent les expressions morbides mais n'entravent en rien le déclin du parkinsonien : la destruction des neurones dopaminergiques nigro-striataux se poursuit inexorablement jusqu'à ce que les malades soient contraints de demeurer alités en permanence. Il existe actuellement trois modalités principales pour réduire la symptomatologie parkinsonienne. La plus usitée consiste à rehausser l'activité des neurones dopaminergiques épargnés. Une autre modalité thérapeutique vise à introduire des substituts de la dopamine défaillante dans le striatum. Ils maintiennent la pression inhibitrice qu'exerçait la dopamine sur les neurones cholinergiques. La troisième voie, la plus ancienne mais aujourd'hui la moins utilisée, vise à pallier l'effet de la stimulation excessive des récepteurs de l'acétylcholine dans le striatum.

Les remèdes classiques

Mise au point aux environs de 1967, la DOPA-thérapie, à la différence de nombre d'autres authentiques découvertes thérapeutiques, n'est pas le fruit du hasard mais d'une démarche rationnelle. Elle prend appui sur les progrès réalisés dans la connaissance du métabolisme de la dopamine. Lorsque la tyrosine, un acide aminé abondant dans les protides que nous fournit notre alimentation, accède au cerveau, elle est prise en charge par une enzyme, la tyrosine hydroxylase, qui la transforme en DOPA (abréviation de DihydrOxyPhénylAlanine). La tyrosine hydroxylase est une « enzyme limitante » : à tout instant, elle fonctionne au sommet de ses capacités. On peut bien introduire davantage de tyrosine dans l'organisme, la production de DOPA ne sera pas augmentée pour autant. Ensuite opère une autre enzyme, la DOPA-décarboxylase, qui transforme la DOPA en dopamine. Cette enzyme n'est pas limitante. Elle fonctionne dans les conditions physiologiques très en deçà de ses capacités maximales, tel un altérophile qui prend un bébé dans ses bras. Aussi, quand on met à la disposition de l'enzyme un surcroît de DOPA, elle la dévore à belles dents et la transforme en une quantité abondante de dopamine.

La maladie de Parkinson résulte, on l'a dit, d'une

insuffisance de production de dopamine par les neurones nigro-striataux, eu égard à leur raréfaction. Pour remédier à ce déficit, il ne servirait à rien d'augmenter l'apport de tyrosine. En revanche, on obtient de bons résultats si on fournit de la DOPA. Pourtant, il y a loin de la bouche, dans laquelle on introduit la gélule de DOPA, au striatum, où doit arriver son contenu. Tout au long de ce parcours, la DOPA est menacée d'être transformée en dopamine et d'arrêter son voyage. À l'origine, pour remédier à cette difficulté, on prescrivait de grandes quantités de DOPA, de même que dans une course difficile, plus on aligne de candidats au départ plus on accroît les chances d'en retrouver quelques-uns à l'arrivée. Des posologies de quelques grammes de DOPA étaient souvent requises. Pourtant, cette pratique n'était pas sans effets nocifs car la production périphérique massive de dopamine suscite des nausées, des vomissements, des troubles cardio-vasculaires... L'idée germa alors d'inhiber les activités enzymatiques qui à la périphérie transforment la DOPA en dopamine. Ce faisant, on faciliterait son chemin vers le cerveau. Des doses plus réduites suffiraient et les effets secondaires disparaîtraient.

Ce qui semblait une simple construction de l'esprit se réalisa en 1974 et 1975 lorsque furent mis sur le marché des médicaments associant à la DOPA du bensérazide (Modopar®) ou de la cardidopa (Sinemet®). Dans ces associations figuraient des substances capables de protéger la DOPA d'une décarboxylation au niveau du tube digestif, du foie, du sang, des cellules des parois des vaisseaux et capillaires cérébraux, ces substances étant incapables de passer du sang au cerveau. Tout se passe alors comme si, après avoir ouvert le chemin à la précieuse DOPA, ces gardes du corps s'effaçaient pour la laisser jouer son rôle en haut lieu et être transformée en dopamine dans le striatum. L'association de DOPA et d'inhibiteurs de sa transformation (décarboxylation) périphérique a ainsi permis de diminuer les doses et de réduire les effets secondaires nocifs. Sur le même principe, pour pallier les nausées pouvant encore persister, on administre des substances qui bloquent les récepteurs de la dopamine seulement à la périphérie du cerveau puisque la stimulation de certains d'entre eux par la dopamine suscite nausées et vomissements. Le dompéridone (Motilium®), l'alizapride (Plitican®), la métopimazine (Vogalène®) répondent à ce cahier des charges. Ils ne doivent, aux doses utilisées, surtout pas bloquer les récepteurs striataux de la dopamine. Ils aggraveraient les troubles parkinsoniens et rendraient la L-DOPA inopérante. On parvient ainsi au sein du cerveau, grâce à la DOPA, à stimuler la production de dopamine et à la périphérie, avec ces antagonistes, à rendre les récepteurs de la dopamine insensibles.

Cette démarche représente un progrès thérapeutique manifeste pour les parkinsoniens. Pendant plusieurs années, la difficulté de mouvement, la rigidité sont bien corrigées, et l'autonomie bien conservée. Toutefois, les effets sur le tremblement sont moins nets, et parfois même imperceptibles. De plus, ce traitement n'est pas exempt d'effets indésirables. Leur fréquence et leur intensité vont croissant au cours du temps. Après dix ans d'utilisation, ils sont présents chez près de 80 % des utilisateurs. Il peut s'agir de pertes d'efficacité, de fluctuations de performances, mais aussi de troubles psychiatriques, comme des accès de délire ou des hallucinations. La DOPA-thérapie a révolutionné le traitement de la maladie de Parkinson. Comme toute révolution, elle résout certains problèmes, elle en évacue d'autres et en crée de nouveaux. Tout comme la société idéale, la thérapeutique idéale de la maladie de Parkinson reste à découvrir.

Si cette thérapeutique perd de son efficacité au fil des ans, c'est avant tout parce que le nombre de neurones dopaminergiques chute inexorablement. Quand il n'y en a plus assez, il faut faire sans. C'est à ce moment que les substituts de la dopamine ont leur intérêt : ils ont pour fonction de stimuler directement les récepteurs de la dopamine, en lieu et place de celle-ci. Parmi plusieurs centaines de substances potentiellement actives à cet égard, trois se sont imposées sur la scène thérapeutique : la bromocriptine (Parlodel®), le lisuride (Dopergine®), le piribédil (Trivastal®). On tend actuellement à les associer à la DOPA pour en accroître les effets et réduire les fluctuations de performance que cette thérapie laisse subsister. Une place à part doit être ménagée à une molécule déjà ancienne, mais d'introduction récente en clinique humaine, la sélégiline (Déprényl®). Elle agit en inhibant l'enzyme principale d'inactivation de la dopamine, la mono amine oxydase de type B, qui opère au sein même des neurones dopaminergiques pour limiter leur réplétion en dopamine et jouer ainsi le rôle de trop-plein. Associée à la DOPA, la sélégiline évite que cette dernière ne soit détruite avant qu'elle ne remplisse son rôle. Elle pourrait aussi prévenir la synthèse endogène d'une substance toxique pour les neurones dopaminergiques, qui serait à l'origine de leur destruction. Dans cette hypothèse, la sélégiline constituerait une thérapeutique symptomatique, mais aussi un médicament s'attaquant à la cause de la maladie. Elle pourrait en effet ralentir l'évolution, l'aggravation de l'affection, différer le déclin. Cet espoir n'est pas encore très documenté, mais il suscite en clinique l'attention et l'intérêt que l'on imagine.

Quelques mots encore sur un médicament au mécanisme d'action qui demeure incertain, l'amantadine (Mantadix®). C'est en cherchant à mettre en évidence les effets de cette substance contre le virus de la grippe qu'a été découverte son activité antiparkinsonienne. Il a été constaté que si la grippe, au mieux, marquait discrètement le pas, la maladie de Parkinson était, elle, améliorée de manière spectaculaire. Néanmoins, l'engouement pour ce médicament retomba car on remarqua vite le caractère éphémère de son efficacité. Depuis lors, il n'est qu'assez rarement prescrit, et en général associé à la DOPA.

Dernière modalité d'intervention pharmacologique dans la maladie de Parkinson : le recours aux antagonistes de l'acétylcholine. La libération de dopamine a pour effet de refréner l'ardeur spontanée des neurones producteurs d'acétylcholine. Dès lors, la disparition des neurones dopaminergiques ou le blocage des récepteurs de la dopamine par les neuroleptiques utilisés pour le traitement des psychoses ont pour effet d'augmenter démesurément la synthèse et la libération striatale d'acétylcholine, ce qui engendre les manifestations caractéristiques du syndrome parkinsonien. Dans ces conditions, pourquoi ne pas bloquer les récepteurs de l'acétylcholine dans le striatum ? C'est déjà la solution que prônait Charcot à la fin du siècle dernier. La salivation excessive du parkinsonien et sa peau luisante suggéraient une activité excessive du système parasympathique, dont le médiateur est l'acétylcholine. Des préparations de belladone, qui contiennent de l'atropine, un alcaloïde bloquant certains récepteurs de l'acétylcholine, engendraient une amélioration manifeste des tremblements. Ce fut d'abord l'ère de la « cure bulgare » et des racines de belladone macérées dans du vin blanc, puis vint la teinture des feuilles de la plante. Quand on sut extraire de ces « soupes » les substances actives qu'elles contenaient, vint alors l'heure de l'atropine, qu'on administrait à doses considérables, à peine inférieures aux doses toxiques. L'efficacité antiparkinsonienne de cette substance avait communément pour prix une bouche sèche par tarissement de la sécrétion salivaire, une vision floue par trouble de l'accommodation, une aversion pour la lumière en raison d'une absence de rétrécissement du diamètre de la pupille. Belladone, faut-il le rappeler, vient de bella dona, jolie femme, par référence aux belles Vénitiennes qui avivaient l'éclat de leur regard en instillant dans leurs yeux des collyres préparés à partir de cette plante, ce qui dilatait leurs pupilles. S'il y en a qui aiment voir sans être vus, elles au contraire aimaient être vues sans voir...

Après l'heure de l'extraction des substances naturelles vint celle de leur synthèse, puis celle de substances apparentées chimiquement mais que la nature n'avait jamais imaginées. Que reste-t-il de ces diverses avancées ? Beaucoup de souvenirs, et seulement quelques molécules. Ces anciens combattants de la maladie de Parkinson, au nombre d'une demi-douzaine, s'appellent trihexyphénidyle (Artane®, Parkinane®), étylbenzatropine (Ponalid®), tropatépine (Lepticur®), procyclidine (Kémadrine®), bipéridène (Akineton®), orphénadrine (Disipal®). Ils étaient autrefois plus nombreux. Cette désaffection a plusieurs explications. Tous ces médicaments agissent mieux que la DOPA sur le tremblement de repos. Néanmoins, ils sont beaucoup moins actifs sur la rigidité et l'akinésie qui compromettent l'autonomie du patient. C'est la fréquence et la sévérité des effets secondaires des anticholinergiques qui rendent désormais avare de leur prescription, spécialement chez les sujets âgés. Or c'est la période d'élection de la maladie de Parkinson. Citons pêle-mêle parmi les troubles de nature psychiatrique : des états d'excitation, de confusion mentale, des troubles de la mémoire, des hallucinations, autant de composantes du « délire atropinique ». Évoquons aussi parmi les manifestations périphériques, les troubles de la vision, la sécheresse buccale troublant la déglutition voire l'élocution, des troubles digestifs à type de constipation pouvant même confiner à un état occlusif, des difficultés de vidange de la vessie, spécialement marquée chez les vieux messieurs à la prostate hypertrophiée, qui peuvent alors se retrouver en rétention d'urine, implorant qu'on les sonde pour les soulager.

Nouvelles méthodes, nouveaux médicaments

Pour capturer de nouveaux agonistes dopaminergiques, le pharmacologue feuillette le registre des molécules originales synthétisées par le chimiste. Il porte une attention privilégiée à celles dans lesquelles se trouve incluse ou esquissée la formule de la dopamine. Cependant, cette investigation a ses limites. Elle méconnaît le gibier qui piète ou qui gîte. Cela fait naître la tentation de soumettre aux essais des molécules différant assez notablement de celles dont on a l'intuition qu'elles devraient être actives. S'il est en effet des clés qui s'adaptent aux serrures qu'on veut ouvrir, ce n'est qu'à l'usage que l'on pourra vérifier leurs effets. Certaines clés attrayantes s'avéreront inopérantes alors qu'un malfrat avec un clou tordu aura raison de cette serrure.

La méthode de radioliaison (ou de *binding,* terme anglais signifiant « liaison »), qui se prête désormais à l'automation, permet de tester de très nombreuses molécules

en un temps raisonnable. Cette approche, prodigieuse-
ment féconde, est au pharmacologue ce qu'est la truelle
au maçon ou le multimesureur à l'électricien. Tout
commence, dans le cas le plus fréquent, par la décapi-
tation d'un ou plusieurs rats. On prélève alors de leur
cerveau une structure comportant en abondance le type
de récepteurs auquel on cherche des ligands. Dans le cas
présent, il s'agit du striatum. Cette structure est homo-
généisée, c'est-à-dire divisée finement, avec un appareil
très voisin du « mixer ». Par une centrifugation brève et
à basse vitesse de rotation, on obtient un culot qui rassemble les gros morceaux ayant échappé à l'homogénéisation et des organites cellulaires de gros volume, comme
les noyaux cellulaires. Ce qui surnage après plusieurs
centrifugations consécutives est soumis *in fine* à une centrifugation durable, à très grande vitesse qui rassemble
en un culot une fraction de l'homogénat enrichie en
éléments membranaires : c'est la « fraction membranaire
brute ». Ces fragments de membrane portent les récepteurs pour lesquels on veut sélectionner des ligands. On
peut les comparer à des plateaux creusés de cupules des-
tinées à recevoir des billes tel un jeu de taquet. Si l'on
fait tomber simultanément sur ce jeu une quantité fixe
de billes rouges et à chaque expérience nouvelle une quantité variable de masselottes d'une autre couleur, blanches
par exemple, mêlées préalablement aux billes rouges, à
chaque fois ces éléments s'écoulent ou, pour certains
d'entre eux, se bloquent dans les cupules, où on peut
alors les dénombrer. Plus on mélange de masselottes
blanches aux billes rouges d'une part, plus la forme et
la taille de ces masselottes ressemblent à celle des billes
d'autre part, et plus ces masselottes sont nombreuses à
être retenues par les cupules. Plus rares sont alors les
billes rouges retenues. Il y a eu compétition entre les

masselottes blanches et les billes rouges pour l'occupation des cupules. La population la plus nombreuse et dont la forme est la mieux adaptée à la forme des cupules a évidemment vocation à occuper le plus grand nombre de cupules. La méthode de radioliaison est fondée sur le principe que l'on vient d'illustrer. Les billes rouges sont remplacées par un ligand de référence des récepteurs étudiés. Ce dernier est rendu radioactif par substitution de tritium (^{3}H, isotope lourd et instable de l'hydrogène dont la désintégration fait apparaître un rayonnement bêta) à certains atomes d'hydrogène ou par substitution de carbone 14 (^{14}C) aux atomes de carbone 11 (^{11}C), ou encore par greffe d'un atome d'iode radioactif. Les rayonnements bêta émis par ces deux premiers isotopes, ou gamma émis par ce dernier peuvent être détectés avec une grande sensibilité par des compteurs appropriés. Les masselottes blanches correspondent à la substance étudiée. Si leur forme s'apparente à celle des billes, elles s'insèrent dans la cupule ; de la même façon, si la substance étudiée présente une conformation adaptée à celle des récepteurs et est hérissée de radicaux chimiques lui permettant de contracter des liaisons nombreuses et fortes avec le récepteur, elles s'y fixent volontiers, en lieu et place du ligand radioactif. Dès lors, faute d'être fixé aux fragments de membranes, ce dernier demeure libre, en solution dans le milieu qui les baigne.

Après un certain temps d'incubation des membranes (et des récepteurs qu'elles portent) du ligand radioactif en quantité fixe et de diverses concentrations de la substance étudiée, vient le moment de séparer le baigneur (les fragments de membrane) de l'eau du bain. Pour ce faire, on recourt à une filtration ou à une centrifugation. La mesure de la radioactivité retenue sur la fraction de membrane renseigne sur l'aptitude de la substance étudiée à occuper les récepteurs préférés de la substance radioactive, et ainsi sur sa capacité à contrarier la liaison de cette dernière. Si la radioactivité retenue sur le filtre ou concentrée dans le culot de centrifugation est élevée, c'est que la substance étudiée ne s'est pas fixée aux récepteurs : ce n'est donc pas un ligand. Au contraire, si la radioactivité est faible, voire nulle, alors que la substance étudiée n'était présente qu'à une faible concentration dans le milieu d'incubation, son affinité est importante pour les récepteurs considérés. Cela incite à poursuivre l'étude de cette substance.

Cette méthode se prête à l'investigation de plusieurs dizaines de molécules par jour pour un même type de récepteurs et à partir d'un même matériel biologique. Néanmoins, elle a ses limites. Elle permet de déclarer que telle substance manifeste une forte affinité pour un type de récepteur, mais elle n'indique pas si cette substance stimule effectivement le récepteur ou bien empêche qu'il soit stimulé. En d'autres termes, on sait qu'on a affaire à un ligand, mais on ignore si c'est un agoniste ou un antagoniste. La réponse à cette question dépend souvent de la mise en œuvre de modèles plus intégrés, comme des organes isolés ou des réponses neurochimiques, fonctionnelles ou comportementales.

Une fois qu'on a sélectionné par radioliaison *in vitro* une molécule manifestant une haute affinité pour les récepteurs de la dopamine, on pourrait s'appliquer à l'obtenir (pour un prix généralement élevé) sous la forme d'un composé radioactif. Si on l'injecte alors par voie intraveineuse (dans une veine de la queue de la souris ou du rat par exemple), on peut déterminer sa répartition dans diverses structures cérébrales. Elle est d'autant plus abondante dans une structure que celle-ci comporte de nombreux récepteurs capables de la fixer durablement.

Tout comme sur un rocher plat, la vague s'étale et se retire sans rien laisser derrière elle, tandis que sur un rocher plat creusé de multiples excavations, elle laisse chaque anfractuosité remplie d'eau. La rétention du ligand radiomarqué peut être appréciée en prélevant diverses structures et en mesurant la radioactivité de chacune d'elles. Elle peut encore être évaluée par autoradiographie. Pour ce faire, le cerveau est découpé en tranches fines, chacune d'elles est appliquée au contact d'un film photographique. À chaque fois que le radioélément servant à marquer la molécule se désintègre, il émet une radiation bêta ou gamma qui, heurtant le film photographique, réduit le sel d'argent en argent métallique qui lors du développement du film donne naissance à un grain noir. Les structures cérébrales riches en un type de récepteur qui a concentré le ligand radiomarqué sont identifiées sur le film par une grande densité de grains noirs.

La radioliaison peut être désormais pratiquée chez l'homme grâce à la caméra à positons *(PET scan*, pour *positon emission tomography scanning)*. Cette méthode fait appel à des radioéléments qui se désintègrent, en général rapidement, et engendrent des électrons très particuliers, d'un point de vue électrique, puisqu'ils sont chargés positivement. Au cours de leur trajectoire, ces positons entrent en collision avec des électrons communs, chargés négativement. Ces deux particules s'annihilent et font naître deux rayons gamma de directions opposées. Ceux-ci traversent la matière vivante et peuvent être détectés à l'extérieur du corps par un dispositif informatisé, la « caméra à positons », qui précise le lieu, dans les trois dimensions de l'espace, de leur naissance. Ainsi est précisée la répartition du ligand dans le cerveau et partant, celles des récepteurs qui le fixent.

Pour ces expériences de radioliaison *in vivo*, tant chez

l'animal que chez l'homme, quand il n'est pas possible d'obtenir la substance étudiée sous forme radioactive ou sous forme émettrice de positons, on peut se contenter d'étudier la compétition de la substance « froide » avec un ligand « chaud » (radioactif ou émetteur de positons). Dans ces conditions, à l'inverse de ce qu'on a vu précédemment, la substance étudiée démontrera sa grande affinité pour des récepteurs définis, en réduisant la fixation du ligand de référence radiomarqué. Ces diverses modalités expérimentales précisent l'affinité des substances *in vitro* ou *in vivo* pour divers récepteurs ou sites de liaison. Mais elles ne répondent pas à la question de savoir si la molécule est un agoniste ou un antagoniste des récepteurs considérés. S'agissant des récepteurs de la dopamine, si la molécule les stimule, elle constitue un antiparkinsonien potentiel ; si elle les bloque, elle est rigoureusement contre-indiquée chez le parkinsonien, mais peut constituer un antipsychotique. Ce sont les épreuves fonctionnelles, en particulier comportementales, qui répondent à cette question essentielle.

L'une consiste à mettre en évidence un effet hypothermisant chez la souris. On prend la température rectale de l'animal (elle est comprise entre 37 et 38° C), on lui administre la substance par gavage, injection sous la peau ou dans la cavité abdominale, et on mesure à nouveau la température, à plusieurs reprises, durant les deux à trois heures qui suivent. Tout agoniste des récepteurs dopaminergique D2 fait chuter la température de l'animal de plusieurs degrés (3 à 6° C). Cependant, tous les agents qui abaissent la température corporelle de l'animal ne sont pas, tant s'en faut, des agonistes D2. Pour affirmer la spécificité dopaminergique de cet effet, il convient de montrer qu'il est prévenu par un antagoniste des récepteurs D2. En d'autres termes, si l'hypothermie induite par la substance ne survit pas au blocage des récepteurs D2 de la dopamine, opéré par un antagoniste dopaminergique, tel le halopéridol, c'est qu'elle procède effectivement d'une stimulation des récepteurs D2. Il y a une dizaine d'années, nous avons précisé, avec O. Colboc, la localisation des récepteurs D2 impliqués dans l'effet hypothermisant des agonistes dopaminergiques (noyau préoptique médian de l'hypothalamus).

Plus récemment nous avons montré qu'à l'opposé des récepteurs D2, la stimulation des récepteurs D1 de la dopamine suscitait une hyperthermie. Cet effet est d'autant plus net qu'on a préalablement fait chuter la température des souris par l'administration de réserpine. Pour sélectionner des stimulants des récepteurs D1 de la dopamine, qui ne sont sûrement pas dépourvus d'intérêt dans le traitement de la maladie de Parkinson, même si leur rôle est moins net ou documenté que celui des récepteurs D2, on propose donc l'épreuve suivante. Des souris ayant reçu vingt-quatre heures auparavant de la réserpine entrent en état d'hypothermie majeure : leur température corporelle confine à celle de la pièce où elles séjournent. Une substance qu'on leur administre alors, et qui en une à deux heures fait croître leur température de quelque dix degrés, pourrait être un agoniste D1. Cette présomption accède au rang de certitude si cette remontée de la température est prévenue par un bloquant (antagoniste) sélectif des récepteurs dopaminergiques D1 (tel le SCH 23390). Voilà comment, avec quelques souris, une seringue, un thermomètre de fin calibre (souris) et deux ou trois molécules au profil pharmacologique bien défini (réserpine, halopéridol et SCH 23390) on peut, très simplement, appréhender la propriété agoniste dopaminergique d'une substance et préciser en prime le type de récepteur dopaminergique (D1 ou D2) impliqué à cet égard. Pourquoi faire compliqué quand il existe des modèles simples ? On notera qu'on a vérifié ce faisant que la substance administrée par voie orale atteint bien, elle ou ses produits de transformation actifs, les cibles de leur activité (noyau préoptique médian de l'hypothalamus pour les récepteurs D2). On bénéficie de surcroît d'informations sur la dose efficace et sur la durée d'efficacité... On le voit, les modèles intégrés sont irremplaçables.

Une autre épreuve a bénéficié de toute notre attention. C'est à l'instigation du professeur J.-C. Schwartz que nous l'avons développée et exploitée au laboratoire. Il s'agit du comportement de verticalisation de la souris. Sous l'influence d'une stimulation simultanée des récepteurs dopaminergiques D1 et D2, localisés dans le striatum, la souris introduite dans une enceinte aux parois latérales grillagées se maintient, agrippée à celles-ci, par ses quatre pattes, en position verticale, aussi longtemps que dure la stimulation de ces récepteurs. Avec P. Simon, nous avons mis à profit les ressources des caméras vidéo et de l'analyse informatisée d'images pour une mesure objective du nombre d'épisodes de verticalisation et de la durée de chacun d'eux. Cette épreuve a été adoptée à travers la planète par la plupart des laboratoires préoccupés de la sélection de ligands dopaminergiques. Elle signale d'emblée les agonistes mixtes D1/D2. Sur le fond d'un prétraitement des souris par un agoniste D1, elle permet de déceler les agonistes D2. À l'opposé, sur le fond d'un prétraitement des souris par un agoniste D2, elle décèle les agonistes D1. Cette épreuve permet encore, par la recherche des agents s'opposant à la verticalisation induite par l'apomorphine (agoniste mixte D1/D2) de sélectionner des antagonistes soit des récepteurs D1, soit des récepteurs D2 (neuroleptiques), soit des récepteurs D1 et D2 (neuroleptiques également). Par sa simplicité, son automatisation et sa bonne sélectivité, cette épreuve répond de façon optimale aux exigences d'une sélection primaire *(screening)* et d'agonistes dopaminergiques antiparkinsoniens et d'antagonistes dopaminergiques antipsychotiques.

La notion d'agoniste dopaminergique est indissociable, au plan comportemental, de celle de stéréotypie. Il s'agit de l'expression répétitive de fonctions ou de mouvements, qui appartiennent au registre des mouvements normaux de l'animal, mais qui tirent leur anomalie de leur caractère répétitif et de leur absence de finalité. Il s'agit de reniflements compulsifs, de mâchonnements (la bouche étant vide), de morsures, de lèchements qui accaparent toute l'attention du rat ou de la souris. Ces stéréotypies sont induites par les agonistes des récepteurs dopaminergiques D2 sur le fond de la stimulation des récepteurs D1 assurée par la dopamine endogène libérée par l'activité de base des transmissions dopaminergiques. Elles sont induites encore par les agonistes dopaminergiques indirects, les amphétamines, qui agissent en promouvant une libération intense de dopamine à partir des neurones dopaminergiques. Comment le pharmacologue procède-t-il lorsqu'il constate qu'une substance suscite des stéréotypies ? Comment déterminer s'il s'agit d'un agoniste direct des récepteurs D2 ou D2/D1, c'est-à-dire d'un antiparkinsonien potentiel, ou s'il s'agit d'un agoniste dopaminergique indirect, de type amphétaminique, avec toutes les connotations péjoratives associées à cette éventualité (psychotogène, toxicomanogène, dépressogène, anorexigène, toxique cardio-vasculaire) ? L'ingénieux modèle imaginé par U. Ungerstedt (Suède) permet de répondre à cette question. Un rat subit une lésion/destruction sélective, unilatérale, de la voie dopaminergique nigro-striatale. Dans le striatum, par exemple le striatum gauche, désormais dépourvu de ses terminaisons dopaminergiques, les neurones, privés de la stimulation dopaminergique dont ils faisaient toniquement l'objet tendent à s'adapter à ce nouvel état. Ils accroissent le nombre des récepteurs de la dopamine présents à la surface de leur membrane, augmentant ainsi leur chance de capter le message convoyé par une dopamine raréfiée, à l'image de l'auditoire qui prête l'oreille et redouble d'attention lorsque faiblit la voix du conférencier. Cette augmentation des récepteurs de la dopamine sur les neurones en regard des terminaisons dopaminergiques raréfiées, voire disparues, correspond à l'une des modalités de « l'hypersensibilité de désuétude ou de dénervation ». Elle est un des éléments qui diffère l'entrée dans la phase clinique (perceptible) de la maladie de Parkinson, alors que de nombreux neurones dopaminergiques nigro-striataux ont déjà disparu. Si l'on administre au rat lésé un stimulant direct de ces récepteurs, la stimulation concerne davantage de récepteurs du côté qui a subi la dénervation dopaminergique (à gauche) que de l'autre. Cela se traduit par des rotations de l'animal dans le sens opposé au côté le plus intensément stimulé. Donc le rat tourne de la gauche vers la droite. À l'opposé, si l'on administre à ce même rat un agoniste dopaminergique indirect, cet agent amphétaminique mobilise la dopamine neuronale nouvellement synthétisée pour la déverser sur les récepteurs post-synaptiques. Cela ne peut évidemment se produire qu'au niveau du striatum intact (droit dans notre exemple) et non pas dans le striatum siège de la dénervation dopaminergique (le gauche). Cette stimulation dopaminergique asymétrique a pour effet de faire tourner les animaux dans le sens opposé au striatum où la stimulation est la plus intense (le droit). Ainsi, les rats tournent de la droite vers la gauche. Ceux dont la voie nigro-striatale a été lésée de façon unilatérale ont une espérance de vie semblable à celle de leurs congénères, et rien ne les en distingue spontanément. Ils constituent un « réactif animal » utilisable à tout moment pour élucider si un agent inducteur de stéréotypies est un agoniste direct des récepteurs de la dopamine (rotations dans le sens opposé au côté lésé) ou un agoniste indirect (rotations dirigées vers le même côté que la voie nigro-striatale lésée).

Empêcher la dégénérescence

Nous avons relaté diverses conquêtes significatives de la pharmacologie au service du parkinsonien. Elles améliorent sans conteste son confort, elles prolongent son autonomie. Mais on ne sait encore ni prévenir l'affection, ni ralentir son évolution, qui paraît encore inexorable. Cependant, les données acquises et les recherches présentes laissent espérer que l'on pourra (bientôt ?) prévenir ou stabiliser l'affection. C'est déjà en partie de ce dessein que s'inspire l'utilisation d'un inhibiteur de la mono amine oxydase de type B (IMAO-B), le déprényl. On a montré que les singes étaient protégés de la neurotoxicité de la NMPTP si l'on inhibait la MAO-B, ce qui trouble la transformation du MPTP en MPP + . Une extrapolation, peut-être abusive, tend à désigner la MAO-B comme l'enzyme qu'il faudrait et suffirait d'inhiber pour prévenir la synthèse endogène de certaines substances, toxiques pour les neurones dopaminergiques. Avec le recours à un IMAO-B, on ferait d'une pierre deux coups. C'est en effet cette MAO-B qui intervient dans l'inactivation de la dopamine. Son inhibition fait en quelque sorte la courte échelle à la transmission dopaminergique.

Une première stratégie consisterait à inhiber l'enzyme ou les enzymes impliquée(s) de façon déterminante dans la genèse *de novo* ou la transformation de substances présentes dans notre environnement, d'une toxine sélective de certains neurones dopaminergiques. Cette/ces neurotoxine(s) pour autant qu'elle(s) soit/soient formée(s) à l'extérieur des neurones dopaminergiques, pénètre(nt) en leur sein, très vraisemblablement en empruntant le transporteur de la dopamine. Ce transport serait à l'origine de la sélectivité de la toxine pour les neurones dopaminergiques. L'administration au long cours d'un inhibiteur de capture sélectif de la dopamine empêche la capture de la neurotoxine par les neurones dopaminergiques. De plus, ces inhibiteurs de capture troublant la recapture de la dopamine par les terminaisons neuronales qui l'ont libérée, lui assurent un séjour plus long dans la fente synaptique et partant accroissent, avec sa concentration synaptique, la probabilité de stimulation de ses récepteurs post-synaptiques. Ils épaulent ainsi la transmission dopaminergique. Ajoutons enfin qu'ils sont déjà appréciés dans certains états dépressifs alors que les parkinsoniens sont souvent déprimés.

On peut aussi voir dans l'affinité de la toxine pour le pigment qui colore la substance noire, la neuromélanine, une raison supplémentaire de sa toxicité sélective pour les neurones nigro-striataux. L'effet toxique se concentrerait ainsi dans la région essentielle du neurone, son corps cellulaire. S'opposer à l'accumulation de neuromélanine ou rendre celle-ci incapable de fixer une substance neurotoxique comme le MPP + constitue une voie attrayante.

Diverses substances neurotoxiques engendrent des

radicaux libres, c'est-à-dire des éléments instables et très agressifs caractérisés par la présence d'un électron non apparié sur leur orbitale externe. Il en est ainsi de l'anion superoxyde, formé à partir de l'oxygène par apport d'une charge négative supplémentaire. Ces radicaux libres, au-delà de ce que peuvent neutraliser certains systèmes de défense naturels (superoxyde dismutase, catalase, peroxydases) réagissent avec divers constituants de la matière vivante, créant des perturbations létales (peroxydation des lipides membranaires avec baisse de la fluidité membranaire). Pour prévenir l'action de ces radicaux libres, on pourrait faire appel à des « capteurs ou trappeurs de radicaux libres ». La vitamine E possède une telle propriété. Avec C. Ramassamy, nous avons montré que la fraction flavonoïde d'un extrait de Gingko biloba (un arbre originellement asiatique), qui est un puissant piégeur de radicaux libres, protégeait les souris des effets toxiques du NMPTP pour les neurones dopaminergiques nigro-striataux.

La conjonction de ces moyens, pour autant que l'hypothèse neurotoxique qui les sous-tend soit valide, pourrait arrêter le processus dégénératif lorsque apparaissent les premières manifestations de la maladie de Parkinson. À ce moment, près de 80 % des neurones dopaminergiques nigro-striataux sont déjà détruits ; aussi, la tentation est grande de pouvoir intervenir longtemps auparavant, alors même que, par exemple, moins de 50 % de ces neurones ont disparu. Encore faudrait-il pouvoir déceler la partie immergée de l'iceberg parkinson en cours de constitution. C'est ici que la caméra à positons pourrait se révéler particulièrement utile. On connaît déjà — et avec J.-J. Bonnet, on s'applique à sélectionner — des substances inhibitrices de la capture de dopamine. Elles ont la capacité de se lier, avec une forte affinité aux transporteurs de la dopamine associés en particulier aux terminaisons des neurones dopaminergiques dans le striatum. Ces inhibiteurs de capture rendus émetteurs de positons, injectés par voie intraveineuse, se distribuent dans le cerveau au prorata de la densité des terminaisons dopaminergiques de chaque structure. Dans le striatum du parkinsonien, déserté par les terminaisons dopaminergiques, ces substances passent sans être retenues. Une diminution de fixation de l'émetteur de positons de 50 % dans le striatum révélerait le processus dégénératif et permettrait de l'enrayer à temps. Néanmoins, la caméra à positons est un outil de recherche inadapté au dépistage de groupe et plus encore de masse. Un tri préalable, reposant par exemple sur la constatation d'une sensibilité accrue à un agent pharmacologique perturbant les transmissions dopaminergiques, pourrait désigner à l'examen par la caméra à positons les seuls patients suspects d'être engagés sur la voie de la destruction des neurones nigrostriataux.

On ne peut conclure ces éléments prospectifs sans faire mention des greffes, dans le striatum des parkinsoniens, de cellules médulo-surrénaliennes ou de neurones embryonnaires obtenus à partir de substances noires fœtales. Si les nombreux essais déjà pratiqués, dans des conditions éthiques discutables, sont décevants, ils ouvrent néanmoins d'importantes perspectives tant pour la maladie de Parkinson que pour diverses affections neurodégénératives.

L'énoncé de ces quelques éléments prospectifs, sans prétention à l'exhaustivité, laisse attendre d'autres avancées importantes, et espérons-le déterminantes, pour prévenir, stabiliser et pourquoi pas, vaincre la maladie de Parkinson.

Chapitre 5

Malgré Érasme,
éloge des neuroleptiques

Après une adolescence heureuse, Laure abordait l'année du baccalauréat. Les vacances à Sainte-Maxime avaient révélé aux siens quelques traits méconnus de son caractère qui, à l'évidence, amorçait un virage. Devenue taciturne, renfermée, pensive, on l'avait crue amoureuse ; mais, malgré son attention redoublée et ses indiscrétions, sa mère n'avait pu découvrir l'être aimé. Le père, constatant que sa fille virait à la bizarrerie, pensait sans plaisir que pour attirer l'attention des garçons, elle était désormais prête à faire n'importe quoi. N'avait-elle pas teint en noir une grosse mèche de sa superbe chevelure blonde ? Ne s'était-elle pas entièrement épilé les sourcils et fardé d'un blanc cru ? N'avait-elle pas coupé grossièrement le bas de la jambe d'un de ses pantalons, jusqu'à mi-mollet ? Avec sa bienveillance habituelle, Papy avait déclaré de son ton sentencieux : « Il faut que jeunesse se passe. » Mais de retour à Paris, ces incohérences, loin de passer, se multiplièrent. À la surprise fit place l'agacement, puis l'inquiétude. Laure s'enferma, et dans sa chambre, et dans l'oisiveté et le mutisme. Elle passait des heures à son bureau, dont elle avait éliminé subitement les bibelots familiers auxquels elle vouait, il y a quelque temps encore, une attention pleine d'infantilisme. Passage heurté à l'âge adulte ? Rupture avec le passé ? Mais pour un présent vide, buté, absent, inerte, silencieux. Après une crise de larmes, sans raison, un soir, on avait hasardé l'hypothèse d'une dépression. Mais le père avait aussi surpris des rires « bêtes ». On admit que pleurs et rires s'annulaient et on patienta. Pourtant, l'atmosphère feutrée et chaleureuse de ce foyer heureux s'effaça aussi vite que le bronzage des vacances. Les « crises de nerfs » de Laure se répétaient ; ses refus, son enfermement, son opposition systématique, ses rires de plus en plus incongrus mettaient les nerfs maternels à très rude épreuve. Laure ne se coiffait plus, refusait de sortir, mangeait salement, dans n'importe quel ordre, n'importe quand et n'importe quoi, comme des œufs crus arrosés de vinaigre. Elle ne quittait plus sa chambre. Elle demeurait invariablement vêtue d'un ample pull à col roulé noir et d'une longue jupe de la même couleur. L'expression de son visage n'avait souvent aucune relation avec les circonstances ou la nature de ses propos. Ceux-ci, d'ailleurs, devenaient de plus en plus pauvres et incohérents. Puis apparurent des gestes étranges : elle rabattait à intervalles réguliers ses cheveux sur son front ; elle semblait vouloir attraper des flocons ou des plumes volantes. On avait d'abord voulu cacher cette étrangeté ; désormais, il fallait s'en ouvrir au docteur Martin, un ami de la famille, qui avait suivi Laure dans toutes ses maladies infantiles. Après s'être longtemps entretenu avec les parents de Laure, le médecin essaya, sans succès, d'établir le contact avec « la petite demoiselle ». Le docteur Martin trancha, comme on le redoutait, qu'il fallait consulter un psychiatre. Son ami Ledoux ferait l'affaire. C'est ainsi que trois jours plus tard, le diagnostic de schizophrénie, que le docteur Martin n'avait osé exprimer, était évoqué. Les parents furent partagés entre le soulagement – connaissant le mal, la faculté saurait sans doute le traiter – et l'inquiétude que suscitait ce mot.

De la schizophrénie en particulier et des psychoses en général

C'est Eugène Bleuler, de Zurich, qui forgea le terme de schizophrénie, en 1911, pour marquer la différence avec le terme de « démence précoce ». En effet, tous les sujets atteints de ce trouble n'évoluent pas vers un état aussi extrême. Bleuler souligna l'éclatement des fonctions psychologiques et affectives qui se produit alors. La personnalité perd son unité ; le contact avec la réalité, avec autrui, avec l'environnement, avec le passé est rompu ; l'individu s'enferme dans un monde intérieur. Cette affection est fréquente puisqu'elle toucherait, avec des intensités diverses, près de 1 % de la population. Elle a un caractère partiellement héréditaire : chez de vrais jumeaux, si l'un est schizophrène, l'autre n'a environ qu'une chance (au sens statistique) sur deux, de l'être. Il n'existe pas (encore ?) de moyens physiques ou chimiques permettant de porter ce diagnostic avec certitude. Pour ce faire, on doit donc recourir à des critères cliniques et ceux-ci doivent être d'autant plus précis que le diagnostic est grave, imposant donc une extrême rigueur.

Les psychoses sont des pathologies mentales majeures. Le plus souvent, les patients n'ont pas conscience d'être victimes de ces dérèglements. Dans tous les cas, un délire perturbe plus ou moins profondément le comportement. Délirer, c'est étymologiquement sortir du sillon, c'est avoir un comportement inadapté à la situation, c'est être coupé de l'environnement. L'activité psychique perd ses repères et évolue pour son propre compte. Les idées erronées se multiplient et emportent la conviction complète du sujet. Il ne voit et n'entend plus que le film intérieur qu'il se projette, dont il est le metteur en scène inconscient et l'acteur soumis. Il le vit intensément, exclusivement, il y adhère sans réserve. Ces représentations sont peuplées d'hallucinations visuelles (perception erronée de son propre corps ou de celui d'autrui) ou auditives (des voix se font entendre qui appellent, réprimandent, ordonnent). Le patient a parfois l'impression d'être mû par des forces supérieures, des esprits, des génies, par une machine ou par des ondes émises à distance, qui dirigent et devinent sa pensée. La richesse parfois, l'incohérence toujours, de cette vie intérieure appauvrissent et perturbent profondément les relations avec autrui. Peut-on imaginer un échange sérieux, riche et cohérent avec un interlocuteur accaparé par une vie intérieure qui s'apparente à un thriller télévisé ?

Dans ce schéma général de perturbations, en s'appuyant sur certaines expressions cliniques particulières, Crow (1980) distingue dans la schizophrénie deux syndromes. Dans le premier dominent les signes dits « positifs » : le délire, les hallucinations, les troubles de la pensée. Cette forme réagit bien aux neuroleptiques. Son évolution comporte des accès aigus et des phases de réversibilité. L'affaiblissement intellectuel est moins net que dans le second syndrome, dominé par les symptômes négatifs : c'est la forme dite déficitaire. La parole est rare, l'affectivité pauvre ; il y a absence de volonté, de projet, d'organisation ; on note une apathie, une indifférence, une perte d'initiative motrice ; l'évolution est régulière, sans réversibilité, vers un état d'apparente déchéance démentielle. Dans cette forme, certaines études ont mis en évidence une réduction de la masse cérébrale. Le recours à des neuroleptiques dits « incisifs », « désinhibiteurs », tend à briser la coquille qui coupe le schizophrène du monde.

Les psychoses ne se limitent pas à la schizophrénie. Le terme psychose désigne et rassemble ce que le langage commun appelle « folie ». Laissons aux psychiatres le soin d'en faire le tour et à Érasme celui d'en faire l'éloge. Contentons-nous d'en relater quelques traits au travers de quelques éclairages sémantiques, cliniques et statistiques, tout cela aux fins d'introduire la grande famille des médicaments antipsychotiques.

Les psychoses s'accompagnent toutes de délires. Certains sont de type intuitif. À partir de la brutale prise de conscience d'un postulat erroné, la vie entière du sujet se trouve dérivée. D'autres sont interprétatifs : ils apparaissent progressivement à mesure que différents faits sont interprétés de manière erronée. D'autres sont hallucinatoires ou encore imaginatifs. Les délires diffèrent aussi par leurs thèmes : persécution, mégalomanie, jalousie, etc. On distingue enfin les délires cohérents, structurés, paranoïaques, où les hallucinations sont exceptionnelles. Par leur caractère logique, véhément, ils peuvent, au moins pendant un temps, susciter l'adhésion ou du moins en imposer à autrui. Cela les différencie des délires paranoïdes qui sont eux illogiques, incohérents, non systématisés, non plausibles. Ils ont de ce fait pour corollaire une détérioration, une désocialisation.

Selon le mode évolutif des psychoses, on distingue les psychoses aiguës et les psychoses chroniques. Parmi ces premières, on décrit les bouffées délirantes, assez particulières aux adolescents et aux adultes jeunes, souvent aussi spectaculaires que sans lendemain, car elles sont susceptibles de ne jamais se reproduire, orage unique et solennel...

On doit surtout évoquer dans le cadre des psychoses aiguës les accès de psychose maniaco-dépressive, où alternent des épisodes maniaques et des épisodes dépressifs. Près de 1 % de la population serait concerné. Les épisodes maniaques sont caractérisés par une euphorie excessive, une idéation vive, intense, bouillonnante et brouillonne ; le sommeil est réduit, voire impossible à trouver. Les jeux de mots fusent, les sarcasmes fleurissent, le débit de paroles est à la mesure de celui des pensées ; les projets abondent, en tous sens, les passages à l'acte sont facilités. Ces épisodes flamboyants alternent avec des épisodes dépressifs, d'une gravité extrême, de mélancolie. Entre eux s'intercalent des intervalles libres, normaux, de durée très variable. Il existe des formes unipolaires dans lesquelles tel patient ne présente que des épisodes dépressifs ou tel autre seulement des accès maniaques. La psychose maniaco-dépressive a un caractère familial bien établi.

Traiter les psychoses

Quelles sont les cibles biologiques qui sont ou pourraient être visées pour exercer une activité antipsychotique ? Ce sont surtout les récepteurs dopaminergiques. En effet, à l'exception peut-être des manifestations dites déficitaires de la schizophrénie et des accès mélancoliques de psychose maniaco-dépressive, les psychoses semblent sous-tendues par l'hyperactivité de certains systèmes dopaminergiques, spécialement les systèmes mésolimbiques et mésocorticaux. Les arguments expérimentaux et cliniques sont nombreux en faveur de cette thèse. Néanmoins, la question reste posée de savoir s'il s'agit là de la cause première de l'affection ou bien de la conséquence d'une anomalie siégeant en amont de ces neurones. Les neurones dopaminergiques fauteurs de troubles prennent naissance à la partie postérieure du cerveau, dans le mésencéphale (dans l'aire du tegmentum ventral). Les axones qu'ils envoient vers l'avant participent à une sorte de gros câble transférant vers les régions antérieures du cerveau des informations nées dans les régions postérieures (le faisceau médian du téléencéphale). Ils se projettent sur des structures limbiques (noyau accumbens, tubercule olfactif, amygdale, hippocampe, habenula). Cette origine et ces projections définissent le système mésolimbique. Ou bien encore ils se projettent sur des structures corticales (cortex frontal, cingulaire, rhinal, entorrhinal). Cette origine et ces projections définissent le système mésocortical.

L'hyperactivité de ces deux systèmes dopaminergiques, systèmes mésolimbiques et mésocorticaux, pourrait résulter de mécanismes intrinsèques, qui mettraient en jeu en particulier la tyrosine hydroxylase (voir chapitre 2). Cette enzyme joue un rôle clé dans la synthèse de la dopamine. Elle est soumise à des mécanismes extrêmement subtils de régulation, qui ajustent précisément son activité aux exigences de la transmission dopaminergique. Dans des familles de la communauté Amish, aux États-Unis, qui présentent une haute incidence de psychose maniaco-dépressive, Egeland et son équipe ont, en 1987, détecté des anomalies du gène codant pour la tyrosine hydroxylase. Dès lors, et d'une façon qui est apparue un peu rapide et simplificatrice, on a imaginé qu'une synthèse excessive, ou en tout cas mal contrôlée, de dopamine pouvait déclencher des troubles psychotiques, dont les schizophrénies.

Un accroissement du nombre des récepteurs de la dopamine pourrait également être en cause. Cela ne paraît pas concerner les récepteurs D1, mais les récepteurs D2. Quand ces récepteurs D1 et D2 sont portés par une même cellule, ils interagissent. Lorsque le récepteur D1 est occupé par la dopamine, le récepteur D2 cesse d'avoir une forte affinité pour la dopamine. Chez le psychotique, P. Seeman et son équipe ont détecté une anomalie de cette interaction : la stimulation des récepteurs D1 n'a plus pour effet d'amener le récepteur D2 dans un état de basse affinité pour la dopamine ; de là leur stimulation plus intense que d'ordinaire.

Si l'on pense que l'hyperactivité dopaminergique est à la base des expressions psychotiques, c'est aussi parce que divers agents pharmacologiques intensifiant les transmissions dopaminergiques peuvent aggraver les psychoses. Ils peuvent même induire de toute pièce des troubles psychotiques chez des personnes qui n'ont jamais connu ce genre d'affection. On décrit ainsi des psychoses amphétaminiques ou cocaïniques. Des délires paranoïdes peuvent émerger d'un traitement par des agents neuropsychotropes accroissant les transmissions dopaminergiques. À l'opposé, tous les médicaments qui exercent des effets antipsychotiques dépriment les transmissions dopaminergiques. Le plus communément pour ce faire, on bloque les récepteurs de la dopamine. Quels récepteurs ? On opposait jadis les seuls récepteurs D1 et D2. Depuis peu, ont été mis en évidence cinq types de récepteurs différents. L'avenir en découvrira peut-être d'autres. Les anciens récepteurs D1 correspondent aux

D1 proprement dits et aux D5 ; les ex-D2 aux récepteurs D2, D3 et D4. Ce sont surtout les récepteurs D2, première version, D3, récemment clonés par le groupe de J.-C. Schwartz ou D4 clonés par le groupe de P. Seeman qui semblent constituer les cibles biologiques de choix des antipsychotiques. Ce qui pourrait paraître un débat de spécialistes ne manque pas d'importance. En effet, les transmissions dopaminergiques centrales participent, soit de façon initiatrice, soit de façon modulatrice, à de multiples fonctions ou comportements. Bloquer sans discrimination par des antagonistes tous les types de récepteurs de la dopamine, là où il faudrait et suffirait sans doute d'en bloquer un seul, permet certes de lutter contre les psychoses, mais au prix d'effets secondaires qui sont autant de méfaits. Pour bloquer le type de récepteurs de la dopamine qui, dans les aires limbiques et/ou dans les structures corticales, est soumis à une stimulation excessive chez le psychotique, les antipsychotiques bloquent aussi d'autres types de récepteurs de la dopamine dans le striatum, dans l'hypophyse, dans l'hypothalamus. Il s'ensuit des syndromes parkinsoniens, des troubles de la régulation de la température corporelle, un appétit démesuré, des baisses de la libido, des troubles de l'ovulation et du cycle menstruel, une hypertrophie des glandes mammaires qui peuvent même devenir sécrétantes. Autrement dit, la prescription d'un neuroleptique s'est longtemps apparentée à un contrat du type : « Si vous ne voulez plus délirer, accepter d'être parkinsonien ; acceptez de trembler, d'être presque paralysé, d'avoir la poitrine qui gonfle, d'être impuissant...

Que l'arbre des critiques ne masque pas cependant la forêt des apports majeurs réalisés par cette classe thérapeutique. N'apaise-t-elle pas les délires ? Ne calme-t-elle pas l'agitation ? Ne fait-elle disparaître les hallucinations ? Certains de ces neuroleptiques dits « incisifs », « désinhibiteurs » permettent même au schizophrène de reprendre contact avec l'environnement. Ils diminuent le nombre de patients traités en hôpital psychiatrique au profit des traitements à domicile. Ce constat ne doit cependant pas inciter aux satisfactions béates. Il faut s'appliquer à être encore plus efficace et à diminuer les tares congénitales de cette thérapeutique.

Brève histoire des premiers neuroleptiques

Les deux premiers neuroleptiques furent la réserpine et la chlorpromazine. La première, d'origine végétale, est désormais tombée en désuétude. La seconde, obtenue par synthèse, conserve au contraire une place honorable parmi la quarantaine de médicaments antipsychotiques disponibles sur le marché français.

À l'origine, la firme Rhône-Poulenc n'avait pas synthétisé les dérivés phénothiaziniques, dont la chlorpromazine est un des très dignes représentants, à des fins psychotropes, mais antiparasitaires (voir figure 1, p. 33). Les résultats à cet égard étaient médiocres. Pourtant, on répugnait à jeter au panier des molécules si belles à l'œil du chimiste. Aussi une « session de rattrapage » fut-elle décidée au début des années cinquante. Halpern et Ducrot découvrirent alors à certaines d'entre elles, dont la prométhazine (Phénergan®), une puissante activité antihistaminique. Les effets sédatifs de la prométhazine observés nettement chez l'homme et perçus comme un effet secondaire orientèrent vers la recherche d'activités psychotropes. C'est à ce stade qu'intervinrent S. Courvoisier et L. Julou. Ces pharmacologues avaient inclus dans leurs batteries d'épreuves de sélection un test de réalisation résolument simple, l'épreuve de la traction. Elle consistait à déterminer le temps que mettait une souris, agrippée par ses deux pattes antérieures à un fil tendu horizontalement à une trentaine de centimètres au-dessus du plan de la paillasse pour, dans une tentative de rétablissement, toucher ce fil avec une de ses pattes postérieures. Chez toutes les souris témoins, il fallait moins de dix secondes. Chez celles traitées par la chlorpromazine, cela demandait un temps beaucoup plus long. Parfois même, rien ne se passait. Ce n'était pourtant le fait ni d'une anesthésie générale, ni d'un sommeil, ni d'une relaxation musculaire. Les animaux demeuraient dans un état rappelant celui « d'un trapéziste épuisé qui ne pourrait effectuer un ultime rétablissement ». On comprit plus tard que cet état singulier résultait de la conjonction d'une sédation et d'un état d'indifférence psychomotrice. En ces temps où la production scientifique était plutôt rare et le cercle des neuropsychopharmacologues très réduit, l'information circulait bien. C'est ainsi que H. Laborit eut l'idée d'adjoindre cette substance au cocktail qu'il perfusait aux femmes tunisiennes atteintes d'éclampsie (complication de type épileptique survenant chez des femmes enceintes ayant une toxémie gravidique). J. Delay et P. Deniker l'administrèrent à leurs psychotiques de l'hôpital Sainte-Anne, à Paris.

La réserpine devait bientôt décliner dans les indications psychiatriques, pour persister un peu plus longtemps comme antihypertenseur. Dès lors, la chlorpromazine constituait le véritable prototype, le leader manifeste d'une nouvelle classe thérapeutique : les neuroleptiques. En somme, la France est à l'origine des neuroleptiques [1], autant pour leur synthèse (Charpentier) et pour la mise en évidence d'un profil comportemental singulier chez l'animal (Courvoisier, Ducrot et Julou) que pour la caractérisation d'une efficacité en clinique humaine dans des situations pathologiques variées (Laborit, Delay, Deniker).

Comme le font les journalistes avec un homme en vue, les pharmacologues quand ils tiennent un leader, une substance prototype, l'analysent, la dissèquent et même parfois la sacralisent. Ils lui prêtent parfois plus de talents qu'elle n'a. Ils bâtissent à partir d'elle un archétype, de nouveaux standards. Ils balisent volontiers sur son modèle une voie indûment étroite et parfois imparfaitement orientée. L'histoire de la chlorpromazine illustre bien cette tentation. Administrée au rat, la chlorpromazine induit un état cataleptique [2] qui est l'équivalent du syndrome extrapyramidal ou parkinsonien humain. De ce constat il a été déduit hâtivement que pour être antipsychotique, une substance devait induire un syndrome parkinsonien. Pourtant, au hasard des essais, on découvrit des molécules dépourvues d'effets extrapyramidaux mais néanmoins dotées d'activité antipsychotique. On les appela donc « neuroleptiques atypiques ». Il s'agissait, entre autres, de la thioridazine (Melleril®), de la clozapine

---

1. Neuroleptique signifie qui « saisit le nerf ». Ce terme forgé par Delay et Deniker met en exergue le syndrome extrapyramidal, c'est-à-dire le syndrome parkinsonien suscité par les médicaments déprimant les transmissions dopaminergiques centrales et ayant des effets antipsychotiques.

2. L'animal accepte de prendre et conserve activement (rien à voir avec le sommeil ou l'anesthésie générale) une attitude inhabituelle, inconfortable de surcroît, qui lui est imposée par l'expérimentateur. On peut l'asseoir dans un coin de sa cage dans l'attitude du Bouddha ; on peut le mettre en position verticale, les pattes avant prenant appui sur une barre horizontale élevée d'une dizaine de centimètres au-dessus du plan de la paillasse sur laquelle reposent les pattes arrière ; il demeure alors immuablement dans cette position pendant plusieurs minutes.

(Léponex®), du sulpiride (Dogmatil®). Le pharmacologue dut alors reprendre sa copie pour tenter d'expliquer la ou les raisons de ce caractère atypique, puisque ces agents antipsychotiques étaient dépourvus d'effets extrapyramidaux, en contravention avec la corrélation de base. Parmi les raisons invoquées, différentes selon les molécules considérées, notons l'effet anticholinergique muscarinique de la thioridazine et de la clozapine, ou encore le blocage sélectif de certains types de récepteurs de la dopamine, ce qui paraît le cas du sulpiride et de l'amisulpride. Indiquons encore qu'une autre cause d'atypie pourrait résider dans le blocage de certains récepteurs de la sérotonine, les récepteurs 5HT2. Ces propriétés accolées à l'activité antagoniste dopaminergique peuvent à la fois réduire les effets adverses et intensifier la propriété principale.

Dès lors, un problème central se trouve posé au pharmacologue. Doit-il viser à la pureté pharmacologique ou au contraire jouer de multiples propriétés associées ? Doit-il s'appliquer à ne sélectionner que des agents pharmacologiques agissant sur une cible biologique et une seule, et ainsi avoir un outil très spécifique ? Ou bien doit-il privilégier ce qu'on pourrait appeler les molécules velcro, gratteron, qui, par de multiples aspérités, s'accrochent à une multitude de supports (en l'occurrence des types différents de récepteurs) ?

L'extrême complexité des systèmes biologiques souligne la vanité et l'inconscience qu'il y a à vouloir les influencer en agissant sur une cible et une seule. Ce réductionnisme a des vertus analytiques et pédagogiques irremplaçables ; il semble être moins heureux d'un point de vue thérapeutique. La clozapine étaye nettement cette assertion. Cet antipsychotique apparaît actif dans nombre de cas de schizophrénies résistantes à la thérapeutique, c'est-à-dire au blocage des récepteurs D2 de la dopamine. Elle est efficace parce qu'elle possède de nombreuses autres activités pharmacologiques. Elle bloque ainsi les cinq types de récepteurs dopaminergiques identifiés à ce jour sans pour autant induire de troubles extrapyramidaux car elle bloque également les récepteurs cholinergiques muscariniques et les récepteurs sérotonergiques 5HT2 et 5HT3. Elle affecte en outre les sites sigma, les récepteurs alpha 1 adrénergiques, les récepteurs H1 de l'histamine. En fait, c'est le dosage relatif de ces diverses activités qui importe. Il faut pour cela que le hasard fasse très bien les choses. En effet, associer et n'associer que des effets cohérents est rare, mais les associer, de surcroît, en proportions optimales est exceptionnel. Aussi l'avenir paraît plus prometteur pour les agents sélectifs que le thérapeute s'appliquera à associer en proportions définies, adaptables selon la pathologie et ses traits dominants. Désormais, la recherche de nouveaux antipsychotiques ne privilégie plus les substances qui provoquent des états de catalepsie, mais au contraire commence par les éliminer. Les progrès réalisés dans les méthodes d'investigation, la mise en évidence des cinq types de récepteurs de la dopamine indiquent qu'il n'est plus nécessaire de bloquer tous ces récepteurs pour accéder à une activité antipsychotique ; d'autant que la certitude est acquise que le blocage simultané de chacun d'eux suscite des effets secondaires indésirables. C'est en partant de ces considérations que se mettent en place des études de radioliaison permettant d'examiner la liaison à un type défini de récepteur de la dopamine, et un seul.

Vers de nouveaux antipsychotiques

Les gènes codant pour chacun de ces cinq types de récepteur sont clonés. On connaît en quelque sorte la succession des lettres qui constituent les mots et les phrases définissant ce récepteur. Il faut dès lors trouver un dispositif qui permette d'en faire autant de « tirages » que l'on veut à la surface des cellules. La biologie moléculaire le permet. Pour ce faire, on introduit le gène codant le récepteur dans des cellules cancéreuses (une cellule cancéreuse se multiplie à l'infini) dépourvues de récepteurs de la dopamine. Ces cellules expriment ce gène en synthétisant des brins d'ARN messagers. Au niveau des ribosomes de la cellule hôte, les lieux de synthèse des protéines, ces ARN messagers indiquent l'ordre dans lequel les acides aminés doivent se donner la main pour former des chaînes de 387 à 477 acides aminés, les récepteurs de la dopamine (le $D1 = 446$ acides aminés, le $D2 = 444$, le $D3 = 446$, le $D4 = 387$, le $D5 = 477$). Les cellules ainsi « transfectées » par le gène codant pour un récepteur défini se multiplient à l'infini ; elles engendrent de multiples cellules présentant à la surface de leur membrane, en plus ou moins grand nombre, le récepteur. Elles constituent ainsi un matériel très intéressant pour effectuer des expériences de radioliaison à ce récepteur.

Les antagonistes de certains récepteurs de la dopamine accélèrent la vitesse de synthèse et celle d'utilisation de la dopamine. Cela se traduit par l'augmentation du taux de certains métabolites de l'amine spécialement perceptible dans des régions comme le striatum, où les terminaisons des neurones dopaminergiques sont abondantes. La mise en évidence de l'aptitude d'une substance déterminée à promouvoir un tel effet s'opère comme suit : on administre à des rats ou des souris la substance qui a présenté dans les études de radioliaison une grande affinité pour tel ou tel type de récepteur de la dopamine. Les animaux sont sacrifiés plus ou moins longtemps après cette administration. Leurs striata sont prélevés, homogénéisés, les substances solubles en sont extraites et une aliquote de l'extrait est injectée dans la colonne d'un dispositif de chromatographie liquide à haute pression. Cet appareillage dose la dopamine et ses métabolites. Ce type d'étude est riche d'enseignements. Il permet de montrer que la substance administrée peut accéder (elle ou ses métabolites), sous forme active, au niveau cérébral, et qu'elle s'y comporte comme un antagoniste de la dopamine. En fonction des doses actives et de la durée des modifications métaboliques qu'elle suscite, on peut en inférer sa puissance et sa durée d'action.

La radioliaison à divers autres récepteurs que ceux de la dopamine permet d'appréhender plus globalement le profil pharmacologique de la molécule et partant, d'anticiper diverses facettes de son activité en clinique humaine. Si la molécule apparaît douée de propriétés anticholinergiques muscariniques (par sa capacité de déplacement de la liaison spécifique du benzylate de quinuclidinyl), on lui prédit, en dépit du blocage de divers types de récepteurs de la dopamine, un statut de neuroleptique atypique, puisque dépourvu d'effets extrapyramidaux. Cette conviction est renforcée si cette molécule manifeste de surcroît une activité antagoniste de la sérotonine sur les récepteurs de type 5HT2. Cette propriété, outre qu'elle contribuerait à atténuer les effets extrapyramidaux d'un antagoniste dopaminergique, épaulerait ses effets antihallucinatoires. Il s'agit donc d'une conjonction de très bon aloi.

Le fait que la molécule manifeste aussi une activité antagoniste de la sérotonine, cette fois sur les récepteurs de type 5HT3, contribue sans doute aussi à une puissante activité antipsychotique.

Un blocage des récepteurs H1 de l'histamine, attesté par le déplacement de la liaison spécifique de la mépyramine tritiée, par exemple, est garant d'un effet sédatif. Un blocage des récepteurs α1 de la noradrénaline, attesté par le déplacement de la liaison spécifique du WB4101 tritié – c'est un classique pour les pharmacologues – indique un effet sédatif marqué, ainsi que des effets anti-hypertenseurs, voire hypotenseurs.

L'interaction avec des sites de liaison σ suscite un vif intérêt. N'est-ce qu'un site de liaison, c'est-à-dire une fausse route ? Ou bien est-ce un récepteur, c'est-à-dire un site dont l'occupation par un ligand débouche sur un effet ? Les principaux arguments qui incitent à penser que ces sites σ interviennent dans les troubles psychotiques sont les suivants : certains dérivés du benzomorphane, en particulier le produit de la firme Smith Kline et French, le-SKF 10047, ou encore une drogue qui sévit outre-Atlantique, la phencyclidine ou « poudre d'ange », provoquent des troubles comportementaux identiques à certains de ceux que l'on observe chez les psychotiques, comme des hallucinations ou des délires. Ils ont une haute affinité pour les sites σ. À l'opposé, certains antipsychotiques avérés manifestent, sinon isolément, du moins en conjonction avec un blocage des récepteurs D2, une bonne affinité pour les sites σ ; ainsi, le halopéridol (Haldol®), le remoxipride et divers neuroleptiques phénothiaziniques. Quoique intrinsèquement non décisifs, ces éléments ne peuvent laisser indifférents, et justifient que l'attention de certains chercheurs se concentre sur les sites σ. Affaire à suivre...

L'attention se porte également vers les transmissions glutamatergiques. Le glutamate est un acide aminé excitateur, assez ubiquitaire. Ses récepteurs gèrent l'ouverture d'un canal aux ions sodium et potassium de la membrane cellulaire. Ce canal comporte dans son trajet un site de liaison de la phencyclidine. Quand la phencyclidine occupe ce site, elle obture le canal alors que la stimulation des récepteurs au glutamate l'ouvre. La stimulation des récepteurs au glutamate pourrait exercer des effets antipsychotiques. Il existe plusieurs types de récepteurs au glutamate. Ceux qu'il conviendrait de viser en la circonstance sont du type NMDA, par référence au fait qu'ils sont stimulés sélectivement par le N Méthyl D Aspartate. Divers autres récepteurs modulent l'ouverture du canal cationique. On voit qu'il existe une large variété de « manettes » pour le manipuler. Cela pourrait être à l'origine d'une logique, autre que la logique dopaminergique, pour maîtriser les psychoses [3].

Les méthodes comportementales ou fonctionnelles mises en œuvre, évidemment sur l'animal entier, pour révéler des activités antagonistes dopaminergiques, sont très nombreuses. Les plus complexes ne sont pas inéluctablement les plus informatives. Certaines révèlent l'effet intrinsèque de ces antagonistes, qui procède alors de l'extinction des fonctions auxquelles participent les transmissions dopaminergiques. D'autres méthodes suscitent une stimulation pharmacologique des récepteurs dopaminergiques et apprécient la capacité de réduction

------

3. Voir J. Costentin, « Cibles avérées ou potentielles pour développer une activité antipsychotique », *in Actualités en chimie thérapeutique*, 1992, p. 87-110.

de cette stimulation outrancière par les substances à étudier.

Au-delà de l'épreuve de la traction et de la mise en évidence de la catalepsie, certains tests explorent les effets déconditionnants des antipsychotiques. Dans les épreuves de conditionnement opérant, les neuroleptiques affectent la réponse au stimulus conditionnel sans modifier celle au stimulus inconditionnel. Illustrons vite notre propos d'un exemple bien connu des spécialistes, celui du « rat grimpeur ». Un rat qui n'a jamais subi d'expérience ni de traitement préalable est introduit dans une enceinte dont le plancher, fait de barres métalliques, parallèles, électrifiables, comporte en son centre un mât. L'animal peut grimper à ce mât pour se soustraire aux décharges électriques que le plancher lui délivre dans les pattes. Après plusieurs essais successifs, l'animal apprend à grimper dès que retentit une sonnette ou, selon une autre modalité, dès que s'allume une lampe (stimulus conditionnel). À défaut, il est « puni » par l'électrification du plancher (stimulus inconditionnel). Après plusieurs sessions d'entraînement, l'animal ne fait plus de faute : il grimpe au mât dès après l'émission du stimulus conditionnel (sonnette ou lumière), avant que ne lui soit infligé le stimulus inconditionnel (les décharges électriques). Chez les rats ainsi conditionnés, l'administration d'un neuroleptique, à des doses où il ne perturbe pas les mouvements, supprime la réponse au stimulus conditionnel, mais respecte la réponse au stimulus inconditionnel.

L'épreuve d'autostimulation intracrânienne, dont la mise en œuvre est relativement complexe, comme la précédente, est également sensible aux neuroleptiques. Ce modèle, mis au point par Olds et Wilner vers l'année cinquante-quatre, consiste à implanter des électrodes dans certaines structures cérébrales. Quand l'animal d'expérience appuie sur un levier, il ferme un circuit électrique, ce qui lui délivre des stimulations électriques. Après quelques séances d'entraînement, on voit l'animal appuyer de façon compulsive, répétitive, sur le levier. Ces stimulations électriques lui procurent vraisemblablement des satisfactions intenses. C'est essentiellement dans les aires cérébrales comportant des neurones dopaminergiques que l'implantation des électrodes donne lieu à ces appuis compulsifs. Ceux-ci sont prévenus par l'administration de neuroleptiques.

Plus simplement que par les deux épreuves précédentes, qui ne sauraient participer à la sélection primaire des antipsychotiques, il est possible de révéler l'activité antagoniste dopaminergique des antipsychotiques en recherchant s'ils inversent les effets suscités de façon intense, presque tapageuse, par l'administration d'agonistes dopaminergiques directs. Classiquement, on recourt à l'apomorphine qui stimule directement les récepteurs de la dopamine de tous types ; on utilise aussi des agonistes dopaminergiques indirects (agissant en mobilisant la dopamine neuronale – ainsi l'amphétamine). On peut s'intéresser ainsi aux vomissements suscités par l'apomorphine chez le chien. Peu d'espèces animales en dehors de l'homme, du chien et du furet vomissent en réponse à l'apomorphine. Cet effet est bloqué par les antagonistes dopaminergiques, qu'ils franchissent ou non la barrière hémato-encéphalique puisque les récepteurs mis en jeu à cet effet ne sont pas protégés par celle-ci des substances circulant dans le sang. Certaines substances bloquent ces récepteurs sans pour autant accéder au cerveau, du moins à de faibles doses. Elles peuvent être utilisées pour lutter contre les vomissements de diverses origines (radiothérapies, chimiothérapies anticancéreuses, ainsi l'alizapride (Plitican®), le dompéridone (Motilium®), la métopimazine (Vogalène®), le sulpiride à faible dose (Dogmatil ®), le métoclopramide (Primperan®)). Ainsi, sur la seule considération du devenir du médicament dans l'organisme, on voit que tout ce qui est antagoniste dopaminergique n'est pas inéluctablement antipsychotique. Il ne l'est que pour autant qu'il accède au cerveau et bloque le ou les types de récepteurs de la dopamine impliqués de façon critique dans la physiopathologie des psychoses.

L'épreuve de « verticalisation stéréotypée » est utilisée pour la recherche de médicaments actifs dans la maladie de Parkinson, on l'a vu, mais aussi pour tester la plupart des antipsychotiques. L'animal (rat, souris) traité par l'apomorphine, s'agrippe verticalement aux parois grillagées, latérales de la cage. Il conserve cette position aussi longtemps que sont stimulés ses récepteurs dopaminergiques du striatum. Le comportement de verticalisation n'est développé par la souris ou le rat que pour autant que soient simultanément stimulés les récepteurs D1 (et/ou peut-être D5) et les récepteurs D2 (et/ou peut-être D3 et D4). Ainsi, ce comportement est suscité de façon optimale par l'agoniste dopaminergique de référence qu'est l'apomorphine, lequel stimule tous ces récepteurs à la fois. Il l'est aussi par l'association de la dopamine (qui charge le stock de la dopamine neuronale mobilisable) à de la dexamphétamine (qui mobilise le stock neuronal de dopamine nouvellement formée et non encore stockée dans les granules). Tous les antipsychotiques que nous avons essayés, antagonistes de la dopamine, qu'il s'agisse de neuroleptiques ou de neuroleptiques atypiques (dépourvus de ces effets extrapyramidaux qui sont parmi les effets secondaires les plus gênants de la classe des antipsychotiques) ont pour effet d'inhiber le comportement de verticalisation induit par ce réactif pharmacologique. Cette épreuve permet de sélectionner les neuroleptiques typiques, dont la thérapeutique souhaite légitimement s'affranchir, mais aussi les neuroleptiques atypiques, dont il est urgent d'enrichir la pharmacopée.

L'administration d'apomorphine ou d'amphétamine induit, en particulier chez le rat, des stéréotypies. Ce sont des mouvements répétitifs qui accaparent toute l'attention de l'animal ; ils sont sans justification pratique, sans finalité apparente. Ils consistent en reniflements, mâchonnements, lèchements, morsures. Ces stéréotypies sont abolies par les antagonistes de la dopamine, qui bloquent les récepteurs D2, D3, D4 ou bien les récepteurs D1 et D5.

L'administration d'amphétamine suscite, de façon plus intense que celle d'apomorphine, une stimulation de l'activité locomotrice. Cet agoniste dopaminergique indirect accroît la fréquence, la durée et la vitesse de chaque épisode de déplacement. Ces paramètres de la locomotion peuvent être mesurés par divers dispositifs, désormais informatisés et de plus en plus performants. Dans l'un d'eux, les déplacements de l'animal interrompent des rayons infrarouges reçus sur des cellules photoélectriques. Il s'ensuit des signaux qui sont ensuite traités sur ordinateur. Dans un autre dispositif, l'animal de teinte blanche est filmé sur un fond noir par une ou des caméras disposées de manière différente. Le centre de gravité de la tache blanche est déterminé à chaque instant et son déplacement est mesuré. Les antagonistes de la dopamine, à doses très inférieures à celles où ils manifestent intrinsèquement des effets incapacitants moteurs, abolissent les effets stimulants moteurs de l'amphétamine.

Des souris isolées survivent à des doses d'amphétamine proches de cent milligrammes par kilogramme de poids corporel. Quand on les groupe par dix dans un espace restreint et qu'on les traite par l'amphétamine, elles présentent une intense agitation et une extrême agressivité ;

elles tentent de se mordre, elles vocifèrent et la dose pour laquelle survient la mort de la moitié d'entre elles est voisine de 10 mg/kg. Cela correspond au phénomène de « toxicité de groupe ». Ce phénomène est prévenu par l'administration d'antagonistes de la dopamine, soit qu'ils bloquent les récepteurs D1, soit qu'ils bloquent les récepteurs D2.

Une autre modalité, très simple celle-ci, de sélection des antagonistes dopaminergiques, considère la prévention des effets hypothermisants suscités par les agonistes dopaminergiques chez la souris. Cet animal est un homéotherme fragile, car ses capacités à stabiliser à 37°C sa température corporelle sont limitées. Elles sont facilement débordées par la stimulation des récepteurs dopaminergiques D2. Ainsi, l'administration d'un agoniste D2 suscite de façon rapide (quelques dizaines de minutes) et intense (quelques degrés) une baisse de température colonique. La suppression de cet effet, très facile à mesurer, constituera une indication de la propriété antagoniste D2. Cette information, quoique très partielle par rapport aux multiples facettes du domaine des antipsychotiques, n'en est pas moins importante.

Tous ces modèles de sélection ou d'étude des antipsychotiques, les plus classiques ou les plus utilisés aujourd'hui, peuvent paraître très éloignés de la schizophrénie et des troubles de la jeune Laure. Faut-il se contenter de ces approches indirectes qui limitent les investigations à un créneau bien précis ? Dans ce cerveau merveilleusement complexe, qui peut croire qu'une transmission et une seule, la transmission dopaminergique, soit impliquée dans la genèse de tous les troubles psychotiques ? S'il ne fait aucun doute que sa responsabilité est majeure, il est certain qu'elle n'est pas la seule en jeu. La jungle des neuropeptides dissimule sans doute de nombreux fauteurs de troubles que la sagacité des neurobiologistes se chargera de débusquer.

Toutefois, près de quarante ans après la naissance de son prototype, la chlorpromazine, la famille des neuroleptiques, qui a beaucoup donné, qui a beaucoup évolué, continue à faire parler d'elle. Ses insuffisances et ses frasques ne ternissent pas trop sa réputation. Les insuffisances des neuroleptiques résident, en particulier, dans leur incapacité à réduire chez certains patients la symptomatologie psychotique. Les neuroleptiques dits « incisifs » ou « désinhibiteurs » n'ouvrent pas toujours l'armure étanche dans laquelle le schizophrène est emprisonné ou, quand ils le font, c'est souvent insuffisamment. Quand ces médicaments apaisent les hallucinations, quand ils réduisent le délire, ils ne suppriment pas pour autant le processus délirant ou le processus hallucinatoire.

On pourrait relater les frasques des neuroleptiques avec la gourmandise des commères, tant elles sont variées et parfois importantes. On n'insistera pas sur le syndrome parkinsonien, que nombre d'entre eux suscitent. On relatera par contre les dyskinésies persistantes tardives contre lesquelles on est désarmé Après un temps variable, de quelques mois ou de quelques années, d'un traitement neuroleptique « appuyé », on voit survenir chez un certain nombre de patients (un sur quinze environ) des mouvements irrépressibles du visage, en particulier des lèvres qui s'agitent comme celles d'un lapin ; on peut voir également des protrusions de la langue, pour le moins disgracieuses, des mâchonnements, des grimaces, des clignements des paupières... Ce n'est qu'en accroissant les doses du médicament dont l'usage régulier a fait apparaître ces dyskinésies qu'on parvient à les réduire, en attendant qu'elles réapparaissent, ce qui engage dans une spirale infernale. Autres frasques possibles des neuroleptiques, les troubles de la régulation de la température corporelle, qui vont du simple coup de chaleur au syndrome malin. Dans la première éventualité, c'est la survenue d'une fièvre à laquelle on ne trouve pas d'autre explication que la prise d'un neuroleptique. Dans la deuxième éventualité, heureusement rare, car encore mortelle parfois, c'est l'apparition d'une fièvre intense, d'au moins 40°C, associée à une rigidité musculaire qui fait ressembler le patient à un mannequin. Cela donne lieu également à des manifestations biologiques. Frasque suprême, on prête encore au traitement neuroleptique une responsabilité dans certaines morts subites, inexplicables autrement. C'est, faut-il le préciser, un fait heureusement exceptionnel. Ajoutons aux méfaits précédents les dyskinésies aiguës. Ces manifestations apparaissent par accès, souvent spectaculaires, deux jours après le début du traitement neuroleptique. Ce sont des fermetures insistantes des paupières, un plafonnement des yeux, des mâchonnements, des mouvements de torsion ou d'antépulsion de la langue, une ouverture démesurée de la bouche, comme au cours du bâillement, des torsions du cou avec déviation des yeux dans le même sens... Ces médicaments pourtant irremplaçables induisent parfois aussi des crises d'épilepsie, un appétit excessif, une baisse de la libido, des troubles des règles, une hypertrophie des seins, qui parfois se mettent à sécréter. Cette énumération démontre à l'évidence que des insatisfactions persistent. Même si cette voie de recherche a été féconde, l'attention s'est sans doute concentrée à l'excès sur les transmissions dopaminergiques. Elle a détourné d'autres stratégies opérationnelles. Il est donc urgent de considérer celles-ci, distinctement ou associées à des manipulations de la transmission dopaminergique.

À la question angoissée des parents de Laure sur les secours que la pharmacologie peut apporter à leur jeune fille, on peut répondre que les médicaments disponibles ont radicalement changé la situation qui prévalait avant leur apparition. Laure n'est pas inéluctablement promise à l'asile ; son délire sera largement maîtrisé ; elle ne sera pas pour autant pétrifiée et trémulante puisque les antipsychotiques ne sont pas tous neuroleptiques, c'est-à-dire n'induisent pas tous des syndromes parkinsoniens. Quand bien même on estimerait devoir recourir à ces derniers, on sait, au moyen d'anticholinergiques, corriger ces syndromes extrapyramidaux. On leur dira encore, en pensant à la clozapine, que là où les antagonistes des récepteurs D2 sont tenus en échec, on dispose d'agents pharmacologiques au profil plus complexe qui sont actifs au-delà de ceux-ci. On insistera encore sur le fait que la pharmacologie ne se contente pas de ce qu'elle a réalisé en cette matière, même si cela est considérable. En pleine conscience de ses insuffisances, elle maintient, en étroite concertation avec la neurobiologie et la psychiatrie, une forte pression dans ses recherches de nouveaux agents, pour agir directement sur les transmissions dopaminergiques centrales ou, de façon novatrice, en amont et en aval de celles-ci.

Chapitre 6

Les antidépresseurs
ou les antalgiques de l'âme

La dépression a des manifestations individuelles très diverses : ras-le-bol, fatigue psychique, crises de larmes, tendance suicidaire, mélancolie... La frontière est souvent floue entre l'humeur normale à son étiage et l'humeur déprimée à marée haute. De là diverses appréciations et des évaluations statistiques difficiles : on estime le nombre de déprimés à environ 3 % de la population française, suivant les études, la part des déprimés parmi les personnes âgées varie de 20 à 50 %. Aussi, tout ce que l'on peut donc dire, de façon certaine, c'est que la dépression est une affection fréquente et qu'elle conduit parfois au suicide. Chaque année, dans notre pays, dix mille personnes mourraient par suicide, et les tentatives seraient plus de dix fois plus nombreuses. Heureusement, tous les déprimés, tant s'en faut, n'essaient pas de se suicider... et quand ils le font c'est heureusement très souvent un échec.

Il est « physiologique » de réagir aux misères de l'heure par de la morosité, de la tristesse, voire du chagrin, et ce pendant le temps nécessaire sinon pour oublier un événement pénible, du moins pour l'enfouir. En revanche, il est pathologique que la musique ne soit plus que bruit, que la bouteille à demi pleine soit toujours à moitié vide, que la rose s'estompe derrière ses épines, que l'on ressasse à l'infini deuils, échecs, accidents, que l'on anticipe avec force détails un avenir toujours sombre, que le blanc devienne gris foncé et que le gris pâle vire au noir. Lorsque, comme l'exprimait Baudelaire, « le ciel bas et lourd pèse comme un couvercle sur l'esprit gémissant en proie aux longs ennuis [1] », l'heure des antidépresseurs a sonné...

La dépression est de tous les temps. La Bible relate les états dépressifs de Saül, de Job, de David... Hippocrate l'expliquait par une montée de bile noire au cerveau. Si elle semble aujourd'hui plus fréquente, n'est-ce pas parce que, maladie comme les autres, elle n'est plus cachée ? Ses victimes, sachant qu'il existe désormais des moyens de la traiter, expriment sans détour ni retenue leur plainte. Lorsqu'elle est la conséquence, parfois, d'un investissement personnel intense et même excessif dans ses fonctions et ses responsabilités, pourquoi dissimuler les blessures causées par une bravoure peu commune ? Il semble que les périodes dangereuses, les guerres, recrutent moins de suicides que l'état de paix qui perdure. La lutte pour la vie, pour la survie, suscite un mode général de pensée tourné vers la préservation de soi. L'héroïsme dans ces périodes peut être une alternative au suicide, en donnant un sens à la mort, en la magnifiant... Aussi, certains « héros » n'étaient-ils pas des déprimés ? À l'opposé, la sécurité accrue, par la recherche des contraires, réintroduit avec délice les pulsions de mort.

L'enfermement, la solitude psychologique, l'incommunicabilité, le recul du sacré et la suppression des émois

---

1. « ...et que l'horizon embrassant tout le cercle il nous verse un jour noir plus triste que les nuits »...

religieux, la relativisation des grands sentiments, le culte du corps au mépris des idées, de la réflexion, de ce qui fait sens, mais aussi le caddie auquel on fraie un chemin dans la foule anonyme des grandes surfaces privant des échanges réguliers avec la crémière et le boucher, la télévision qui tient lieu de débat familial, les médias qui font fortune de la narration des misères du temps, la politique qui suscite défiance et rejet, cassant les idoles, détruisant les repères sont le terreau de maintes dépressions. Elles gomment la joie de vivre, cassent l'élan vital, obscurcissent le présent, évacuent l'avenir ; elles font même entrevoir dans la mort le recours, l'issue, à laquelle il manque parfois même la force d'accéder.

Il existe plusieurs types de dépression. Certaines peuvent alterner, au long cours, avec des épisodes d'excitation, d'exaltation intense, sans rapport avec les circonstances. Cette alternance d'états dépressifs et maniaques est caractéristique de la psychose maniaco-dépressive. Parfois, seuls les accès dépressifs se répètent, avec une intensité extrême : c'est la mélancolie. Cette forme de dépression est liée à une anomalie intrinsèque, dont le déclenchement est indépendant d'événements extérieurs et qui ont une origine héréditaire. Elle se distingue des dépressions d'origine psychique, liées à l'anxiété, à des obsessions, à des phobies, ou qui répondent à un événement grave ou à un surmenage extrême. On considère à part les dépressions liées à des affections somatiques et psychiatriques ou encore induites par certaines médications (antihypertensives en particulier). Enfin, on n'oubliera pas les « dépressions masquées », qui se manifestent par des insomnies durant la deuxième moitié de la nuit, une fatigue psychique et/ou physique, une anxiété pénible, une intempérance alcoolique.

À l'évocation de la fréquence de ces troubles, on mesure l'extrême importance des médicaments antidépresseurs.

Ils ont transformé le cours de ces affections, la vie des déprimés puisque même ils la sauvegardent, et le confort affectif de leurs proches. Il existe pourtant des ombres au tableau. Ainsi leurs effets ne se font en général sentir qu'au bout d'une quinzaine de jours, ce qui paraît très long au patient, à son entourage et à son médecin. Les recherches actuelles s'efforcent de réduire ce délai. Elles tentent également de remédier au fait que, pour l'instant, les antidépresseurs n'agissent pas chez toutes les personnes ; elles s'appliquent en outre à atténuer leurs effets secondaires.

Comment réguler l'humeur

La tentation est grande d'identifier la région du cerveau où siègent les anomalies à l'origine de la dépression. L'idée que cette affection aurait une localisation bien précise est en fait simpliste. Il paraît de plus en plus discutable d'impartir à une fonction psychologique un siège anatomique défini, ou de la réduire à la mise en jeu d'un seul neurotransmetteur. De fait, les notions de réseau, de convergence fonctionnelle, d'organisation en colonnes s'imposent progressivement. On sait aujourd'hui que l'humeur dépressive pourrait résulter d'une insuffisance de certaines transmissions internes au cerveau dans laquelle entreraient en ligne de compte trois neuromédiateurs : la noradrénaline, la sérotonine et la dopamine. Les systèmes participant à la régulation de l'humeur semblent impliquer certaines structures corticales et en particulier le système noradrénergique. Plusieurs arguments étayent cette hypothèse.

Nombre d'agents antidépresseurs, dont les effets neurobiologiques élémentaires diffèrent, ont en commun la capacité de diminuer la sensibilité des récepteurs (de type bêta) de la noradrénaline situés dans le cortex cérébral. Des épisodes dépressifs surviennent parfois lors de traitements par des médicaments bloquant ces récepteurs bêta-adrénergiques (bêtabloquants utilisés comme antihypertenseurs ou pour traiter certains troubles du rythme cardiaque). À l'inverse, la stimulation de ces mêmes récepteurs paraît exercer un effet antidépresseur. Certains médicaments qui dépriment les transmissions opérées par la noradrénaline, la sérotonine ou la dopamine induisent des dépressions. Ainsi la réserpine, qui a été utilisée un temps comme antipsychotique puis plus longtemps comme antihypertenseur. Enfin, certains antihypertenseurs agissant au niveau du cerveau suscitent eux aussi des dépressions en réprimant la libération de noradrénaline (« antihypertenseurs d'action centrale »).

L'étude de la maladie de Parkinson a permis de mieux comprendre certains mécanismes à l'origine de certaines dépressions. L'interrogatoire de certains patients a mis en lumière des antécédents dépressifs, alors même qu'ils ne présentaient encore ni akinésie, ni hypertonie, ni tremblements, lesquels auraient pu très légitimement altérer leur humeur. Durant la période latente de la maladie de Parkinson, les neurones dopaminergiques mésolimbiques pourraient être atteints [2]. Les épisodes dépressifs qui leur sont associés pourraient constituer des

---

2. Ces neurones ont un trajet assez parallèle à celui des neurones dopaminergiques nigro-striataux. Ils naissent dans le mésencéphale, c'est-à-dire dans une région postérieure du cerveau ; non loin de la substance noire mais de façon plus postérieure, un peu plus ventrale et plus proche de la ligne médiane que celle-ci. Ils se projettent sur une région antérieure du cerveau, décrite par Broca sous le vocable de système limbique (par référence à sa ressemblance avec le limbe d'une feuille).

éléments prodromiques (annonciateurs). Ce n'est, rappelons-le, que lorsque près de 80 % des neurones dopaminergiques nigro-striataux auront été détruits que le sujet entrera dans la phase clinique (c'est-à-dire neurologique) de l'affection.

La psychiatrie biologique s'est attachée à mettre en évidence, chez les déprimés, les stigmates neurochimiques d'une insuffisance des transmissions aminergiques précitées. Elle s'est simultanément appliquée à corréler les anomalies neurochimiques constatées avec les troubles cliniques présentés par les patients. Ces approches sont toutes expérimentales ; leur mise en œuvre difficile et leur prix ne permettent pas d'en faire « bénéficier » chaque déprimé, d'autant que leur fiabilité est modeste, puisqu'elles comportent nombre de faux positifs ou négatifs. Elles ont néanmoins entrevu que l'insuffisance des transmissions sérotonergiques pourrait être appréhendée par une baisse de la concentration dans les urines ou dans le liquide céphalo-rachidien d'un métabolite de la sérotonine (l'acide 5 hydroxy indolacétique ou 5 HIAA), ce qui correspondrait à des déprimés anxieux, avec des tendances suicidaires fortes. Ces déprimés sont logiquement redevables de médicaments accroissant les transmissions sérotonergiques (des précurseurs de la synthèse de sérotonine, tel le 5 hydroxytryptophane, ou des inhibiteurs de sa recapture neuronale telles la clomipramine (Anafranil®), la fluvoxamine (Floxyfral®), ou la fluoxétine (Prozac®)).

L'insuffisance des transmissions noradrénergiques pourrait être appréhendée par une diminution de l'élimination urinaire d'un métabolite de la noradrénaline (le 3 methoxy 4 hydroxy phényl glycol ou MHPG) ce qui correspondrait à des déprimés présentant une asthénie intense et une perte d'initiative très nette. Cette situation inciterait au recours à des antidépresseurs accroissant les transmissions noradrénergiques (des inhibiteurs de la recapture neuronale de la noradrénaline telles la désipramine (Pertofran®), ou la maprotiline (Ludiomil®) ou des agents stimulant de façon directe les récepteurs bêta-adrénergiques cérébraux). Enfin, l'insuffisance des transmissions dopaminergiques pourrait être appréhendée par une diminution de la concentration, dans le liquide céphalo-rachidien, d'un métabolite de la dopamine (l'acide homovanillique (HVA). Chez les déprimés de ce groupe l'inhibition psychomotrice serait au premier plan). La solution pourrait être fournie par les agonistes directs de certains récepteurs dopaminergiques (bromocriptine (Parlodel®), piribédil (Trivastal®)) ou, selon les psychiatres du Vinatier, à Lyon, P. Lemoine et J. Mouret, par la tyrosine, ou enfin par l'inhibition de la recapture neuronale de la dopamine (amineptine (Survector®)).

On le voit, la très grande majorité des médicaments antidépresseurs utilisés aujourd'hui ont pour effet d'accroître les transmissions noradrénergiques, sérotonergiques ou encore dopaminergiques, quand ce n'est pas celles de deux d'entre elles à la fois. Leurs mécanismes d'action, connus ou supposés, passionnent la psychopharmacologie ; ils valent qu'on s'y attarde.

Les grandes manœuvres antidépressives

On peut accroître la synthèse de ces amines en accroissant l'apport en leurs précurseurs. Pour accroître la synthèse de la dopamine et de la noradrénaline, on peut recourir à la L-tyrosine ou à la L-DOPA. L'efficacité antidépressive de la L-DOPA est diversement appréciée, celle de la L-tyrosine l'est plus encore ; l'efficacité, sinon du L. tryptophane, du moins du 5 hydroxytryptophane (Prétonine®) est volontiers admise.

À l'origine des chimiothérapies antidépressives, on a fait appel à des inhibiteurs des enzymes intervenant dans l'inactivation des trois amines, à savoir les mono amine oxydases (MAO). Ces enzymes opèrent au sein même des neurones qui élaborent et libèrent les neuroamines ; elles sont associées à la face externe d'organites, abondants dans les terminaisons neuronales, les mitochondries. Elles opèrent également au sein des cellules gliales qui s'insinuent entre les neurones et qui, entre autres fonctions, contribuent à l'inactivation des neuromédiateurs libérés par ces derniers. Hors le système nerveux central, ces activités enzymatiques sont relativement ubiquitaires et spécialement intenses au niveau hépatique.

Les inhibiteurs de ces mono amine oxydases (IMAO), avec leur chef de file l'iproniazide (Marsilid®), ont une parenté avec un médicament antituberculeux, l'isoniazide (Rimifon®). Cette dernière substance a été décrite, d'un point de vue chimique, en 1912. Ce n'est que quarante années plus tard que ses propriétés antituberculeuses ont été reconnues et mises à profit. Cette découverte a incité à des modulations de sa structure chimique aux fins d'obtenir des dérivés plus actifs et moins toxiques. Cette démarche a donné le jour à un dérivé (isopropylé sur la fonction hydrazidique, ou isopropyl isonicotinyl hydrazide), l'iproniazide. Ce produit n'a pas répondu aux attentes antituberculeuses qui étaient à l'origine de son développement. En revanche, il suscitait des états d'excitation, d'euphorie, une libido avivée, un accroissement de l'appétit, autant de manifestations assez insolites dans une pathologie qui, par son pronostic encore grave, ne poussait pas spécialement à l'allégresse. À Bethesda, à la même époque, Brodie, Pletscher et Shore étaient fascinés par la sérotonine qu'ils parvenaient à doser sur un prototype de spectrofluorimètre. Ils ont constaté que la réserpine, qui suscitait un vif intérêt en raison de l'efficacité qui venait de lui être reconnue chez les psychotiques, effondrait le taux cérébral de sérotonine, tandis qu'elle annihilait l'activité locomotrice et suscitait un myosis (rétrécissement du diamètre pupillaire) des animaux d'expérience. Toutes ces actions de l'alcaloïde étaient prévenues par l'iproniazide... C'est à Nathan Kline qu'on doit la démonstration, en clinique psychiatrique, de l'efficacité antidépressive de l'iproniazide. 70 % des déprimés chroniques soumis à ce traitement ont, en quelques semaines, été remarquablement améliorés. Ainsi naquit le Marsilid®, première arme de synthèse, foncièrement efficace, contre les dépressions. Préservant la sérotonine, la noradrénaline et la dopamine de l'inactivation par désamination oxydative, opérée par les MAO, il accroît les taux neuronaux de ces médiateurs, ce qui permet leur libération en quantités accrues sous l'influence de l'activité électrique qui dépolarise les terminaisons neuronales. À l'iproniazide ou Marsilid®, vont bientôt se joindre les Marplan®, Tylciprine®, Niamide®, Sursum®... Mais leur succès sera éphémère. Ils seront bientôt concurrencés puis supplantés par les antidépresseurs tricycliques. Le mauvais ménage qu'ils font avec ces derniers, avec les aliments et boissons contenant de la tyramine, et avec divers médicaments comme les anesthésiques généraux consacrera leur défaveur. Les motifs de leur chute permettent d'esquisser les possibilités de leur rebond.

Les IMAO inhibent les deux formes, dites A et B, des mono amine oxydases. Ces deux activités enzymatiques participent à l'inactivation (désamination oxydative) de la tyramine (produit de décarboxylation d'un acide aminé très abondant, la L-tyrosine). Après son ingestion, avec les fromages fermentés et certains vins (italiens, dit-on), la tyramine est dégradée au cours de la traversée hépatique, par l'activité MAO qui sévit intensément à ce niveau ; cela ne survient plus évidemment sous l'empire des inhibiteurs de mono amine oxydase. La tyramine poursuit alors son chemin ; elle est véhiculée par voie sanguine, jusqu'aux neurones du système orthosympathique (neurones noradrénergiques). Concentrée en leur sein, grâce au système normalement impliqué dans la recapture (reprise) de la noradrénaline que le neurone a libérée, la tyramine suscite une intense libération de noradrénaline, dont les stocks ont été singulièrement accrus par l'inhibition des mono amine oxydases des terminaisons neuronales. Cette incontinence explosive de noradrénaline déclenche une hypertension artérielle qui peut compromettre la vie.

Les IMAO ont également été la terreur des anesthésistes. Divers anesthésiques généraux étaient à l'origine de grandes instabilités tensionnelles chez des patients soumis à un traitement par IMAO. Or ces IMAO contractaient une liaison définitive avec l'enzyme, la MAO, qu'ils inhibaient. Ainsi l'activité enzymatique ne se rallumait qu'au rythme lent de la synthèse de nouvelles molécules d'enzymes. La restitution intégrale de l'activité enzymatique n'était acquise qu'une quinzaine de jours environ après la dernière prise de l'IMAO. Ce n'était pas un problème pour la chirurgie « réglée », programmée, mais cela en était un pour la chirurgie d'urgence. Des recherches systématiques visant à contourner les deux écueils sur lesquels s'abîmait la thérapeutique par les IMAO, commencent à porter leur fruit, au point de laisser espérer leur renouveau. Elles offrent pour sa réhabilitation des agents comme le moclobémide ou la toloxatone (Humoryl®), qui sont des inhibiteurs sélectifs de la MAO de type A, c'est-à-dire de l'activité enzymatique qui inactive noradrénaline et sérotonine. Ils laissent indemne l'activité IMAO-B qui peut ainsi continuer de débarrasser l'organisme de la tyramine apportée par l'alimentation. C'en est alors fini des méfaits des fromages, du *cheese effect* des Anglo-Saxons. De plus, ce sont des inhibiteurs réversibles de la MAO de type A... Ils ne se lient plus par une liaison forte et « définitive » à la MAO, mais n'inhibent l'enzyme que pendant les quelques heures durant lesquelles ils sont présents en concentration élevée à proximité de l'enzyme. Ainsi les arguments qui ont présidé à l'abandon des IMAO de première génération ayant été réfutés, le rebond d'intérêt se produit, timidement toutefois... L'inhibiteur prototype sélectif de la MAO-B, le déprényl, suscite lui aussi un certain engouement ; au-delà de ses effets symptomatiques dans la maladie de Parkinson, il pourrait prévenir la formation d'une substance toxique pour les neurones dopaminergiques et être ainsi, de surcroît, une thérapeutique préventive, ralentissant l'évolution de l'affection.

Une autre façon d'être antidépresseur consiste à inhiber la recapture neuronale d'une des trois amines neuromédiatrices dont la fonction est perturbée. La noradrénaline, la sérotonine ou la dopamine, libérées aux terminaisons des neurones qui les élaborent, communiquent une information, en s'associant à leurs récepteurs spécifiques portés par la membrane des neurones de proximité. Le mode d'information est d'autant plus performant qu'aucune information ne s'éternise, ce qui rendrait impossible l'émission de l'information suivante, bref, accaparerait le média. De la brièveté d'une information dépend la quantité d'informations émises par unité de temps. Pour que le tableau sur lequel s'écrit l'information soit effacé relativement vite, il existe plusieurs types d'effaceurs. Un des plus actifs assure tout simplement la reprise – la recapture – dans la terminaison neuronale du médiateur. Des transporteurs sont associés à la membrane des terminaisons neuronales ayant libéré le médiateur. Ces transporteurs, plus nombreux que les récepteurs auxquels le médiateur peut s'associer, ont la capacité de fixer le neuromédiateur et d'assurer son transfert de la face externe à la face interne de la membrane neuronale. Cette « internalisation » expose alors le complexe médiateur-transporteur à un environnement différent de celui qui régnait à la face externe du neurone. Cela se traduit par une baisse d'affinité du médiateur pour son transporteur. Il s'en détache alors pour apparaître libre dans la phase soluble du cytoplasme en même lieu que l'amine qui vient d'être synthétisée. Il partage ainsi le même sort que cette dernière : il est inactivé par l'activité MAO qui opère à la face externe de la membrane des mitochondries ou bien il est concentré à nouveau dans les vésicules avant que d'être projeté dans l'espace synaptique. La recapture, dans cette dernière éventualité, réalise donc un recyclage du médiateur.

La plupart des antidépresseurs actuellement utilisés inhibent la recapture neuronale des médiateurs. Pour ce faire, ils s'associent avec une haute affinité au transporteur, en lieu et place du médiateur ; prévenant la liaison de ce dernier, ils en préviennent évidemment la recapture. Dès lors, ils prolongent le temps de séjour synaptique du médiateur, accroissent sa concentration synaptique et, ainsi, redoublent la probabilité qu'a le médiateur d'entrer en contact et partant, de stimuler ses récepteurs post-synaptiques. C'est ainsi qu'agissent les antidépresseurs tricycliques dont le leader, historique et toujours fringant, est l'imipramine (Tofranil®). Comme d'autres psychotropes importants, l'imipramine est née dans les années cinquante. C'est en Suisse, sur les rives du lac de Constance, que Roland Kuhn, chef de service d'un hôpital psychiatrique, fit sa découverte, heureuse résultante de la conviction, de l'opiniâtreté, d'un sens clinique aiguisé et, bien sûr, du hasard. Kuhn avait expérimenté les effets hypnotiques d'un antihistaminique H1, de structure tricyclique, développé par la firme Geigy. L'intérêt que lui portait Kuhn ne trouva pas de répondant dans la firme, qui abandonna ce produit. Pourtant, la montée en puissance de la chlorpromazine entretint l'intérêt de Kuhn, qui ne méconnaissait pas la similitude chimique du produit qu'il avait expérimenté avec le neuroleptique. Il repartit à la charge auprès des Laboratoires Geigy qui lui fournirent du produit pour prolonger ses études antérieures. Les effets secondaires qui émaillaient l'activité psychotrope firent arrêter l'essai. Dans l'intervalle, la firme Geigy avait confié à Kuhn un dérivé voisin, sur lequel il transféra son intérêt. Ce composé tricyclique dérivé, iminodibenzyle, avait une chaîne latérale identique à celle de la chlorpromazine.

L'imipramine ne tint pas les promesses antipsychotiques suggérées par sa structure chimique. Kuhn l'essaya alors dans des dépressions endogènes, convaincu qu'il était de pouvoir trouver un médicament actif. Dès les trois premiers cas traités, il acquit la certitude d'une efficacité, que ses essais ultérieurs renforcèrent. Après le scepticisme bien compréhensible qui accueillit ses premières communications, les publications issues d'essais multicentriques emportèrent l'adhésion.

Ce n'est que dix ans après ces essais princeps que les groupes de Fridolin Sulser et de Julius Axelrod appréhendèrent l'intimité mécanistique de cette nouvelle classe d'antidépresseurs, à savoir l'inhibition de la recapture

Schéma d'une synapse

L'édifice synaptique correspond à la zone d'affrontement d'un des multiples boutons synaptiques d'un neurone avec un petit élément de surface de la membrane d'un neurone voisin, dit neurone post-synaptique.

Chlorpromazine
= Largactil ®
= neuroleptique/
antipsychotique

Imipramine
= Tofranil ®
= antidépresseur
tricyclique

neuronale des amines neuromédiatrices. L'imipramine, sous sa forme native, inhibe la recapture de la sérotonine. En revanche, l'un de ses principaux produits de transformation inhibe la recapture de la noradrénaline. Puis virent le jour des agents inhibant sélectivement la capture de sérotonine (clomipramine (Anafranil®), indalpine (Upstène®), fluvoxamine (Floxyfral®), fluoxétine (Prozac®)) ou inhibant sélectivement la recapture de noradrénaline (désipramine (Pertofran®), maprotiline (Ludiomil®)) ou inhibant sélectivement la recapture de dopamine (amineptine (Survector®)). La sélection d'agents pharmacologiques spécifiques d'un transporteur neuronal défini est attrayante d'un point de vue intellectuel ; elle est moins enthousiasmante d'un point de vue pratique. Faute en effet de savoir (encore ?) identifier avec certitude le substrat neurochimique particulier à chaque état dépressif, il est illusoire de recourir à un outil spécialisé. S'il n'est pas totalement satisfaisant d'enfoncer une vis avec un marteau, il est impossible d'enfoncer un clou avec un tournevis... Ainsi, le succès perdurant de l'imipramine procède, sans doute, de son efficacité régulière, qu'elle doit sans doute à son manque de spécificité. Sous sa forme originelle, elle inhibe la recapture de la sérotonine ; un de ses principaux métabolites inhibe la recapture de noradrénaline. Quand l'outil pharmacologique vient trop tôt par rapport à l'habileté qui serait de mise pour en tirer le meilleur parti, il paraît volontiers inadapté, quand il n'est pas tout simplement décrié... C'est là le vaste champ d'activité imparti à la pharmacologie clinique. Elle a tant à y faire qu'elle ne doit éprouver aucune frustration de n'être plus située à la source du médicament, mais à la large embouchure de son cours. Elle doit être constamment à l'affût du moindre tourbillon qui pourrait annoncer de nouvelles voies, diverses collatérales, ou la formation d'un delta.

Le succès des inhibiteurs de capture de la dopamine (autrefois la nomifensine, aujourd'hui l'amineptine) est lié à leur effet stimulant. Ce dernier fait merveille sur les formes anergiques, asthéniques, abouliques. On ne peut pourtant affirmer qu'au-delà de leur effet symptomatique, ces agents aient réellement prise sur le noyau dépressif et constituent d'authentiques antidépresseurs. Comme les IMAO, les antidépresseurs tricycliques, ou apparentés, inhibiteurs de la recapture des amines impliquées dans la régulation de l'humeur, ont un délai d'action antidépressive d'une quinzaine de jours, alors que l'effet inhibiteur de capture est virtuellement immédiat. Cet intervalle libre correspondrait au temps nécessaire à la désensibilisation de certains récepteurs, soumis au feu trop nourri, trop dense, de leur ligand stimulateur. Cela paraît établi pour certains récepteurs de la noradrénaline, les récepteurs bêta-adrénergiques du cortex cérébral. Leur nombre et leur réponse aux stimulations se trouvent amoindris après un traitement semi-chronique par des antidépresseurs.

Longtemps, les molécules « nouvelles » sont venues s'insérer tranquillement dans ce schéma mécanistique. Leurs vertus novatrices étaient d'ailleurs limitées ; elles se définissaient par rapport à leurs aînées, de façon toujours avantageuse : meilleure acceptabilité (moins d'effets secondaires), meilleure efficacité, délai d'action plus court, pharmacocinétique plus confortable (autorisant une seule prise quotidienne)... Une molécule vraiment nouvelle, la tianeptine, est venue attenter à cette quiétude. Non seulement elle n'inhibait la capture d'aucune de « nos » trois amines, mais même elle suscitait un accroissement de la capture de sérotonine. Voilà bien de quoi déprimer les pharmacologues... ou plutôt susciter de nouveaux modes de pensée. Divers autres agents aux propriétés antidépressives avérées et des mécanismes d'action particuliers y invitent, qu'il s'agisse d'agents bloquant les récepteurs alpha2 de la noradrénaline (miansérine = Athymil®) ou encore d'agents stimulant de façon inframaximale les récepteurs 5HT1A de la sérotonine (buspirone = Buspar®). Sous l'influence des antidépresseurs, les récepteurs bêta-adrénergiques corticaux ne sont pas les seuls à être désensibilisés. Ce phénomène est également observé pour les récepteurs 5HT1A sérotonergiques des aires limbiques, pour des récepteurs GABA-B de l'acide gamma aminobutyrique du cortex ; pour des autorécepteurs dopaminergiques D2 ou D3, pour des autorécepteurs alpha2 noradrénergiques ; tandis qu'est décrite l'hypersensibilité de récepteurs alpha1 adrénergiques corticaux.

Avant les années cinquante et ces chimiothérapies « sélectives », on faisait parfois appel aux amphétamines. C'était logique quand dominaient l'asthénie, l'avolition, l'inhibition. Mais c'était malencontreux en cas d'anxiété intense et d'insomnies ; celles-ci n'avaient aucun besoin d'être avivées, d'autant plus que l'abus d'amphétamine est connu pour susciter des dépressions réactionnelles...

Les opiacés, Laudanum de Sydenham en tête, ont fait merveille dans les dépressions anxieuses avec agitation (vieillards exceptés). On tirait parti de leur effet euphorisant.

Les barbituriques, le chloral agissaient eux par leur effet sédatif-hypnotique. Ils réduisaient l'angoisse et atténuaient les pulsions suicidaires. L'alcool a trouvé et trouve encore, sur le mode de l'automédication, une très large place dans l'arsenal antidépresseur. Au point que par boutade on pourrait se demander si l'alcoolique est un déprimé qui se soigne ou si le déprimé n'est pas quelqu'un qui ignore l'alcool...

L'électrochoc, dont le mécanisme d'action demeure largement inexpliqué, a fleuri à partir des années quarante. Sa fréquence d'utilisation tenait à la pauvreté des autres moyens disponibles. Il survit encore dans les épisodes mélancoliques des dépressions endogènes résistant à la chimiothérapie.

Sans prétendre à l'exhaustivité, ajoutons à cette énumération la lithothérapie (administration de sels de lithium) qui dans la psychose maniaco-dépressive exerce un effet curatif sur l'accès maniaque, mais seulement un effet préventif sur l'accès mélancolique ; la privation de sommeil, ou encore la sur-illumination du milieu en jouant de certaines longueurs d'ondes. Le besoin de sports de neige au cœur de l'hiver, procède peut-être de la recherche inconsciente d'une telle sur-illumination ?

La chasse aux antidépresseurs

Le moment est venu de présenter les recettes qu'utilisent les pharmacologues pour mitonner de nouveaux médicaments de la dépression. Comment sélectionnent-ils les candidats ? Ces derniers après cette phase d'études neurochimiques et comportementales n'accéderont en fait à la dignité d'antidépresseurs qu'après un long périple sur les chemins de la toxicologie et de l'expérimentation clinique.

Les études neurochimiques s'effectuent sur l'animal entier ou sur des préparations effectuées à partir de structures cérébrales. Chez l'animal entier, rat, souris, le produit à essayer est administré à dose unique ou de façon répétée. Dès lors s'offrent de nombreuses possibilités. La « microdialyse intracérébrale », par exemple, voit sa place grandir chaque jour dans le parc des méthodes d'études neurochimiques. Elle peut se pratiquer sur l'animal vigile ou soumis à une anesthésie générale. Une sonde, constituée d'un tube très fin, en forme de U, aux parois laissant passer les substances diffusibles, est parcourue par un courant à débit lent (2 µl par minute) d'un liquide dont la composition est voisine de celle du liquide céphalo-rachidien. La perméabilité des parois du tube permet au liquide d'équilibrer sa composition avec celle du milieu extracellulaire. Il se charge de certaines substances (médiateurs et métabolites) en proportion de leur concentration synaptique. Le recueil fractionné du liquide en circulation permet d'évaluer, au cours du temps, comment le psychotrope administré modifie la vitesse de renouvellement (concentration en métabolites) et la libération (concentration de l'amine neuromédiatrice) du neuromédiateur. Sous l'influence des inhibiteurs de recapture, on verra s'accroître la concentration extracellulaire de l'amine concernée.

Certaines expériences ont lieu *ex vivo* : la substance à étudier est administrée de façon unique ou répétée à l'animal d'expérience, puis celui-ci est sacrifié, son cerveau est prélevé, et les structures intéressantes sont prélevées pour les dosages. De la sorte, on évalue si la substance et/ou ses dérivés atteignent dans les aires considérées des concentrations suffisantes pour affecter la cible biologique étudiée. S'il s'agit d'un IMAO, on recherche un accroissement du taux du médiateur, une diminution du taux de ses dérivés résultant d'une désamination oxydative. Ou encore, on mesure directement l'activité mono amine oxydase en présentant à un homogénat de structure cérébrale un substrat de l'enzyme et en mesurant au cours du temps la cinétique de sa transformation.

Le traitement semi-chronique par les antidépresseurs a souvent pour effet de désensibiliser les récepteurs bêta-adrénergiques du cortex cérébral. Cela peut être mis en évidence par la réduction de la liaison d'une substance radiomarquée aux récepteurs bêta (^{3}H-dihydroalprénolol par exemple) associés à une préparation de cortex cérébral homogénéisé qu'on a, par le jeu de centrifugations successives, enrichie en membranes neuronales. Cette désensibilisation peut encore être révélée par la mesure de la réponse biochimique suscitée par la stimulation des récepteurs bêta-adrénergiques au moyen de noradrénaline : l'accumulation d'AMP cyclique. De fait, ces récepteurs bêta sont couplés positivement avec l'adénylate cyclase qui préside à la synthèse de ce second messager. Leur désensibilisation conduit à une moindre accumulation d'AMP

cyclique que dans les conditions contrôles, en réponse à
une concentration définie de noradrénaline.

On étudie souvent les inhibiteurs de capture des amines
neuromédiatrices en homogénéisant des fragments de tissu
cérébral. Si l'on veut étudier la recapture de sérotonine,
de noradrénaline ou de dopamine, on choisit un fragment
de cortex, d'hypothalamus ou de striatum respectivement.
L'homogénéisation consiste à écraser ce fragment de tissu
dans un tube cylindrique muni d'un piston qui s'adapte
étroitement aux parois (homogénéiseur de Potter Elve-
jehm). Cette opération arrache les boutons synaptiques
des ramifications auxquelles ils sont attachés. Le tissu
cérébral est ainsi homogénéisé au sein d'un liquide de
tonicité définie (saccharose 0,33 M). Les bords libres
formés par l'arrachement des boutons synaptiques tendent
à fusionner ; des vésicules se forment ainsi, on les appelle
synaptosomes. Afin de les purifier, on leur fait subir une
centrifugation à faible vitesse. On élimine alors le culot
formé par les gros fragments pour ne garder que les
synaptosomes présents dans le liquide surnageant. Au
besoin, on recommence une nouvelle centrifugation.

Les synaptosomes ainsi obtenus et placés dans un milieu
qui permet leur survie se comportent comme les terminaisons neuronales normales au sein du cerveau vivant.
Ils capturent les précurseurs de leurs médiateurs pour les
synthétiser. Ils stockent le médiateur et le catabolisent
par l'action de leurs mono amine oxydases. Lorsqu'on
reproduit à leur niveau la dépolarisation membranaire
qu'aurait réalisée le potentiel d'action, le médiateur se
trouve libéré. Ils peuvent aussi capturer le neuromédiateur, si celui-ci se trouve présent dans le milieu dans
lequel ils baignent. C'est précisément le mécanisme sur
lequel jouent les antidépresseurs inhibiteurs de la capture
des neuroamines.

Pour l'étudier, on met les synaptosomes, préparés à partir de différentes structures cérébrales, en présence, selon leur origine, de dopamine tritiée (striatum), de noradrénaline tritiée (hypothalamus) ou de sérotonine tritiée (cortex), et on ajoute à des concentrations croissantes (0-10^{-8}-10^{-7}-10^{-6} M) la substance à étudier. Après quelques minutes d'une telle incubation, à 37°C, la capture (ou ce qu'il en subsiste du fait de la présence de la substance inhibitrice) est interrompue. Une centrifugation, menée à +4°C, rassemble en un culot les synaptosomes. La mesure de la radioactivité que recèlent ces synaptosomes est alors effectuée. Si la substance étudiée est inhibitrice de capture du médiateur considéré, elle réduit l'accumulation synaptosomale de la radioactivité. À partir des valeurs obtenues, on calcule une concentration inhibitrice 50 % (CI_{50}). C'est la concentration de la substance à étudier qui, dans les conditions expérimentales choisies, réduit de 50 % la concentration de la radioactivité dans les synaptosomes. On ne retient comme candidats au grade d'antidépresseur potentiel que des agents actifs à des concentrations inférieures à 10^{-6} M. Pour fixer les idées, imaginons qu'une substance X ait un poids moléculaire de 200, et que sa CI_{50} soit de 10^{-8} M. Lorsque la substance sera, dans le milieu alentour du système neuronal cible de son action, ou dans le milieu d'incubation des synaptosomes, à la concentration de $200 \times 10^{-8} = 2$ microgrammes par litre (le microgramme est le millionième de gramme), à chaque instant un système de capture sur deux (50 % des systèmes de capture) sera empêché de fonctionner, sera bloqué. Ainsi, la capacité de reprise du médiateur à la fente synaptique sera réduite de moitié ; ce qui tendrait à doubler la concentration synaptique de ce médiateur et partant, tendrait à doubler la probabilité de stimulation des récepteurs post-synaptiques de l'amine. La proportionnalité suggérée est extrêmement approximative.

Une réduction de concentration de la radioactivité au sein des synaptosomes ne correspond pas inévitablement à une inhibition de recapture. En effet, la substance étudiée peut ne pas troubler l'entrée du médiateur mais, au rythme où il entre, elle peut en susciter la sortie. C'est en partie selon un tel mécanisme qu'opèrent les agents amphétaminiques. Pour distinguer entre ces deux mécanismes, avec J.-J. Bonnet, nous avons conçu un modèle de « double marquage ». Le principe, rapidement évoqué, en est le suivant. Dans un premier temps, les synaptosomes sont incubés avec de la dopamine marquée au carbone 14 (= ^{14}C) qu'ils capturent. On les sépare ensuite de ce premier milieu d'incubation et on les immerge dans un nouveau milieu comportant cette fois de la dopamine marquée au tritium (^3H) et des concentrations croissantes de la substance à étudier. On peut ainsi étudier l'influence de cette dernière et sur le flux entrant de dopamine — sur l'entrée du tritium — et sur le flux sortant de dopamine — sur la sortie du carbone 14. Cela nous a permis de distinguer des inhibiteurs purs de la capture de dopamine (amineptine, GBR 12783, etc.) des substrats du complexe de capture stimulant la libération des stocks cytosoliques de la dopamine (amphétaminiques) et enfin des agents dont l'effet inhibiteur de capture n'est que la conséquence d'une perméabilisation de la membrane synaptosomale laissant fuir l'amine capturée au rythme même de son internalisation.

La radioliaison d'inhibiteurs de capture tritiés offre une alternative à la méthode précédente. On part toujours de synaptosomes comportant les complexes de capture du médiateur associés à leurs membranes, mais on les casse pour ne travailler que sur leurs membranes. Celles-ci vont être incubées avec des inhibiteurs de capture de référence, radiomarqués (tritium) à haute affinité (10^{-9} M) et spécifiques d'un système de capture défini. Pour marquer le système de capture sérotonergique, il est fait appel à l'imipramine tritiée ou à la paroxétine tritiée ; pour marquer le système de capture noradrénergique, il est fait appel à la désipramine tritiée ; pour marquer le système de capture de la dopamine, avec le docteur J.-J. Bonnet, nous avons sélectionné le GBR 12783 tritié. On mêle les membranes, obtenues à partir des synaptosomes préparés à partir de structures cérébrales choisies en fonction du système de capture étudié, le radioligand caractéristique du complexe de recapture étudié (à concentration fixe) et des concentrations croissantes de la substance étudiée. Selon la température, l'incubation dure quelques dizaines de minutes (si elle est élevée) à quelques heures (si elle est basse). Le but est d'atteindre l'état d'équilibre de la compétition du radioligand et de la substance pour occuper les sites de liaison des complexes de recapture de la membrane neuronale. Si la substance a une grande affinité pour ces derniers, elle occupe largement les complexes de recapture, les rendant inaccessibles au radioligand. Aussi, lors de la filtration, le radioligand non fixé – la radioactivité – passe au travers du filtre et n'est pas associé aux membranes retenues par le filtre. Dans l'hypothèse où, au contraire, la substance étudiée est inactive, elle ne se lie pas au complexe de capture ; le radioligand s'y lie et avec lui la radioactivité aux membranes.

Ces études *in vitro* ne préjugent pas que les molécules qu'elles sélectionnent comme actives le seront encore après leur administration orale, même parentérale (injection sous-cutanée ou intraveineuse). Les biotransformations dont elles peuvent faire rapidement et intensément l'objet peuvent engendrer des dérivés (métabolites) inactifs. Les substances, sous leur forme originelle, ou leurs métabolites, peuvent être incapables de franchir la barrière hémato-encéphalique et partant d'accéder à leurs cibles cérébrales. Les études réalisées chez l'animal vivant sont indispensables pour aller plus loin. Il faudra ensuite les compléter par des essais de pharmacologie clinique humaine. Les études comportementales, quant à elles, peuvent prolonger les études précédentes mais aussi les précéder. On peut détecter avec elles des molécules agissant sur des cibles et selon des mécanismes non encore identifiés. Certaines de ces études portant sur l'interaction de la substance étudiée avec un agent pharmacologique au mécanisme d'action précisé fournissent des indications sur les mécanismes d'action d'antidépresseurs potentiels. D'autres suggèrent les posologies utiles, la durée d'action, les effets secondaires. On perçoit ainsi leur caractère irremplaçable.

Pour une capture large de nouvelles molécules, plusieurs épreuves classiques, les plus complémentaires possibles, sont mises en œuvre. On leur adjoint une ou plusieurs épreuves originales. Ces recherches sont d'autant plus confidentielles que la concurrence entre laboratoires est vive. Le développement d'un médicament synonyme de ses prédécesseurs coûte aussi cher que celui d'un produit foncièrement original, à haut pouvoir innovant. Pourtant, ce prototype se fraie un chemin plus facile vers la réussite, en l'absence de concurrence. C'est la prime au leader d'une classe qui, même s'il voit apparaître des congénères et n'est jamais assuré de l'immortalité, possède une antériotité et bénéficie de la récompense naturelle accordée à la nouveauté.

X + Y = A comme antidépresseurs

Revenons sau « screening » *in vivo* des antidépresseurs pour évoquer leur interaction avec certains réactifs pharmacologiques. Le premier antidépresseur non IMAO découvert, l'imipramine, a révélé des effets antagonistes de ceux de l'acétylcholine au niveau cérébral. On en a trop rapidement déduit que cette propriété pouvait être le support de son activité antidépressive. Aussi, pour caractériser cette propriété, parmi des milliers de molécules candidates, une épreuve éminemment simple a été retenue pour le criblage. Elle consiste à administrer à la souris un agoniste (stimulant) des récepteurs cholinergiques muscariniques, l'oxotrémorine, franchissant la barrière hémato-encéphalique. Cette stimulation des récepteurs cérébraux de l'acétylcholine se traduit par un syndrome « riche » : des tremblements, une hypothermie profonde (la température corporelle baisse de plus de 5°C en quelques dizaines de minutes), une akinésie, une analgésie... Toute substance capable de prévenir chacune de ces manifestations est presque à coup sûr un antagoniste cholinergique muscarinique, accédant au cerveau après son administration systémique. On sait maintenant que cela n'est ni nécessaire ni suffisant pour faire d'elle un antidépresseur. Ainsi, ce critère ancien de sélection est devenu presque un mode d'exclusion, car le Vidal [3] n'est

---

3. Livre à l'usage des professionnels de santé, édité annuellement, et présentant de nombreux renseignements pratiques sur tous les médicaments commercialisés.

que trop encombré d'antidépresseurs fauteurs de troubles anticholinergiques ; ces troubles consistent en un tarissement de la sécrétion salivaire, une augmentation de la pression oculaire très malencontreuse chez le glaucomateux (trouble de la résorption de l'humeur aqueuse mettant sous tension la chambre antérieure de l'œil), une diminution du péristaltisme intestinal, une accélération du rythme cardiaque ; un trouble de la vidange vésicale spécialement à craindre chez le sujet porteur d'un adénome prostatique ; des perturbations de la mémoire spécialement à redouter chez le patient engagé sur les pentes de la démence présénile (Alzheimer) ou sénile...

L'interaction avec la réserpine est très communément mise à profit pour la sélection primaire des antidépresseurs. Cet alcaloïde du *Rauwolfia serpentina* (Apocynacées) s'oppose au stockage dans les vésicules neuronales de la dopamine, de la noradrénaline ou de la sérotonine. De la sorte, l'activité électrique des neurones ne permet plus la libération de ces médiateurs. De là une dopaminoplégie, une noradrénalinoplégie, une sérotoninoplégie. À chacune d'elles sont associées des expressions fonctionnelles particulières que reverseront de façon différenciée les inhibiteurs de capture des amines, selon leur spécificité. Le ptosis (fermeture des paupières) – réserpinique est réversé par les inhibiteurs de la recapture de la noradrénaline ; il en va de même de l'hypothermie et de l'akinésie (suppression de toute activité locomotrice)...

La potentialisation de la léthalité induite par la yohimbine chez la souris constitue un mode de sélection des inhibiteurs de recapture de la noradrénaline. La yohimbine, alcaloïde du Corynanthe yohimbe, est administrée aux souris à dose infratoxique. Chez les souris prétraitées par des inhibiteurs de recapture de la noradrénaline, cette dose de yohimbine, d'infratoxique devient léthale.

La suppression de l'hypothermie suscitée par des doses élevées d'apomorphine, chez la souris, est encore une caractéristique des inhibiteurs de recapture de la noradrénaline, sans qu'on dispose encore d'explications « définitives » sur cette interaction.

Avec le docteur Leroux-Nicollet, nous avons proposé une épreuve qui permet aussi de caractériser le pouvoir inhibiteur de capture de la noradrénaline. Ce pouvoir est suggéré lorsque la substance étudiée prévient l'hypothermie suscitée chez la souris par l'injection d'hydroxy 6 dopamine dans un ventricule latéral du cerveau. Pour le lecteur curieux du mécanisme qui sous-tend cette interaction, précisons que l'hydroxy 6 dopamine est concentrée par le complexe de capture de la noradrénaline associé aux neurones noradrénergiques. Ce faisant, elle suscite une libération de noradrénaline qui induit une hypothermie. Bloquer le complexe de capture des neurones noradrénergiques aboutira donc à prévenir l'hypothermie.

La potentialisation des mouvements céphaliques induits chez la souris par le 5 hydroxytryptophane est mise à profit pour sélectionner, outre les inhibiteurs de mono amine oxydases (IMAO), les inhibiteurs de la recapture de la sérotonine. En effet, comme nous l'avons déjà évoqué, cet acide aminé est le précurseur immédiat de la synthèse de sérotonine. Une simple décarboxylation (perte de gaz carbonique = CO_2), assurée par une enzyme, abondante au sein des neurones sérotonergiques, le transforme en sérotonine. Cette charge en médiateur accroît le niveau des transmissions sérotonergiques. La dose choisie de 5 hydroxytryptophane (25 mg/kg, voie intrapéritonéale, c'est-à-dire injectée dans la cavité abdominale) n'est pas suffisante cependant pour induire des mouvements de la tête de l'animal. Elle le devient si les animaux ont été prétraités par un IMAO ou par un inhibiteur de la recapture de la sérotonine, l'un ou l'autre contribuant à accroître la concentration synaptique de sérotonine.

Dans le même registre, il a été proposé d'administrer à la souris de la para chloro méthyl amphétamine pour sélectionner les inhibiteurs de recapture de la sérotonine. Cette substance, empruntant le complexe de capture neuronal de la sérotonine, est concentrée au sein des neurones sérotonergiques. Ce faisant, elle promeut une intense libération de sérotonine, ce qui se traduit par des mouvements céphaliques. Les inhibiteurs de capture de sérotonine inhibent la capture de para chloro méthyl amphétamine ; ainsi ils préviennent son effet libérateur de sérotonine et partant, les mouvements de la tête.

Encore dans ce registre, pour la mise en évidence cette fois d'inhibiteurs de recapture de la dopamine, évoquons une épreuve que nous avons développée avec le docteur Duterte-Boucher. Des souris sont rendues akinétiques par un prétraitement par la réserpine. La dexamphétamine, en empruntant le complexe de capture de la dopamine, pénètre dans les terminaisons des neurones dopaminergiques et suscite la libération de la dopamine cytosolique. Cette libération de dopamine restaure une activité locomotrice importante chez les souris. Les inhibiteurs de recapture de la dopamine, prévenant l'entrée de l'amphétamine dans les neurones dopaminergiques et/ou la libération de dopamine, s'opposent à la réversion de l'akinésie réserpinique par l'amphétamine.

Ces interactions pharmacologiques, utiles à la détection de propriétés antidépressives potentielles, ont le mérite d'approcher leur mécanisme d'action et sont relativement faciles à mettre en œuvre : ce sont d'attrayantes épreuves de sélection primaire. Néanmoins, elles recèlent des incertitudes : des interactions purement pharmacocinétiques peuvent introduire des pollutions. Nous en imaginerons deux exemples. Si les deux substances, dont on considère l'interaction, sont inactivées par les mêmes systèmes enzymatiques, elles se protègent mutuellement, l'enzyme ne pouvant transformer les deux molécules à la fois. De là une raison non pharmacodynamique de potentialisation réciproque. Si encore les deux substances se lient aux mêmes sites d'une même protéine plasmatique, elles entrent en compétition pour occuper ce site. Dès lors, leur fraction libre s'en trouve accrue. Comme cette fraction continue son chemin vers la cible biologique, de par sa plus grande abondance, elle affecte davantage cette dernière.

Les antidépresseurs peuvent exercer des effets comportementaux intrinsèques que s'appliquent à détecter quelques épreuves. Nous restituerons les plus notoires d'entre elles. Celles-ci considèrent la « résignation » qui s'installe rapidement chez l'animal lorsqu'il est exposé à une situation fort désagréable, à laquelle il ne peut échapper. Sous l'influence des antidépresseurs, l'installation de la résignation est différée, l'animal lutte plus longtemps pour échapper à l'inconfort qui lui est infligé.

Dans l'épreuve dite du « désespoir comportemental » de la souris décrit par R. Porsolt et son équipe, la souris est déposée dans un becher à demi rempli d'eau froide. Elle nage activement durant les trois premières minutes de l'immersion, puis la résignation s'installe quand elle réalise que ses efforts sont vains et qu'ils ne lui permettront pas d'échapper à cette situation. Elle s'immobilise alors, le nez seul hors de l'eau. Aussi, durant la deuxième période de trois minutes, est-elle essentiellement immobile. Sous l'influence d'agents antidépresseurs agissant par des mécanismes apparemment différents (électrochocs, inhibiteurs de recapture des amines médiatrices précédemment présentées, inhibiteurs de mono amine oxydases...), l'installation de la résignation est différée. La souris continue de nager, activement, durant la deuxième période de trois minutes. Avec le docteur Duterte-Boucher, nous avons montré que les agents stimulant les récepteurs D2 de la dopamine étaient sélectionnés par cette épreuve comme des antidépresseurs. Les données cliniques qui s'accumulent progressivement semblent valider cette assertion expérimentale.

Une autre épreuve, décrite par Steru et son équipe, est dans l'esprit assez voisine de la précédente. La souris est suspendue par la queue à une jauge de contrainte qui enregistre si elle se débat et mesure la force qu'elle y met. Durant les trois premières minutes de l'épreuve, elle se débat intensément. Puis, quand elle réalise en quelque sorte que les efforts qu'elle déploie n'améliorent pas sa situation, elle renonce, se résigne et s'immobilise. Ainsi, durant la deuxième période de trois minutes, elle demeure essentiellement immobile, à moins qu'elle ne soit soumise à l'action d'un agent antidépresseur.

L'épreuve de la résignation apprise, quoique différente des précédentes, pourrait emprunter aux mêmes mécanismes. Un rat est placé sur un plancher constitué de barres métalliques parallèles par lesquelles des chocs électriques vont être délivrés à ses pattes ; il est soumis à ces chocs, auxquels il ne peut échapper, pendant plusieurs sessions, quelques jours consécutifs, alors qu'il est ou non traité par la substance à étudier. Puis, on analyse sa capacité à acquérir un comportement d'évitement actif à un stimulus douloureux (fuite d'un compartiment dans un autre quand s'allume une lampe ou retentit une sonnerie, sous peine de recevoir des chocs électriques par le plancher d'un des compartiments). L'animal résigné ne cherche plus à fuir, et présente ainsi un déficit manifeste d'acquisition du comportement d'évitement. Il est tel l'enfant battu qui n'esquisse même plus les mouvements de protection de sa figure par ses bras pour échapper aux gifles. Les animaux traités par des antidépresseurs ne se résignent pas, ne renoncent pas, ils apprennent vite à s'échapper dès que retentit (sonnette) ou dès qu'apparaît (lumière) le stimulus conditionnel. Cette épreuve n'est pas, en raison de sa lourdeur relative, un mode de sélection primaire.

Dans une colonie de singes, on peut discerner une organisation hiérarchique. Certains mâles s'arrogent le privilège d'occuper certains perchoirs, ont le monopole de certaines mangeoires, accèdent de façon prioritaire à d'autres, leurs congénères s'effaçant à leur approche. L'administration d'antidépresseurs à certains singes « dominés » suscite éventuellement chez eux des comportements dominateurs et introduit des perturbations dans la colonie.

J'aimerais encore rappeler une épreuve imaginée par mon défunt ami, le professeur F. Boismare. Elle suggère des relations possibles entre alcoolisme et dépression, montre l'efficacité de certains antidépresseurs dans les essais de désintoxication alcoolique et permet la sélection d'agents potentiellement actifs. Sa mise en œuvre, d'une certaine lourdeur, n'en fait pas à proprement parler une épreuve de sélection primaire. Des rats n'ont à leur disposition d'autre boisson qu'une solution hydro-alcoolique (10°) et ce, pendant quinze jours. À l'issue de cette période, ils disposent de deux biberons, l'un rempli d'eau, l'autre de la solution hydro-alcoolique. Des rats résolument sobres retrouvent le chemin de l'eau, qui constituera leur seule boisson ; d'autres continueront de s'adonner à la consommation de la boisson alcoolisée. Chez ceux-ci, l'administration de certains antidépresseurs, spécialement mais non exclusivement, ceux qui inhibent la recapture de sérotonine, réduisent la consommation de la solution hydro-alcoolique au profit de celle d'eau.

Où en est-on aujourd'hui ? Que peut-on attendre des recherches qui porteront leurs fruits dans un proche avenir ?

Les méthodes « classiques » d'investigation paraissent avoir produit le meilleur de leurs capacités, sélectionnant à l'envi, et peut-être en excès, des molécules qui sont autant de variations sur un thème donné. Il ne semble plus y avoir grand-chose à glaner de vraiment neuf dans cette voie. Pourtant, si les médicaments antidépresseurs disponibles rendent d'énormes services, ils ont leurs limites. Leur action est lente : une quinzaine de jours, c'est très long, trop long. Leurs effets secondaires sont multiples et pas toujours anodins. Parfois, ils sont inefficaces, ce qui oblige à recourir aux électrochocs. Il faut donc faire plus et faire mieux. En particulier, il paraît nécessaire de se doter de nouveaux modèles comportementaux animaux, qui permettent de mimer l'état dépressif. Dire cela, c'est postuler que le ras-le-bol, le blues, n'est pas l'apanage des humains. Il pourrait exister dans le comportement animal des équivalents de certains traits dépressifs humains. Dès lors, ce qui corrigera ces premiers aura vocation à traiter ces derniers. C'est ce qui explique la faveur et le succès persistants de certaines épreuves comportementales pour la recherche au hasard de nouvelles molécules actives, mais aussi les efforts accrus pour mettre au point de nouvelles épreuves, conçues sur des bases anthropomorphiques, visant à étendre et à diversifier les capacités de sélection des épreuves précédentes. Rompant avec le piètre rendement auquel condamne la sélection au hasard parmi des molécules variées, ces méthodes permettront une démarche raisonnée et systématique. Ainsi chaque réactif pharmacologique capable d'influer sur une cible biologique nouvellement identifiée pourra être, sans *a priori* aucun, soumis à ces épreuves. Quand un effet antidépresseur potentiel sera observé, il sera toujours temps de bâtir une théorie explicative. On est habitué en matière de médicament à ce que l'action précède l'explication, d'autant que l'action a une permanence que n'a pas toujours l'explication...

La théorie est l'art d'aménager dans l'instant les fragments du savoir. C'est l'art de disposer les quelques pièces disponibles d'un puzzle incomplet. C'est dire tout l'intérêt d'obtenir une pièce nouvelle qui peut inciter à repenser complètement l'édifice en construction. Derrière la fissure à boucher, il y a parfois un mur à rebâtir. De même, si l'on veut résolument innover en matière d'antidépresseur, mieux vaut s'affranchir des épreuves par trop classiques. La pharmacologie ne doit pas relâcher sa pression de la dépression...

Chapitre 7

Contre la peur d'avoir peur

L'anxiété est de tous les temps. À des degrés divers tous les individus l'éprouvent, qu'elle ait un objet – c'est alors une réaction physiologique – ou qu'elle n'en ait pas – c'est l'angoisse pathologique. Elle est consubstantielle à l'Homme. C'est la rançon du développement, très particulier à l'espèce, d'une partie très antérieure de ce qui constitue le cerveau. Avec la capacité d'anticipation que confère l'intelligence vont de pair l'idée de la finitude et celle de la mort, qui empoisonne la vie et alimente le feu intérieur des peurs, des aversions, des phobies. L'anxiété, dans une certaine limite, est le tuteur de la prudence et une composante essentielle de la vie quotidienne : la conduite automobile, les relations humaines, le métier, la famille bénéficient d'une forme mesurée d'anxiété. Elle est garante d'un bon niveau d'attention, elle maintient en éveil, elle favorise la capacité à agir ou à réagir. Pourtant, des explosions, des crises d'angoisse ou *panic attacks* surviennent parfois qui gênent l'accomplissement des tâches quotidiennes. Sans raison aucune, on éprouve brusquement la terreur subite de mourir ; palpitations,

douleurs thoraciques, gêne respiratoire, sensation d'étouf-
fement, tremblements, bouffées de chaleur submergent la
conscience. Ce genre d'accès est le plus souvent exceptionnel, mais il arrive parfois qu'ils surviennent de
manière particulièrement fréquente : c'est alors que
l'anxiété devient invalidante. L'anxieux développe alors
des manœuvres conjuratoires pour tenter de prévenir les
crises. De là tout un rituel qui peut perturber plus ou
moins profondément sa vie. Il s'interdit par exemple d'ouvrir les fenêtres, se signe au sortir de chez lui ou avant
d'entrer dans son bain ; il répète inlassablement les mêmes
formules dont Dieu n'est souvent pas absent ; il se lave
compulsivement les mains. Il trouve encore maints déri-
vatifs et plonge dans un travail forcené, dans la prière,
dans les loisirs. Pour fixer sa pensée, il focalise son attention sur une inquiétude définie, toujours la même, réalisant une sorte de transfert.

Depuis Freud, les psychanalystes tentent de soulager
les anxieux, les phobiques, les névrosés en faisant remonter à la surface ce qui serait selon eux le conflit psychologique refoulé à l'origine de ce trouble. L'efficacité pour
le moins modérée de cette démarche en a fait imaginer
d'autres, les thérapies comportementales par exemple, qui
consistent à apprendre aux patients à supporter les stimulations déclenchant les crises. Il y a une cinquantaine
d'années, des médicaments sont apparus, qui donnent des
résultats souvent plus tangibles. À mesure que s'abré-
geaient les consultations médicales, que s'appauvrissaient
les relations médecin/malade, que se rétrécissait le dialogue entre ces protagonistes, le médecin n'ayant plus le
temps de rassurer le patient, de le convaincre de la béni-
gnité de ses maux, de le tranquilliser, il disposait enfin
du moyen de prolonger à distance sa pression apaisante,
pacificatrice, tranquillisante. Il prescrivit donc des anxio-

lytiques en abondance. La défausse tend ainsi à devenir systématique. L'assurance se substitue aux économies, la maison de retraite prend en charge les parents âgés, l'antihypertenseur est utilisé avant le régime amaigrissant, le diurétique permet d'éviter le régime sans sel et de se repaître de fruits de mer, l'inhibiteur de synthèse du cholestérol permet d'éviter la suppression du beurre, des œufs au plat. De même, avec l'anxiolytique, on évite d'emblée de se raisonner et de surmonter son trouble. Le succès des anxiolytiques « surf » sur la vague porteuse de la satisfaction maximale au moindre effort.

Les benzodiazépines et au-delà

Les effets anxiolytiques de l'alcool sont connus et utilisés de longue date jusqu'à l'abus. Certains alcoolismes peuvent plonger leur racine dans des états anxieux pathologiques. De même, les opiacés, pour leurs effets euphorisants et sédatifs, ont eu les faveurs excessives d'autres utilisateurs. Mais c'est aux environs de 1945, qu'un pharmacologue tchèque, F. Berger, à la recherche d'agents antibiotiques, découvrit le premier véritable anxiolytique au cours d'expériences réalisées sur des souris. Il constata un effet calmant et un relâchement musculaire intense alors que l'éveil était maintenu. Afin d'améliorer ces effets tranquillisants, il sélectionna le méprobamate (Équanil®), qui connut un vif succès international. Dans le sillage du méprobamate, le laboratoire Roche voulut développer d'autres anxiolytiques. L. Sternbach synthétisa ce qu'il croyait être une quinazoline. Cette molécule, entre les mains de l'équipe pharmacologique dirigée par

L. Randall, révéla chez l'animal des activités anxiolytiques évidentes. À l'analyse, il s'avéra que le produit actif était une structure nouvelle, une benzodiazépine, le chlordiazépoxide. Il sera commercialisé en 1960, sous le nom de Librium®. La brèche ouverte, maintes autres molécules apparentées s'y précipitèrent. En 1963, le diazépam ou Valium® dominait. En 1991, il existe dans les officines pharmaceutiques plus de trente benzodiazépines et dans les tiroirs des laboratoires pharmaceutiques des milliers de dérivés, dont plusieurs centaines au moins ont des effets similaires à ceux des produits commercialisés. Espérons que ces derniers sont les meilleurs...

Comme presque toujours pour les neuropsychotropes, la découverte de la propriété a précédé celle du mécanisme d'action. Entre les deux, près de vingt ans se sont écoulés. Les benzodiazépines se fixent dans le cerveau à des récepteurs « aux benzodiazépines ». Cette expression témoigne de la méconnaissance persistante de la substance qui physiologiquement agit sur ces récepteurs. Ceux-ci ont une répartition très hétérogène. Ceux qui sont impliqués dans l'anxiolyse semblent situés dans les aires limbiques, impliquées dans les émotions et l'olfaction. Examinée sur la face interne d'un hémisphère cérébral, cette zone dessine un anneau – d'où le nom de limbe – où l'on distingue trois formations principales : l'hippocampe, l'amygdale et le septum, qui sont en étroites relations fonctionnelles.

Les sites de liaison des benzodiazépines jouxtent les récepteurs de l'acide gamma amino butyrique (GABA) et ceux-ci côtoient un canal de la membrane neuronale spécifique des ions chlorures. Ces trois éléments voisins se donnent en quelque sorte la main. Ainsi l'occupation des récepteurs aux benzodiazépines, par celles-ci, retentit sur le récepteur du GABA, et lui-même suscite des modifications du canal au chlore. En détaillant un peu, l'esquisse se précise : lors de l'administration d'une benzodiazépine, celle-ci va se lier à ses récepteurs. La modification de la forme de ceux-ci, ou transconformation, retentit sur la forme des récepteurs du GABA, qui deviennent dès lors plus facilement accessibles à leur médiateur, le GABA. Cet accroissement d'affinité permet qu'instantanément, davantage de récepteurs au GABA soient stimulés par le médiateur. Enfin, la stimulation du récepteur GABAergique a pour effet d'ouvrir le canal aux ions chlorures. Ces ions, plus nombreux à la face externe qu'à la face interne de la membrane neuronale, s'engouffrent alors dans le neurone. La modification de leur concentration de part et d'autre de la membrane neuronale modifie la différence de potentiel électrique entre l'intérieur et l'extérieur de la membrane. Le neurone devient moins apte à engendrer des potentiels d'action. Son activité électrique se trouve diminuée. Ainsi, les récepteurs des benzodiazépines apparaissent comme les supplétifs des récepteurs du GABA, ceux-ci les gardes-barrières des canaux aux ions chlorures, et ces derniers comme des régulateurs de tension et de l'activité électrique des neurones. Les récepteurs aux benzodiazépines peuvent être occupés par diverses autres substances, dont très vraisemblablement une substance endogène. Des présomptions fortes se portent sur un peptide, l'octadécaneuropeptide (ODN). L'anxiété pourrait donc être liée à la production et à la libération insuffisante d'une substance mimant les effets des benzodiazépines. Mais elle pourrait aussi résulter d'une stimulation excessive par une substance endogène, dérivée de bêta-carbolines, qui exercerait des effets diamétralement opposés à ceux des benzodiazépines. Occupant les récepteurs de ces dernières, elle réduirait l'affinité des récepteurs du GABA pour celui-ci et partant, imperméabiliserait le canal aux ions chlorures. De là des effets éveillants, stimulants, anxiogènes, voire convulsivants. Dans cette hypothèse les benzodiazépines agiraient en contrariant l'effet de cette substance anxiogène.

On peut aussi penser agir directement sur certains récepteurs du GABA, par des agonistes GABAergiques. Hélas, l'ubiquité de ces récepteurs et les multiples fonctions qu'ils desservent font craindre que l'anxiolyse soit présente au rendez-vous, mais perdue dans une foule d'autres effets non sollicités, au mieux inutiles, au pire délétères. Les transmissions dopaminergiques semblent participer à un tonus anxieux. Leur stimulation par des amphétaminiques utilisés à des fins de dopage ou comme « coupe-faim » peut stimuler un fond anxieux, voire déclencher des attaques de panique. Sur des tests pratiqués chez la souris, avec Philippe Simon, nous avons montré que le blocage des récepteurs D1 de la dopamine suscitait une apparente anxiolyse. On mettra ce fait en relation avec les attaques de panique suscitées chez certains patients par l'abus de café. La caféine qu'il contient est pour partie métabolisée en paraxanthine qui est un stimulant des récepteurs D1 de la dopamine. La stimulation des récepteurs sérotonergiques du type 5HT1A (par la buspirone, l'ipsapirone, la gépirone, la 8 hydroxy dipropyl amino-tétraline (= 8OHDPAT)) est expérimentalement associée à un effet anxiolytique. Le blocage des récepteurs sérotonergiques du type 5HT3 (par l'ondansetron, le granisetron...) est aussi associé expérimentalement à un effet anxiolytique. La cholécystokinine (CCK), un peptide formé de huit acides aminés, bien connu pour ses effets anorexigènes, exerce des effets anxiogènes. On dispose désormais d'antagonistes des récepteurs de la CCK tel le dévazépide dont on attend, outre des effets orexigènes (accroissant l'appétit), des effets anxiolytiques.

Les récepteurs des benzodiazépines ne sont donc sûrement pas les seules serrures que l'on peut espérer ouvrir pour apaiser l'anxiété. D'autres molécules encore, dont la structure chimique n'a rien de commun avec celle des benzodiazépines, ont la propriété de se lier aux récepteurs qu'on est de moins en moins enclin à appeler « aux benzodiazépines ». Pour apaiser la curiosité des chimistes, précisons qu'il s'agit de triazolopyridazines (zopiclone : Imovane®, qui est utilisée comme hypnotique), ou d'imidazopyridazines (zolpidem : Stilnox®, un hypnotique ; alpidem : Ananxyl®, un anxiolytique). Le marché juteux des benzodiazépines se voit donc attaqué par des substances non benzodiazépiniques. Elles espèrent s'imposer en revendiquant des particularités au-delà des seules particularités chimiques. Elles n'induiraient pas de dépendance ou celle-ci serait moindre qu'avec les benzodiazépines. On conçoit que le confort procuré par la suppression de l'anxiété incite à la prolongation infinie des traitements. Qui s'est anxiolysé s'anxiolysera. La dépendance psychique des traitements est donc difficile à minimiser. En revanche, la recherche d'agents n'engendrant pas ou peu de dépendance physique [1] est un enjeu important, surtout quand on considère l'utilisation abusive qui est faite des produits de cette classe pharmacologique.

---

1. La dépendance psychique correspond au besoin de maintenir par la consommation de la substance l'état de confort, de plaisir, de satisfaction qu'elle procure. La dépendance physique correspond à un besoin plus fort, contraignant à consommer la substance sous peine de voir survenir des manifestations somatiques (neurologiques, digestives, cardio-vasculaires...) exprimant l'abstinence, le « manque », la rupture d'un nouvel équilibre installé par la présence chronique de la substance dans l'organisme.

Méthodes et voies de recherche

Comment met-on en évidence qu'une substance est anxiolytique ? Le psychopharmacologue n'est pas démuni quand il veut caractériser une propriété anxiolytique car le catalogue des méthodes d'étude commence à être bien fourni. L'épreuve des quatre plaques est un grand classique. Une souris est déposée sur un plancher de forme carrée, constitué en fait de quatre plaques métalliques carrées, non jointives. Quand l'animal, par ses déplacements, vient à passer d'un carré à un autre, une décharge électrique lui est appliquée aux pattes. Les animaux témoins réalisent vite la relation qui existe entre leurs déplacements et les punitions qui leur sont infligées ; ils s'immobilisent bientôt. L'animal traité par un anxiolytique minimise la punition et laisse libre cours à sa curiosité. Ce n'est qu'après un plus grand nombre de punitions et un plus long parcours qu'il arrête sa course.

L'épreuve du double compartiment constitue une autre modalité très simple de mise en évidence d'une activité anxiolytique. Deux compartiments, l'un blanc intensément éclairé, et l'autre peint en noir, obscur, sont séparés par un orifice qui permet à l'animal de passer de l'un dans l'autre. Les souris albinos présentent une aversion naturelle pour les environnements très éclairés. Aussi, quand on les introduit dans le compartiment blanc, en moins d'une dizaine de secondes elles vont se réfugier dans le compartiment noir. Sous l'influence des anxiolytiques, la latence d'entrée dans le compartiment noir se trouve notablement accrue, la souris explorant à loisir le compartiment blanc avant d'aller enfin explorer le compartiment noir.

La peur peut empoisonner les relations humaines. Une autre épreuve est fondée sur cette constatation. Deux rats mâles mis en présence dans une enceinte où règne la pénombre, présentent bientôt des interactions sociales manifestes. Ils s'approchent l'un de l'autre, se reniflent, se touchent... Si la lumière est vive, les interactions sociales s'appauvrissent ou même disparaissent, à moins que les animaux ne soient soumis à l'action d'anxiolytiques. Si ce phénomène était transposable tel quel à l'homme, pour accroître les « relations sociales » avec l'être désiré, il faudrait choisir entre le night-club ou l'anxiolytique. Quant à user des deux à la fois, c'est l'alcool au night-club...

Il n'y a pas que la nature qui ait horreur du vide, les rongeurs et les humains aussi. Pour ces premiers, cela se vérifie dans l'épreuve du labyrinthe en croix surélevé. L'appareillage, fort simple, a pour plancher deux allées longues et relativement étroites qui se coupent à angle droit à la moitié de leur longueur. L'une d'elles comporte des parois latérales, hormis à l'intersection avec l'autre. L'appareil est surélevé d'un mètre environ par rapport au sol. L'animal d'expérience, rat ou souris (selon le cas les dimensions du dispositif différent) est introduit dans une des deux demi-allées comportant des parois latérales. Dès lors, et pendant un temps déterminé, on apprécie la distance parcourue par l'animal, ce qui renseigne sur son état d'éveil, ou au contraire sur sa sédation ; on mesure la durée de son séjour à l'intersection des deux allées et plus encore le nombre d'entrées et le temps de séjour dans les allées sans parapet, donnant directement sur le vide. Un anxiolytique accroît le temps de séjour au carrefour, le nombre d'entrées et le temps de séjour dans les allées ouvertes sur le vide. Cela peut s'apparenter à la visite du pont du Gard, les jours de mistral. Les anxieux restent au pied de l'édifice pour le contempler, les autres l'escaladent volontiers pour embrasser le paysage alentour.

Certains chauffeurs nous rappellent fréquemment que l'agressivité peut être un exutoire de l'anxiété. Quelques épreuves constituent une illustration de cet aphorisme. Ainsi par exemple, celle dite de la bataille électrique. Deux souris mâles – chez les souris, les femelles ne sont pas agressives, n'en déplaise à Gervaise et Virginie dans *L'Assommoir* – sont déposées sur un plancher fait de barres métalliques parallèles. On les emprisonne en retournant sur elles un becher qui limite l'espace dans lequel elles peuvent évoluer. Des décharges électriques sont alors délivrées par le plancher de la cage. Et les souris de sursauter, de se regarder, de se suspecter... Quand elles n'ont plus aucun doute sur le fait que les misères qui leur sont infligées sont le fait de l'autre, elles se redressent, se mettent dans la posture du boxeur en se faisant face et tentent de se mordre le museau. Les anxiolytiques diffèrent voire préviennent l'expression de ce comportement agressif.

La crainte de manquer d'espace, de nourriture, de subsides, de travail... suscite l'agressivité vis-à-vis de celui avec qui il faudrait partager. Une épreuve paraît s'inspirer de cette constatation. Des souris mâles – là encore les femelles ne conviennent pas – sont isolées dans des cages de grande taille pendant quelques semaines. On transfère alors chaque souris habituée à de grands espaces dans une cage de petite taille où l'on introduit de surcroît une autre souris mâle. Le solitaire des vastes cages ne tarde pas à attaquer l'intrus. En l'occurrence, la solitude spacieuse est mère de l'agressivité. D'aucuns prétendent que certains chiens ne mordent que lorsqu'ils ont peur. On connaît des individus que la peur, l'anxiété rendent agressifs. Voilà pourquoi les anxiolytiques pourraient apaiser l'agressivité. Les dompteurs connaissent bien l'effet produit par les benzodiazépines. Certains ne s'en privent pas, ce qui pourrait expliquer la lenteur et la lourdeur des évolutions de leurs fauves par ailleurs repus.

Chez l'homme, beaucoup de changements sont perçus, du moins à leurs débuts, comme des agressions. Avec quelques similitudes, le fait pour un rongeur d'être confronté à un environnement nouveau suscite des réactions de défiance, d'anxiété, en relation avec cette nouveauté. Elles expriment sa néophobie. L'une des manifestations les plus triviales de cette anxiété créée par la nouveauté est la défécation émotionnelle. Elle paraît l'équivalent de la diarrhée ou des tensions abdominales du candidat à l'examen ou au concours... Lorsqu'un rat est introduit dans un environnement nouveau, enceinte circulaire, sans coins, ni recoins pour se blottir, bien éclairé de surcroît, il s'y déplace, s'y redresse, en un mot explore, et surtout émet quelques crottes. Les anxiolytiques, souvent en l'absence d'effets intrinsèques sur les contractions intestinales, réduisent le nombre de crottes émises.

Un rat affamé par une privation de nourriture d'une journée environ est introduit dans une cage qui ne lui est pas familière. Sur le plancher grillagé de celle-ci est disposée de la nourriture compactée. On mesure le délai au bout duquel l'animal va effectivement consommer la nourriture, et non pas seulement la renifler. Cette consommation intervient lorsque l'animal a fini d'explorer l'enceinte ; une fois assuré que rien ne le menace, il se décide à apaiser sa faim. Si « ventre affamé n'a pas d'oreille », rat affamé n'apaise sa faim que l'esprit apaisé.

Les anxiolytiques ont pour effet de réduire la latence de la prise alimentaire en apaisant l'esprit.

Un modèle proche du précédent, où la composante anxieuse est rendue plus vive, consiste à supprimer la prise de boisson du rat assoiffé par la réminiscence d'une situation pénible. Les rats assoiffés ont accès à une solution sucrée. Après une brève période « d'abreuvement », on leur fait entendre un son qui, dans le passé, leur a été associé à la délivrance de chocs électriques. Chez les animaux témoins, cela interrompt la prise de la solution sucrée, et celle-ci ne reprend qu'après un temps assez long, conséquence vraisemblable de la peur conditionnée, réminiscence d'un épisode pénible du passé. Après la sonnerie, les rats traités par un anxiolytique ne s'arrêtent pas de boire ou s'arrêtent moins longtemps.

L'épreuve dite de l'escalier consiste à placer un rat au bas d'un escalier inséré dans une enceinte. On mesure pendant une période définie le nombre de redressements exploratoires et de marches gravies par l'animal. L'anxiété accroît les redressements et diminue le nombre de marches gravies. Les anxiolytiques ont l'effet opposé.

Enfin, les conflits intérieurs peuvent servir à la sélection des anxiolytiques. Chaque acte raisonné résulte d'une décision prise à partir d'éléments contradictoires. Irai-je en vacances ? Quelle importance vais-je accorder aux risques de la route, à la peur de l'avion, aux épidémies qui peuvent sévir en ces lieux, au cambriolage de mon appartement en mon absence, relativement à la satisfaction de rompre avec la monotonie du quotidien, de rencontrer d'autres gens, de découvrir d'autres lieux, d'autres civilisations, de voir la réalité de lieux connus seulement en photo, de goûter une cuisine nouvelle, médiocrement plagiée en France ? Si la curiosité, l'attrait, la gourmandise, l'hédonisme, les fantasmes l'emportent sur les craintes, la pingrerie ou le manque de moyens, sur l'anxiété, j'irai en Indonésie ! De même, dans certaines situations, l'animal est conduit pour satisfaire des inclinaisons à prendre des risques : pour donner libre cours à ses appétits, il doit supporter quelques inconforts. La punition doit lui paraître moins pénible que la privation de plaisir pour qu'il sollicite le plaisir en dépit de la punition. Chez l'humain, confiture et gifle, jeu et faillite, coït et sida, cigarettes et cancer broncho-pulmonaire, vitesse et accident donnent lieu à ce type d'arbitrage. L'anxiolytique minimise la crainte, l'appréciation du risque.

Sur ces bases, quelles sont les conditions idéales que doivent satisfaire les anxiolytiques ? Rappelons-nous qu'il s'agit toujours de sélectionner une propriété, non un mécanisme d'action. Tout doit donc commencer par le criblage, mode de sélection primaire, qui permet en un temps réduit de tester plusieurs substances à plusieurs doses sur des animaux d'expérience comme la souris et le rat. On doit aboutir à des données chiffrées, quantifiées et non se limiter à des impressions. Les résultats doivent être reproductibles afin de minimiser l'importance des paramètres que l'on ne sait pas maîtriser. Enfin, la démarche doit être le plus possible objective : c'est pourquoi on utilise la méthode dite « en aveugle », au cours de laquelle l'expérimentateur ne sait pas s'il observe un animal témoin ou un animal traité. Enfin la méthode doit être sensible, mieux vaut qu'elle recrute par excès qu'elle n'oublie sur le bord du chemin des substances qui pouvaient continuer le parcours vers les cimes de la thérapeutique. Une épreuve unique ne peut avoir la prétention de régir une telle sélection : ses excès seront relativisés par d'autres épreuves, nécessairement associées.

Le marché de l'anxiété a été monopolisé par les benzodiazépines. Elles ont proliféré et leurs indications se sont élargies au point qu'elles sont presque devenues des béquilles sociales, des pilules pacificatrices, des prothèses psychologiques, des remèdes au mal-être qui remplacent bien souvent l'alcool pour quelques francs le milligramme.

Curieusement, dans le temps où des sociétés gomment pharmacologiquement leurs peurs, leurs craintes, leurs phobies, leurs stress, elles s'appliquent à s'en fabriquer. Le cinéma abonde d'images terrifiantes. Les salles se vident dans le silence, chacun commençant à digérer l'abondante provision de terreurs et de drames qui vient de lui être infligé. Ces images teintées d'hémoglobine, ponctuées d'explosions sont servies par la télévision à toutes les heures du jour et de la nuit. L'information continue va recruter au plus loin de la planète tout ce qu'elle compte de broyés, d'écorchés, d'éclatés, de calcinés, de violés... Un peu comme cette entreprise internationale qui fabrique à la fois des graines pour pelouses et pâturages, responsables de nombreuses rhinites, allergies, conjonctivites, et des médicaments antiallergiques qui en sont le pendant obligé. De même, nos sociétés développées abusent des tranquillisants ; vertueusement, elles s'en étonnent, et même s'en émeuvent, mais simultanément elles s'ingénient à susciter les raisons de leur consommation.

Mais trêve de digressions socio-psychologiques, concluons brièvement à partir de quelques prospectives psychopharmacologiques.

Les récepteurs des benzodiazépines ne constituent sûrement pas les seules serrures dans lesquelles on peut tourner des clés pour apaiser l'anxiété. Les transmissions dopaminergiques semblent participer à un tonus anxieux dans lequel s'illustrent en particulier les récepteurs D1 qu'on pourrait s'appliquer à bloquer sélectivement. Ce blocage des récepteurs sérotonergiques du type 5HT3 paraît constituer une autre piste, de même que les antagonistes de la cholécystokinine. Au-delà de ce peptide, la jungle des neuropeptides pourrait offrir de nombreuses autres possibilités. Aussi, au rythme où les peurs se multiplient, où les angoisses prolifèrent, les possibilités anxiolytiques s'amplifient et se diversifient.

Chapitre 8

Dormez, bonnes gens...

Près d'une personne sur trois se plaint de troubles du sommeil. C'est l'excuse facile et commune de maintes insuffisances diurnes. Près d'une personne sur cinq érige ce trouble en une nuisance grave. Les femmes en sont plus souvent victimes que les hommes et les personnes âgées plus volontiers que les jeunes. À l'évidence, on ne s'accommode pas de « mal dormir »... Certaines périodes de la vie, de par leur contexte affectif, social, économique, certains modes de vie affectent, à l'évidence, l'importance relative et la qualité de la veille et du sommeil. Pourtant, le fait de peu dormir n'est pas nécessairement un inconvénient. La réussite ne consacre-t-elle pas ceux qui ont la chance de pouvoir accomplir deux journées en une ? Malgré cela, la requête d'un sommeil nocturne paisible et réparateur, durant au moins sept heures, fait l'objet d'une demande presque unanime. Nous ne savons que trop, en effet, que la qualité de nos jours est dans le sillage de celle de nos nuits et réciproquement. Nous expérimentons souvent qu'une nuit presque blanche rend le lendemain plutôt gris et crée somnolence, absence, malaise, vulnérabilité, voire danger. De même, la pensée nocturne est volontiers catastrophiste. Elle ne relativise pas, elle transforme les collines en montagnes, elle minimise notre influence sur l'événement et nous emporte dans son courant impétueux.

Quand il ne reste plus
qu'à compter les moutons

L'endormissement difficile engendre un agacement qui n'est pas l'antichambre rêvée du sommeil. C'est une circonstance propice au « mentisme », cette rumination douloureuse sur les problèmes du moment, qui est traversée aussi de vives appréhensions. Chez certains patients, elle favorise la recrudescence de leurs symptômes ; chez certains psychotiques, le délire apparaît alors ou s'exacerbe. Au total, c'est un décollage trop long, trop chahuté, pour que le vol de nuit laisse un heureux souvenir.

On peut parler d'insomnie d'endormissement lorsqu'il faut au moins trente minutes pour s'endormir. Ce phénomène est fréquent en cas d'insomnies transitoires, qui durent moins de trois semaines. Elles surviennent souvent au cours des états anxieux, ou encore lorsque l'excitation a été intense pendant la journée et durant la soirée. De même qu'on ne peut arrêter en quelques dizaines de mètres un train lancé à très grande vitesse, un éveil extrême, une attention soutenue, une idéation phosphorescente, ne peuvent s'éteindre rapidement, surtout quand elles sont épaulées par quelques excitants psychiques, pris de propos délibéré (amphétaminiques, Ordinator®, vitamine C, café, thé, tabac, etc.) ou à d'autres fins (théophylline dans le traitement de l'asthme ; coupe-faim pour lutter contre un surpoids ; L-DOPA, amantadine, dans la maladie de Parkinson ; désipramine ou amineptine comme antidépresseurs ; acide oxolinique, péfloxacine dans le traitement d'infections urinaires ; corticoïdes anti-inflammatoires ; hormones thyroïdiennes utilisées pour pallier les insuffisances de la glande thyroïde ; isoniazide comme antituberculeux ; niridazole pour lutter contre les bilharzies ; disulone comme antilépreux). Les danses endiablées, la musique tonitruante, les flots d'hémoglobine déversés par les thrillers ne constituent pas non plus la préparation la plus appropriée au sommeil...

Pour venir à bout de ces insomnies d'endormissement, on dispose d'hypnotiques qui agissent vite et durant une période assez brève. En fait, on ne devrait les utiliser que lorsque le respect des règles d'hygiène et de diététique échouent. Le médicament ne doit pas être une alternative systématique aux contraintes, à l'effort, à l'ingéniosité, à l'introspection, une béquille sociale, un moyen de faire l'économie d'un double vitrage ou de boules Quies®, un pansement sur nos faiblesses, un moyen de pouvoir boire encore du café après seize heures... S'il peut aider brièvement à souffler, il convient de n'en pas faire une habitude, de ne pas lui laisser le temps de créer l'ankylose psychologique qui conduit à renoncer à assumer et à surmonter ses problèmes. Tout n'est pas pathologique et toute pathologie n'est pas redevable de ce *deus ex machina* qu'est le médicament.

Notre insomniaque vient enfin de sombrer dans les bras de Morphée. Profitons de ce répit pour préciser ce qu'est le sommeil [1].

---

1. Pour des données complètes sur nos connaissances des mécanismes du sommeil, voir *Le Sommeil et le rêve* et *Le Château des songes* (Éditions Odile Jacob, 1992) de Michel Jouvet, spécialiste incontesté en la matière.

Qu'est-ce que le sommeil ?

Le sommeil stratifie en quelque sorte des événements différents que des enregistrements électro-encéphalographiques (enregistrement des phénomènes électriques générés par l'activité cérébrale), électromyographiques (enregistrement des phénomènes électriques générés par le tonus et/ou l'activité musculaire), oculographiques (enregistrement des mouvements des globes oculaires derrière les paupières closes) et la mesure chez l'homme des érections péniennes permettent d'analyser.

La nuit comporte des phases de *sommeil lent*, que certains disent « orthodoxe », et de *sommeil paradoxal*. Le sommeil lent doit son nom au fait qu'il correspond à un tracé électro-encéphalographique fait d'ondes de grande amplitude et de faible fréquence. Selon ces deux paramètres, on distingue quatre stades, numérotés de 1 à 4, qui correspondent à un sommeil de plus en plus profond, dont il est de plus en plus difficile de sortir le sujet par des stimulations sensitives ou sensorielles. Ce sommeil lent occupe environ 75 % de la durée de la nuit. Il est fragmenté en épisodes d'une durée moyenne de quatre-vingt-dix minutes, que termine un épisode de sommeil paradoxal. C'est souvent dans le premier sommeil que l'on atteint le stade 4. Durant les autres épisodes de sommeil lent, le sommeil est plus léger : il n'atteint que le stade 3, et pour les épisodes les plus tardifs, il ne va pas au-delà du stade 2. La phase d'endormissement correspond à l'entrée dans la première phase de sommeil lent. Le sommeil paradoxal occupe lui 20 à 22 % de la durée de la nuit. Cet ensemble laisse ainsi la place à de brefs éveils nocturnes, tout à fait physiologiques, qui occupent 3 à 5 % de la durée de la nuit. Au décours même d'une excellente nuit, il est commun de se retrouver dans une autre position que celle dans laquelle on s'était endormi.

Le sommeil paradoxal, ou *Rapid Eyes Movement Sleep (REM sleep)* des Anglo-Saxons, interrompt les phases de sommeil lent. Il est paradoxal car il s'accompagne d'une activité électrique intense, rapide, faite d'ondes multiples, de haute fréquence et de faible amplitude, particulièrement perceptibles au niveau de certaines structures cérébrales, mais aussi d'une chute importante du tonus musculaire et de mouvements rapides des yeux derrière les paupières closes. Chez le sujet de sexe masculin, tant chez le nourrisson que chez le vieillard, en dehors même de tout rêve érotique, une érection pénienne apparaît. Cette phase est contemporaine des rêves et des cauchemars. On notera qu'il est heureux que survienne alors une hypotonie musculaire, pseudoparalytique : cela empêche que le rêve ne s'accompagne d'un passage à l'acte.

Ces phases de rêves semblent contribuer à l'entretien de certaines formes de mémoire. Elles en constitueraient des « vaccinations de rappel ». Soulignons encore que l'humeur de nos jours est très vraisemblablement influencée par les rêves et plus encore par les cauchemars de nos nuits. Une restriction en sommeil paradoxal durant plusieurs nuits, comme le réalise l'usage de certains hypnotiques, se traduit par un rebond compensatoire à l'arrêt de ceux-ci. De là des nuits agitées, qui incitent volontiers à renouer avec le fauteur de troubles, ce qui accroît la dépendance et, partant, la consommation d'hypnotiques. L'abus est la rançon du succès. Nous n'avons habituellement pas le souvenir de nos rêves, ce qui ne saurait signifier que nous ne rêvons pas. Les rêves n'accèdent à l'état conscient que lorsqu'ils précèdent un état d'éveil qui permet leur appréhension immédiate, leur reformulation, leur structuration, leur engrammation.

Alors qu'il demeure des inconnues sur la physiologie du sommeil paradoxal et sur l'importance du rêve pour l'édification de la personnalité, pour la santé mentale et peut-être physique, pour les performances intellectuelles, on pressent que l'effet des hypnotiques est sans doute loin d'être anodin lorsqu'ils réduisent la durée du sommeil paradoxal ou perturbent par trop l'architecture du sommeil.

Debout là-dedans

Les réveils précoces, à l'heure du chant du coq, en été, accompagnent souvent ou annoncent parfois les accès dépressifs. C'est l'heure des exécutions capitales, c'est l'heure où les mélancoliques se suicident. Le patient, impatient de se lever, éprouvera alors la sensation pénible d'être plus fatigué qu'il ne l'était le soir en se couchant. L'entrée dans le sommeil avait été normale. Le décollage s'était normalement opéré et le début du vol de nuit sans incident, mais la croisière s'opère essentiellement à basse altitude avec de nombreux trous d'air. Le sommeil lent est superficiel (stade 1-2) avec des atterrissages impromptus (éveils) et redécollages (réendormissements légers) qui occupent ainsi la deuxième moitié de la nuit. Dans l'hypothèse d'une dépression, on fait appel à un antidépresseur sédatif d'abord, pour agir sur l'étiologie, la cause, plutôt que sur le symptôme ; sinon, c'est l'indication d'hypnotiques d'action prolongée. Gare alors aux réveils difficiles, où l'on plane, où l'on ne prend contact avec le sol que du bout des pieds. Cette situation incite à l'usage de stimulants, excitants, psychamines, amines de réveil. On passe ainsi d'un excès à l'autre ; toujours plus de l'un impose toujours plus de l'autre. Le cycle veille/sommeil est entièrement piloté de l'extérieur. Un fil couche la marionnette, un autre la redresse. Gardons-nous bien d'en arriver là, d'autant que les phases de transition brusque créent une grande vulnérabilité du psychisme qui verse dans l'irrationnel, voire le délictuel.

Insomnie d'endormissement et insomnie terminale peuvent coexister et ainsi se souder. Cela peut s'observer lors d'accès maniaques. Le patient, agité tout le jour, à qui ne manquaient pas les causes de fatigue physique et psychique, n'éprouve pas le besoin du moindre repos compensateur. Comme sous l'empire d'amphétamines, il reste plusieurs nuits consécutives sans fermer l'œil au grand dam de ses proches.

Je n'ai pas fermé l'œil de la nuit

Nombreuses sont les personnes qui souffrent d'insomnies au milieu de la nuit. De brefs réveils nocturnes sont physiologiques ; mais comme la pensée nocturne a une propension à l'enflure, à l'exagération, elle peut en majorer l'importance, alors qu'il ne s'agit encore que d'un modeste inconfort. Ce n'est pas parce qu'on entend sonner toutes les heures de la nuit que l'on n'a pas trouvé le sommeil, d'ailleurs le comble de l'insomniaque ne serait-il pas de rêver qu'il n'a pas fermé l'œil de la nuit ? Une thérapeutique véhémente serait exagérée : c'est tout juste parfois si l'on ne réveille pas le patient qui a oublié de prendre sa pilule pour dormir...

Papy s'est pris les pieds dans le tapis

Aux deux extrémités de l'existence, chez le nourrisson comme chez le vieillard, le sommeil connaît plusieurs phases nocturnes et diurnes. Papy présente de longs épisodes de réveil nocturne, tout à fait physiologiques. Il compense durant le jour par quelques « roupillons » qu'il s'efforce de dissimuler, la tête dans les mains, au-dessus du journal posé sur la table : « c'est plus fort que lui ». La nuit, pendant ses longues périodes d'éveil, l'hypertrophie de la prostate aidant, Papy est maintes fois tenté de se lever pour céder aux inamicales pressions de sa vessie. N'y résistant plus, il se lève deux ou trois fois, faisant craquer le parquet, heurtant le seau au mur. Cela ne manque pas d'irriter ses enfants, au sommeil léger, qui songent avec horreur à la journée qui les attend demain. On en vient vite à penser, puis à dire, que Papy verrait son confort considérablement amélioré si un bon hypnotique le dissuadait de se lever la nuit. Le docteur Martin consulté à cet effet a exactement ce qu'il faut : une inoffensive benzodiazépine, comme il s'en consomme quelques millions de comprimés chaque jour à travers le monde, un hypnotique éprouvé, faisant merveille chez les gens d'un certain âge, s'accommodant de tous les médicaments qu'il prend par ailleurs, sans problème aucun pour sa prostate, ni pour sa constipation, ni pour son foie. Et puis, à cet âge, on n'est pas trop préoccupé par les risques d'accoutumance. Et Papy, sagement, et bientôt rituellement, prend, à 20 h 30, ce qui l'entraînera dans le sommeil durant l'heure suivante. Cela n'empêche pas la vessie de se remplir, mais permet de la vider moins souvent. Quand sa distension devient insupportable, au point de le réveiller, c'est dans les brumes d'un sommeil mal dissipé que Papy se lève, incertain de la direction à prendre ; sa main ne trouve plus le rebord du lit, son guide habituel ; le pas hésite, il accroche un pli du tapis et tombe dans un grand fracas... On accourt. L'asseoir est douloureux ; assis il souffre. Le médecin de garde est appelé. Il craint une fracture du col du fémur. Le transport à l'hôpital est décidé. Les radiographies confirment le diagnostic. L'opération réparatrice est pratiquée quelques jours plus tard. Puis viendront les escarres, une rétention d'urine, la pose d'une sonde, une infection urinaire, puis des complications respiratoires ; une embolie pulmonaire emportera Papy qui s'était pris les pieds dans le tapis, en se levant la nuit... La famille reparlera souvent de cet enchaînement infernal, oubliant le petit grain de sable qui a tout déclenché, l'hypnotique.

Docteur, donnez-moi quelque chose pour dormir

La palette des hypnotiques est relativement fournie, mais à partir de peu de teintes fondamentales, c'est-à-dire de peu de familles chimiques et, apparemment, de peu de mécanismes d'action différents. On remarquera tout d'abord que le monde végétal n'est pas très prodigue en principes actifs à cet égard. Le pavot a pour nom latin *papaver somniferum* et le mot même de morphine fait référence à Morphée, le dieu des songes, fils de la nuit et du sommeil dans la mythologie grecque. Toutefois, on peut au mieux lui prêter des vertus sédatives et euphorisantes, propices à l'accès au sommeil, mais sûrement pas des propriétés vraiment hypnotiques. La valériane, souvent utilisée autrefois, est en fait plus apte à faire se tordre de plaisir les chats qu'à empêcher les humains de se retourner dans leur lit. Quant aux vertus du coquelicot, de l'aubépine ou du tilleul, tant vantées, on peut être encore plus sceptique. La persistance de ces convictions s'explique sans doute par le fait que se coucher en se disant qu'on va bien dormir peut aider à trouver le sommeil.

La première grande classe d'hypnotiques apparue est celle des barbituriques. Selon la dose, ils induisent une sédation avec anxiolyse. Un degré de plus, et c'est le sommeil. Aux doses toxiques survient une véritable anesthésie générale : des stimulations diverses sont incapables de rétablir l'éveil et la conscience. Enfin apparaît un coma, qui compromet certaines fonctions vitales et dès lors le pronostic vital se trouve assombri. Ce fut un mode de suicide largement utilisé dans le passé ; il fit de nombreuses victimes, d'autant que pour pallier cette intoxication, on utilisait des antidotes, en particulier des amphétamines, qui substituaient à l'intoxication barbiturique une autre intoxication. En raison de cette toxicité, et parce qu'ils font mauvais ménage avec de nombreux autres médicaments dont ils modifient le devenir dans l'organisme, ce qui est rédhibitoire à une époque où les polymédications sont la règle, les barbituriques disparaissent du marché des hypnotiques. Ils ne survivent plus guère que comme anesthésiques généraux (Penthotal®) ou comme antiépileptiques (Gardénal®).

Quelques alcools, comme le méthylpenthynol (Dormison®), quelques carbamates, comme le carbamate de méthylpenthynol (N. Oblivon®), ou l'hexapropymate (Mérimax®), quelques aldéhydes, comme l'hydrate de chloral, ont eu leur heure de gloire et leurs adeptes. Des dérivés de la quinazolone, dont la mécloqualone (Nubaréne®), seraient encore disponibles s'ils n'avaient été détournés de leur destination thérapeutique pour participer à la composition de cocktails psychédéliques. Les antagonistes de l'histamine (sur ses récepteurs H1) sont censés empêcher les enfants de se gratter en cas d'allergie, ils ont été davantage utilisés pour les faire dormir. Il survivent comme hypnotiques, chez l'adulte, à travers l'hydroxyzine (Atarax®), la doxylamine (Méréprine®), l'alimémazine (Théralène®). En fait, depuis vingt ans, le marché des hypnotiques est dominé par les benzodiazépines (nitrazépam ou Mogadon®, flunitrazépam ou Rohypnol®, triazolam ou Halcion®, loprazolam ou Havlane®, lormétazépam ou Noctamide®, témazépam ou Normison, estazolam ou Nuctalon®). Au zénith de leur carrière on connaît les grands traits de leur mécanisme d'action, alors que leurs prédécesseurs sont passés sans que l'on sache comment ils ont agi.

Le mécanisme d'action des benzodiazépines hypnotiques réside dans leur fixation à des sites spécifiques, en prise sur les récepteurs d'un neuromédiateur abondant dans le cerveau, l'acide gamma aminobutyrique (GABA). La fixation des benzodiazépines accroît la facilité qu'a le GABA de se lier à ses récepteurs. La conséquence en est l'ouverture des canaux aux ions chlorure de la membrane des neurones, avec pour corollaire un afflux de ces ions dans les neurones qui deviennent moins facilement excitables et dont l'activité électrique est ainsi déprimée. Ce complexe macromoléculaire qui gère l'ouverture des canaux aux ions chlorure, lie diverses autres substances qui se présentent déjà comme des alternatives, voire même des successeurs aux benzodiazépines. C'est le cas de cyclo-pyrolones avec la zopiclone (Imovane®), ou d'imidazo-pyridines avec le zolpidem (Stilnox®).

Le règne des benzodiazépines s'est installé sous le signe de leur efficacité, de leur très bonne tolérance, de la rareté de leurs effets secondaires subjectifs, de leur coexistence pacifique avec maints autres médicaments. Elles ont ainsi assuré vingt années d'un gouvernement sans partage des insomniaques. Leur succès a été d'autant plus grand qu'elles ont aussi des effets anxiolytiques, réducteurs de tensions intérieures et sédatifs. L'enthousiasme à leur endroit s'est encore accru quand on a établi qu'une consommation à doses énormes, à des fins de suicide n'atteignait son but que lorsqu'elles étaient associées à d'autres toxiques ou quand elles concernaient des personnes atteintes de tares somatiques majeures.

Pourtant, à l'enthousiasme a fait place la lassitude, puis la suspicion. On a ainsi cru un moment, mais à tort, qu'administrées à des femmes enceintes, elles pouvaient induire des malformations du fœtus. On leur a fait grief d'induire des dépendances, non seulement psychiques — ce qui était évident à partir du moment où elles étaient appréciées —, mais aussi des dépendances physiques, ce qui est plus grave. À l'arrêt brutal de traitements au long cours et à des doses élevées, cela se traduit par des insomnies, mais éventuellement aussi par des manifestations convulsives. Par ailleurs, on sait que, perdurant à concentrations infra-hypnotiques dans l'organisme, elles peuvent affecter les temps de réponse dans des tâches fines. Les compagnies aériennes s'en défient chez leurs pilotes que des décalages horaires incitent à consommer ces benzo-diazépines. La conduite automobile peut s'en trouver perturbée, surtout à la faveur d'un ou deux « petits verres ».

Sur l'air de « place aux jeunes ! », on bouscule aujourd'hui sans ménagement ces molécules longtemps érigées en institutions. Des campagnes se développent, orchestrées par des concurrents, des bailleurs de fonds sociaux, des cliniciens éconduits par un laboratoire. Quand le discours s'enfle, le législateur s'en mêle. Le *Journal officiel* du 21 novembre 1991 a ainsi décrété que quatorze hypnotiques non barbituriques, nommément désignés, ne pourraient plus faire l'objet de délivrance par le pharmacien au-delà de quatre semaines. Le Triazolam est inculpée. Dans certains pays, elle est bien vite vouée aux gémonies. La presse focalise l'attention sur ce produit. Il aurait induit ou aggravé les délires de patients psychotiques et même en aurait déclenché, de toutes pièces, chez un sujet âgé. Des réactions de sevrage, avec irritabilité et agressivité, ont été notées ; elles s'accompagnent d'une désinhibition dangereuse puisqu'elles auraient conduit, selon les cas, au dévoiement sexuel voire au crime. Des pays comme la Grande-Bretagne ont suspendu la commercialisation du produit, tandis que d'autres, dont la France, laissaient apparaître un dosage faible (0,125 mg), faisaient disparaître les plus forts dosages (0,5 et 1 mg) et recommandaient de réserver ce produit aux seules insomnies sévères. C'était il y a trois ans. L'effervescence est retombée.

Les nouveaux produits gagnent du terrain. De quelles qualités se targuent-ils ? De ne pas donner lieu à tolérance. Ainsi, pour maintenir leur efficacité lors d'une utilisation régulière au très long cours, il n'est pas nécessaire d'en accroître la dose. Autre revendication, lors de l'arrêt de la prise du médicament utilisé de façon semichronique, on n'assisterait pas à un rebond d'insomnie avec augmentation du temps d'endormissement, avec accroissement de la durée des éveils nocturnes, avec enfin diminution de la durée totale du sommeil, tombant nettement en dessous de ce qu'elle était avant le traitement hypnotique.

Qu'est-ce qu'un « bon hypnotique » ?

Un « bon hypnotique » ne doit pas perturber l'architecture du sommeil. Il ne doit pas modifier la durée et le pourcentage de sommeil paradoxal, ce que l'on reproche aux barbituriques ainsi qu'aux benzodiazépines. Le déficit de sommeil paradoxal, qui survient lors des premières nuits, disparaît progressivement lorsque l'utilisation se poursuit. Mais la dette initiale se paie à l'arrêt du traitement, fût-il tardif, sous la forme d'un rebond de sommeil paradoxal, avec ses rêves pénibles, intenses, virant aux cauchemars. Le « bon hypnotique » doit encore permettre d'accéder aux stades les plus profonds (3 et 4) du sommeil lent. On reproche aux benzodiazépines de priver de ces profondeurs, même si on ne peut préciser les inconvénients que cela pourrait avoir. En fait, le stade 2 du sommeil lent est le seul qui soit accru par les hypnotiques. Il empiète alors sur le temps normalement imparti aux stades 3 et 4 du sommeil lent le plus réparateur, et sur celui imparti au sommeil paradoxal (le plus réparateur). Un autre élément est souvent mis en exergue dans le choix d'un hypnotique, c'est son retentissement sur les apnées du sommeil. Cette pathologie, faite de pauses respiratoires, vaut qu'on s'y arrête... Ses victimes se lèvent le matin en ayant le sentiment que la nuit n'a pas eu son effet réparateur. Ce sont des patients fatigués, particulièrement somnolents après les repas. Leur voisine de lit se souvient pourtant du caractère sonore de leurs ronflements ; elle souligne que ces ronflements sont spécialement insupportables quand le dormeur est sur le dos ou quand son dîner a été copieusement arrosé. Le patient présente encore des troubles de la mémoire, une certaine irritabilité, des maux de tête matinaux, une impuissance sexuelle n'est pas rare. C'est typiquement un homme âgé de 45 à 65 ans, obèse, hypertendu. La réunion de ces éléments incite à un enregistrement polygraphique de sommeil. On mesure les mouvements thoraciques et abdominaux ainsi que le flux aérien nasal et buccal. Une apnée se définit par un arrêt de ce dernier, durant au moins dix secondes. Le syndrome d'apnée du sommeil est attesté lorsqu'on constate au moins cinq apnées par heure ; mais la fréquence peut être considérable : cent, deux cents parfois. Cela s'accompagne d'une désorganisation de l'architecture du sommeil, dont les corollaires sont la fatigue et la somnolence diurne. Ces apnées retentissent sur la teneur artérielle en oxygène, qui chute — c'est l'hypoxie — et sur la teneur artérielle en gaz carbonique, qui s'accroît — c'est l'hypercapnie. Cela peut avoir de fâcheux retentissements sur le cœur, troublant en particulier son rythme et sur la pression artérielle. Divers tissus, dont le tissu cérébral, pourraient ne pas apprécier d'être soumis à ces privations répétées d'oxygène. On impute aux benzodiazépines d'aggraver les apnées du sommeil, ce que ne ferait pas la zopiclone...

On demande encore à un « bon hypnotique » de ne pas comporter d'effets rémanents pendant le jour, de ne pas avoir d'effet amnésiant et de ne pas modifier l'humeur des patients. Des effets amnésiants ont été mis en relief récemment, et ont contribué au grand vent de dénigrement qui vient de souffler sur la flotte des benzodiazépines qui naviguait sans heurts depuis une vingtaine d'années. Certains de ses bâtiments sortent du grain spécialement endommagés. Les benzodiazépines n'ont pas d'effet sur la mémoire des faits anciens. Elles sont susceptibles par contre de perturber celle des faits récents, à court terme et parfois à long terme. Elles sont donc particulièrement déconseillées chez les personnes âgées, spécialement chez celles atteintes de démence sénile du type Alzheimer, et plus largement chez tous ceux dont la mémoire « flanche ». Des manifestations d'amnésie, de confusion, de troubles du comportement apparaissent si l'utilisateur est inopinément réveillé ou s'il ne va pas se coucher après la prise du médicament.

Voyage au centre du corps

La pharmacologie, c'est aussi la pharmacocinétique. Celle-ci étudie le devenir du médicament dans l'organisme, depuis son ingestion ou son injection jusqu'à son élimination sous sa forme originelle ou transformée. Elle considère entre-temps sa résorption, sa liaison dans le sang aux protéines plasmatiques ou aux éléments figurés du sang (globules blancs, globules rouges...), sa distribution à différents tissus, ses modalités de transformations, etc. La pharmacocinétique ne peut être cependant totalement annexée par la pharmacologie. Elle emprunte, en effet, à d'autres disciplines qui sont, en particulier, la chimie analytique qui permet le dosage du médicament, la caractérisation et le dosage de ses métabolites, ou encore la pharmacie galénique qui met au point les vecteurs qui optimisent par exemple la résorption gastro-intestinale, qui en règlent l'allure, souvent pour l'étirer dans le temps, comme le réalisent les formes à libération prolongée. C'est ainsi que des supports ingénieux (chronules, médules, spansules...) sont capables de corriger, par une libération lente du principe actif dans le tube digestif, la rapidité de son métabolisme inactivateur ou de son élimination rénale.

Pour faire vivre de façon imagée le devenir d'une molécule étrangère à l'organisme (xénobiotique) dans celui-ci, prenons l'exemple d'une molécule de flunitrazépam (Rohypnol®), hypnotique benzodiazépinique, puissant et largement utilisé. Imaginons-nous prenant cette molécule comme monture pour suivre tout le chemin qu'elle doit parcourir jusqu'au cerveau. Elle est d'abord ingérée avec des milliards de milliards d'autres dans un grand verre d'eau, vers 22 heures. Avaler un comprimé dosé à deux milligrammes de flunitrazépam, c'est introduire dans le tractus digestif quelque 6×10^9 molécules vraies de cette substance, soit soixante milliards de milliards de molécules. On est très loin de l'homéopathie où là on n'est même pas sûr d'avoir une seule molécule de la substance, mais qu'à cela ne tienne, il y a fort opportunément la « mémoire de l'eau » pour s'excuser du peu... 90 à 95 % des molécules ingérées sont résorbées rapidement au niveau gastrique et surtout intestinal. Le volume et la nature des aliments qui seraient ingérés simultanément peuvent retentir sur la vitesse et l'importance de cette résorption. Quand le pharmacien qui délivre un médicament insiste sur ce point, c'est que celui-ci peut avoir une importance très manifeste sur son efficacité. Notre monture flunitrazépam, arrivée dans le sang, chemine par la veine porte jusqu'au foie. Traversant cet organe, elle voit tomber autour d'elle nombre de ses compagnons de voyage, sous les coups d'activités enzymatiques qui les blessent ou les tuent. Certains se transforment en molécules qui pourraient rester actives, mais qui sont moins aptes à accéder au cerveau ; d'autres en molécules défigurées, que ne pourra plus reconnaître leur récepteur. La transformation a modifié le *pharmacophore*, ce motif chimique impliqué dans la reconnaissance du récepteur et dans sa transconformation génératrice d'un signal. Par les veines sus-hépatiques, notre monture flunitrazépam sort du foie au côté d'homologues déjà moins nombreux qu'au départ. On arrive à l'oreillette droite du cœur, on passe dans le ventricule droit et de façon impétueuse, on est projeté par l'artère pulmonaire dans la petite circulation, c'est-à-dire dans les poumons. Par les veines pulmonaires, on revient au cœur, mais cette fois dans l'oreillette gauche ; on passe dans le ventricule gauche qui nous éjecte avec force dans l'aorte. C'est environ quatre-vingt-dix minutes après avoir été avalées que nous nous retrouvons en plus grand nombre dans le torrent circulatoire. C'est le temps du « pic plasmatique » des pharmacocinéticiens. Il est 23 h 30. Cela fait une demi-heure déjà que dort notre hôte.

Si nous sommes libres de nous mouvoir, nombre de nos congénères n'ont plus cette liberté, attachés qu'ils sont aux protéines plasmatiques qui naviguent à nos côtés. De fait, dans le torrent circulatoire, près de 80 % des molécules de flunitrazépam sont liées aux protéines plasmatiques. Dans un litre de plasma, soixante-dix grammes environ de protéines sont en solution. Ces protéines sont très diverses. L'une des plus représentées est l'albumine, puisque sa concentration avoisine quarante grammes par litre. Elle a, de par sa constitution, une grande aptitude à fixer divers médicaments et plus généralement diverses substances endogènes ou exogènes. Le flunitrazépam est lié à 80 % environ aux protéines plasmatiques. Seuls les 20 % de molécules non liées, la « fraction libre », ont instantanément la faculté de diffuser, de s'échapper hors les limites du réseau vasculaire. En fait, dès que ces molécules libres disparaissent de la proximité des protéines, des molécules se détachent des protéines pour rétablir l'équilibre entre les molécules liées aux protéines et celles qui sont libres : 20 % de libres, 80 % de liées !

Libre, notre monture l'est demeurée. Au niveau des capillaires cérébraux, elle a franchi la cellule endothéliale qui borde ceux-ci, au niveau du bulbe rachidien. Grâce à sa lipophilie, elle a pu, au hasard des mouvements browniens, c'est-à-dire de cette agitation perpétuelle qui l'anime, avancer sans encombre, tel un passe muraille. Ses congénères se faisaient de plus en plus rares au fur et à mesure qu'elle progressait, mais d'autres l'avaient précédée et d'autres la suivaient. Après un temps d'errance, difficile à apprécier, après nous être cognés à une multitude d'éléments de rencontre, nous nous encastrons dans la concavité de la membrane d'un neurone. Au lieu des rebonds élastiques que nous avons subis dans la plupart de nos collisions antérieures, nous sommes littéralement agrippés par des crochets, des bras, des forces émanant des bords de cette concavité, qui donnent l'impression de se déformer pour s'adapter à notre conformation. Puis, soudain, nous nous détachons et reprenons notre errance, interrompue à plusieurs reprises par de semblables étreintes. Autour de nous plusieurs homologues subissent le même sort. Cette partie de l'excursion dure trois heures environ, durant lesquelles notre hôte dort d'un sommeil paisible.

Petit à petit, nos homologues se raréfient et bientôt nous nous retrouvons dans les capillaires cérébraux ; de là nous arrivons dans la circulation générale puis nous prenons un long repos, quelque part, dans un gros pli de la paroi abdominale de notre consommateur. Nous en ressortons de façon aussi imprévisible que nous y sommes entrés. Nous sommes précipités alors dans le foie, qui cette fois ne nous épargne pas. Nous en ressortons uni-jambistes et défigurés. Nous ne pouvons plus franchir la barrière hémato-encéphalique et quand bien même nous le pourrions, nous ne serions plus reconnus par les sites qui tout à l'heure encore nous étreignaient. Reversés dans la circulation générale, nous atteignons le rein, libres de toute entrave protéique. Son filtre glomérulaire nous laisse passer sans la moindre hésitation et nous nous retrouvons dans la vessie de notre hôte longtemps après son réveil, puisqu'il s'escrime alors sur une entrecôte qui offre de la résistance à la lame de son couteau.

Cette histoire pharmacocinétique peut se décrire de façon moins imagée mais plus précise.

Le flunitrazépam a une forte propension à se dissoudre dans les lipides, graisses ou huiles. Cela lui permet de franchir facilement la barrière hémato-encéphalique et partant, d'accéder au cerveau. C'est ainsi que les variations de sa concentration cérébrale coïncident presque avec celles de sa concentration plasmatique. Le cerveau étant un organe très richement vascularisé et recevant par unité de temps beaucoup plus de sang qu'il ne lui en échoirait sur la base d'une perfusion équitable de tous les tissus, il est plus tôt et mieux servi que le reste de l'organisme. Cette première tournée généreuse abonde le cerveau, mais d'autres tissus moins intensément perfusés réclament leur part, et le cerveau doit donc en reverser dans le sang pour lui permettre de satisfaire à leur tour les masses grasses et les tissus musculaires. Dans un premier temps, le cerveau s'est donc trouvé rapidement abondant en flunitrazépam. De là l'effet hypnotique apparu dans l'heure suivant l'ingestion, qui n'a fait que s'approfondir durant une heure encore, alors qu'était atteint le « pic plasmatique » et l'acmé des concentrations cérébrales. C'est dans cette période qu'un réveil provoqué ferait du patient un zombie, un automate amnésique. Puis, durant la troisième heure, le cerveau doit commencer à partager avec les spoliés des premières heures. Sa concentration en flunitrazépam se met à baisser. En deçà d'un certain niveau, qui sera, selon la dose, atteint entre la cinquième et la huitième heure, l'effet hypnotique se dissipera.

La vitesse de résorption, d'accès au cerveau, puis de redistribution, d'une benzodiazépine conditionne son activité pharmacologique et partant, son indication thérapeutique. Les benzodiazépines hypnotiques sont choisies parmi celles qui ont une vitesse de résorption intestinale rapide, une grande lipophilie, leur assurant une vitesse rapide d'accession au tissu cérébral suivie d'une redistribution rapide aux tissus mal servis aux premiers temps de la distribution. Ces traits principaux conditionnent la précocité de l'effet, son intensité, ainsi que sa brièveté.

Pour manipuler la durée du sommeil, pour l'accroître, il suffit d'augmenter la dose, et partant, le temps pendant lequel la concentration cérébrale est supérieure ou égale à la concentration minimale active. Cette concentration est celle qui permet qu'à chaque instant une certaine proportion de sites de liaison des benzodiazépines (hasardons le chiffre de 60 %) soit occupée par du flunitrazépam.

Les substances lipophiles ne peuvent être éliminées telles quelles par le rein, dans l'urine. Elles doivent au préalable subir des transformations qui sont essentiellement le fait du foie ; elles les rendront hydrophiles, c'est-à-dire très solubles dans l'eau et insolubles dans les lipides. Elles sont dès lors aisément filtrées par le rein et éliminées dans l'urine. Une insuffisance hépatique et/ou rénale peut troubler ces modalités d'inactivation et d'excrétion, ce qui est de nature à accroître la « demi-vie plasmatique »

de la substance. Cette « demi-vie plasmatique » correspond au temps nécessaire pour que la concentration plasmatique du médicament diminue de moitié. On le mesure
parfois avant d'initier un traitement par certains médicaments toxiques afin d'ajuster soigneusement la dose et
la fréquence d'administration, en un mot de personna-
liser la posologie. De fait, cette demi-vie est une valeur
individuelle. Bien plus même, chez un individu donné,
elle n'est pas immuable, variant selon les circonstances
et l'âge. Au cours d'un traitement, l'activité des enzymes
d'inactivation peut s'accroître progressivement. De même
que « la fonction crée l'organe », le substrat (produit qui
sera transformé par l'enzyme) peut induire l'activité
enzymatique. Dès lors cette activité enzymatique redoublée s'attaquera plus intensément au médicament. Cela
a pour corollaire une abréviation de sa demi-vie plasmatique et une tolérance à ses effets, auxquels on n'échap-
pera qu'en accroissant la dose. À l'opposé, au cours du
vieillissement, l'amoindrissement des fonctions hépatiques et rénales pourra allonger la demi-vie plasmatique.
De façon presque mnémotechnique, on retient par exemple
que la demi-vie du diazépam qui est de vingt heures à
l'âge de 20 ans passe à quatre-vingts heures à l'âge de
80 ans.

Avant de quitter les rivages de la pharmacocinétique
vers lesquels les benzodiazépines hypnotiques nous ont
entraînés, on notera encore qu'elles agissent sous leur
forme native. Par contre, les benzodiazépines anxiolytiques sont des substances intrinsèquement inactives, à
partir desquelles des biotransformations hépatiques vont
faire apparaître des métabolites dits « pertinents », c'est-
à-dire actifs, ayant des demi-vies longues, vingt-quarante-
quatre-vingts heures selon les cas tandis que leur forme
originelle a une demi-vie très brève. Les benzodiazépines,

au-delà de leurs effets hypnotiques et/ou anxiolytiques, ont, selon les molécules, des effets myorelaxants ou anti-épileptiques. Ces effets particuliers pourraient procéder d'une affinité privilégiée pour certains sites de liaison parmi lesquels certaines nomenclatures distinguent des sites de type I et II tandis que d'autres font état de sites $\omega 1$, $\omega 2$, $\omega 3$...

La sélection des hypnotiques par le pharmacologue repose sur le constat qu'à des doses si possible très éloignées de leur dose léthale, des substances induisent le sommeil chez l'animal. S'agissant de la souris, on fait appel à l'abolition du réflexe de retournement. L'animal, mis sur le dos, ne se retourne plus pour avoir les quatre pattes au contact du sol. Il semble d'ailleurs que la perte de ce réflexe de retournement procède plus d'une anesthésie générale que d'un sommeil proprement dit. Cet effet s'observe donc à des doses supra-hypnotiques. Le délai d'action, la durée d'action, l'état post-critique et sa durée, la répétition, invariable ou non, de l'effet lors d'administrations itératives, l'interaction de doses infra-hypnotiques avec d'autres agents neuropsychotropes, dont l'alcool, sont autant de paramètres à mesurer. Les produits les plus intéressants sont alors étudiés chez le rat puis le chat, chez qui on peut réaliser des enregistrements électro-encéphalographiques. Dans cette dernière modalité, on implante sur des animaux anesthésiés des électrodes au contact même du cortex cérébral. Elles sont arrimées à la boîte crânienne par du ciment dentaire et reliées à des enregistreurs qui, vingt-quatre heures sur vingt-quatre, recueillent les activités électriques engendrées par l'activité cérébrale. Après la phase de récupération, rendue nécessaire du fait de l'importance de cette intervention, les caractéristiques des épisodes de sommeil et d'éveil propres à l'animal seront déterminées. Vient le moment d'administrer par voie orale la substance à étudier. On analyse alors toutes les conséquences comportementales, électrocorticographiques et, le cas échéant, somatiques de cette administration : leur délai d'apparition, leur durée, le sommeil lent, le sommeil paradoxal, les phénomènes post-critiques, etc. Ce traitement peut continuer plusieurs semaines, voire plusieurs mois, à la recherche d'une tolérance, d'une dépendance, de troubles de la mémoire constatés à la faveur d'épreuves d'apprentissage... La recherche de la cible biologique, bien qu'elle ne soit pas opérationnellement indispensable, est une démarche dont on ne se dispense plus, tant elle constitue une satisfaction et parfois un atout publicitaire quand elle aboutit. L'important est bien sûr d'être actif, et ce à la satisfaction générale. Si de surcroît on peut préciser le pourquoi et le comment, ce n'en est que mieux. On voit ainsi que dans cette classe pharmacologique des hypnotiques, l'intervention de la pharmacodynamie est relativement modeste, comparée à celle du pharmacologue clinicien et, un passé récent l'a montré, à celle de la pharmacovigilance.

Les excitants

À côté de l'armée des insomniaques, il existe des brigades d'hypersomniaques que la pharmacologie n'oublie pas. Entre ces groupes se glissent furtivement ceux qui n'ont pas à proprement parler de troubles de l'alternance veille-sommeil, mais qui voudraient se surpasser, intensifier leur éveil et le prolonger. Dans ce monde de compétition et de prime au rendement, cette revendication ancienne s'amplifie.

Au début du siècle, la strychnine, tirée de la noix vomique, a été utilisée pour ses propriétés euphorisantes et stimulantes, mais ces propriétés ne se manifestant qu'à proximité de ses effets convulsivants, force fut d'y renoncer. La caféine des grains du caféier est largement consommée dans une boisson noire d'encre que Leonhard Rauwolf, médecin et botaniste, fut un des premiers Européens à décrire au XVIᵉ siècle. (C'est ce même Rauwolf qui décrivit le *Rauwolfia serpentina*, dont on a tiré la réserpine.) La caféinomanie sévit apparemment sans dommage manifeste. On voit fleurir les distributeurs automatiques, les sachets de poudre qui n'attendent que l'eau chaude. Pas de réunions amicales ou de travail qui ne soient ponctuées d'une tasse de ce jus noir dont la valeur gustative le dispute difficilement à la teneur en caféine. La coquetterie veut parfois que, le soir, on ne retienne que la couleur, la « saveur », la chaleur, en évacuant l'alcaloïde. C'est pourtant, sans conteste, à partir de ce dernier que les autres « qualités » sont devenues supportables avant que d'être prisées et bientôt recherchées. En d'autres termes, il semble que sans caféine, le café n'aurait sûrement eu aucun succès. Non seulement on n'en parlerait plus, mais même on n'en aurait jamais parlé. On notera au passage que dans une tasse de thé, on trouve également de la caféine, cinquante milligrammes environ, là où dans une tasse de café on en trouve en moyenne presque le double. On trouve aussi dans le thé de la théophylline, environ un milligramme, dans une tasse normalement infusée.

Parmi les psychoanaleptiques ou stimulants psychiques, d'origine naturelle, certains ont des effets toxicomanogènes très manifestes, ainsi la cocaïne tirée des feuilles de la coca, un arbuste sud-américain, ou la cathinone délivrée par la mastication des feuilles du Khat, un arbrisseau d'Arabie et du Yémen. L'extraordinaire succès de la cocaïne ne se dément hélas pas. Cela fait plus de mille ans que l'on mâche en Amérique du Sud des feuilles de coca. Isolée par A. Niemann, en 1860, en Allemagne, des feuilles de coca, la cocaïne entreprit, à l'état pur, une nouvelle carrière. Sigmund Freud en fut un des plus éminents prosélytes, ce qui lui valut, au rythme où les effets toxicomanogènes s'établissaient, de sévères critiques. N'induisait-elle pas des dépressions, des troubles psychotiques ? Elle a néanmoins persisté en thérapeutique grâce à ses effets anesthésiques locaux et s'échange sous le manteau pour l'usage illicite des toxicomanes. C'est une des drogues les plus chères du marché, prisée, à tous les sens du terme, par les milieux cossus de l'art et du spectacle. Cette substance agit en inhibant la recapture neuronale de la dopamine, qui constitue la modalité majeure du retrait de ce médiateur de la proximité de ses récepteurs.

Toujours plus fortes, toujours plus intenses, la chimie de synthèse a forgé des molécules qui non seulement, comme la précédente inhibent la recapture de la dopamine par les terminaisons neuronales qui l'ont libérée mais, de plus, promeuvent la libération de la dopamine qui vient d'être synthétisée par les neurones. C'est le domaine des nooanaleptiques, psychamines, amines de réveil, ou amphétaminiques, par référence à leur chef de file, l'*amphétamine*. Il s'agit d'une molécule chimiquement très simple. Ce motif chimique de base, inclus dans diverses molécules plus complexes, leur confère le profil pharmacologique caractéristique de l'amphétamine à savoir des effets coupe-faim, psychostimulant, euphorisant, antisommeil, stimulant le travail cardiaque, vasoconstricteur et hypertenseur. Les risques de leur utilisation résident, en particulier, dans leur toxicité cardio-vasculaire, dans l'induction d'épisodes délirants paranoïdes, dans l'induction encore d'états dépressifs à l'arrêt du traitement, dans une tolérance progressive aux effets recherchés conduisant à accroître les doses alors que la sensibilité aux effets toxiques ne subit pas semblable tolérance et se trouve ainsi bientôt atteinte et exprimée. Dans les usines d'armement du Japon, pendant la guerre nippo-américaine, on accroissait les rendements en distribuant aux ouvriers ces amphétamines. Quelques années plus tard, la toxicomanie par les amphétamines affectait dans les grandes villes japonaises près de 1 % de la population, avec une nette prévalence chez les adolescents et adultes jeunes. Les soldats britanniques et allemands, pilotes en particulier, de façon tout officielle, ont fait usage de l'amphétamine. C'est par la générosité des médecins militaires britanniques que les soldats américains ont eu accès à ce nooanaleptique. Il fut bientôt utilisé sans autre finalité que le plaisir qu'il procurait. La voie orale fit place alors à l'administration intraveineuse, le « shoot », qui accélère l'apparition et renforce l'intensité de l'euphorie, et suscite bientôt une autoadministration compulsive. Ce comportement rappelle celui du rat de Odds appuyant frénétiquement sur une pédale pour fermer un circuit électrique et faire circuler un courant dans une aire cérébrale définie, pour se procurer les sensations d'un plaisir pseudo-orgasmique. Mais cette ascension au septième ciel est suivie d'une chute faite de troubles, de malaises ; c'est l'effondrement dépressif qui incite illico à réappuyer sur le piston de la seringue. Ces sinusoïdes, de haute fréquence et de grandes amplitudes, que les drogués à l'amphétamine font décrire à leur humeur les précipitent bientôt dans un état psychotique, un délire paranoïde accompagné d'hallucinations, visuelles en particulier, et de délires interprétatifs. Tout et tous deviennent hostiles ; c'est l'heure des délits. Même quand elles n'aboutissent pas à ces consommations compulsives et frénétiques, les amphétamines, utilisées à des fins de dopage, incitent à dépasser les limites de la machine humaine. Cela conduit à des drames, tel Simpson s'effondrant dans l'ascension cycliste du mont Ventoux. La dette de sommeil, le gaspillage d'énergie, la restriction alimentaire, l'amaigrissement, la stimulation cardiaque donnent lieu lors de l'arrêt d'une utilisation semi-chronique à un « rebond » dont l'expression majeure est souvent un état dépressif.

À un éveil intense, à une attention stimulée, correspond souvent une anxiété avivée, qui peut culminer dans l'attaque de panique. On sait qu'il suffit parfois de supprimer thé et café chez les victimes de ce trouble pour le faire disparaître.

Dans un travail récent, nous avons montré avec Ph. Simon que la stimulation psychique n'était pourtant pas inéluctablement attachée à un regain d'anxiété. Cette expérience utilisait deux compartiments contigus : l'un noir surmonté d'un couvercle noir, l'autre blanc intensément illuminé. Ces deux compartiments communiquaient par un orifice de faible diamètre. Un temps défini après l'administration de la substance à étudier, chaque souris était introduite dans le compartiment noir, son couvercle était refermé, et on mesurait alors la latence de la première sortie franche de l'animal dans le compartiment blanc. Cette épreuve repose sur l'aversion spontanée des souris albinos pour les environnements éclairés. On considère qu'une activité anxiogène tend au confinement de l'animal dans le compartiment, d'autant plus durablement que l'anxiété est plus vive. Alors que des souris recevant du soluté physiologique sortent pour la première fois dans le compartiment blanc après une latence moyenne de soixante-dix secondes, les souris traitées par de relativement faibles doses d'amphétamine ne sortent plus du compartiment noir au sein duquel, pourtant, leur activité locomotrice est décuplée pendant les trois cents secondes que dure l'épreuve. La responsabilité des transmissions dopaminergiques paraît bien établie dans cet effet anxiogène et très particulièrement celle des récepteurs D1. Une substance éveillante, non amphétaminique, défraie la chronique : c'est le modafinil. Elle s'avère non anxiogène dans cette épreuve, à des doses où pourtant elle suscite une stimulation de l'activité locomotrice comparable à celle induite par l'amphétamine. Ce modafinil exerce des effets très intéressants dans les états d'hypersomnie et les attaques de cataplexie-narcolepsie encore désignées syndrome de Gélineau. Ce syndrome, heureusement rare, est fait d'accès de sommeil diurnes inopinés avec diminution brusque du tonus musculaire.

Le monde militaire est très intéressé par les substances éveillantes. Elles peuvent permettre au soldat d'intervenir loin de ses bases. Le souvenir des parachutistes français sautant sur Kolwezi, au Zaïre, est encore présent dans les esprits. Elles peuvent aussi favoriser des actions soutenues ou avec peu d'hommes, engagés dans des missions multiples, ce qui fut le lot de militaires français dans la guerre contre l'Irak... Encore faut-il que ces substances ne soient pas génératrices d'anxiété, ne donnent pas lieu à une tolérance manifeste, ne créent pas de dépendance et n'induisent ni accès psychotiques, ni dépressions consécutives. C'est le cahier des charges minimales auquel les substances candidates doivent satisfaire. Une autre application possible de ces substances éveillantes est de dynamiser les sujets du troisième âge, de restructurer leurs cycles veille-sommeil, d'accroître leur éveil et de supprimer leurs accès irrépressibles de sommeil pendant la période diurne, pour un report du sommeil sur la seule période nocturne. L'Adrafinil, commercialisé de longue date, même si on ne comprend pas encore bien son mécanisme d'action, en est un exemple. Il exerce les effets du modafinil mais avec une plus faible intensité.

Le bon hypnotique est celui qui plaît à l'utilisateur davantage qu'au prescripteur. L'appréciation de la qualité du sommeil et de l'éveil consécutif est d'abord celle qui est formulée par l'insomniaque. Les mesures, analyses, recherches mécanistiques d'amont ne sont là que pour permettre de comprendre et de progresser. Le subjectivisme est maître. Dans cette classe thérapeutique, il faut plaire avant tout. Le marché est fabuleux, les sommes mises en jeu considérables. Le principe actif atteint à des prix apparents somptueux. Le flunitrazépam par exemple, sur la base du prix du comprimé et de sa charge en principe actif, coûterait cinq cent cinquante mille francs le kilogramme.

Une avancée considérable en direction des insomniaques avait été réalisée avec les barbituriques. Les benzodiazépines les ont bientôt évacués de la scène thérapeutique. Durant vingt années de leur pouvoir sans partage sont apparues quelques bévues, faux pas, affaires, sinon scandales. De jeunes loups se sont habilement glissés dans les brèches ainsi ouvertes et entament une brillante carrière. Comme les benzodiazépines dans leur jeunesse, ils illustrent la formule de mon grand-père qui répondait, quand on lui demandait si un médicament était bon : « Prenez-en pendant que ça guérit ! » En dépit de l'apport des benzodiazépines à la thérapeutique, on ne peut méconnaître les soupçons, remarques, critiques, admonestations et accusations : la perturbation de l'architecture du sommeil, la tolérance, la dépendance psychique, la dépendance physique, les modifications de l'humeur, la rémanence d'effet, les épisodes d'amnésie antérograde, les rebonds d'insomnie, les perturbations du sommeil paradoxal, les apnées du sommeil, l'interaction avec l'alcool... Des substituts déjà apparaissent qui prétendent être insoupçonnables sur nombre de ces points.

Ainsi, au baromètre de la veille et du sommeil, on voit que la pharmacologie sait faire la pluie et le beau temps. Ce n'est que lorsque la nature est vraiment trop déréglée qu'on doit s'appliquer, pharmacologiquement, à resynchroniser. Ce faisant, on doit veiller, si l'on peut dire, à ce que le mieux ne vire au pire. En particulier, on se gardera de pérenniser un trouble passager par un abonnement à des hypnotiques. C'est le sens d'une législation récente que la docilité éclairée des patients et le bon sens des prescripteurs auraient dû prévenir. N'est-il pas troublant que l'on légifère aussi sur le sommeil ?

On est ainsi incité à conclure en disant aux insomniaques : dormez tranquille, la famille des hypnotiques s'élargit, s'enrichit, se diversifie, elle gagne en souplesse, en confort, en subtilité, elle se corrige de certains de ses péchés de jeunesse. Et d'ajouter, faites l'effort de vous en passer, et elle fera le reste... Bref, la pharmacologie veille aussi sur le sommeil.

Chapitre 9

Des acides aminés, des peptides et des médicaments neuropsychotropes

La matière vivante, en sus de l'eau et des sels minéraux, est constituée de trois grands groupes de substances. Les glucides ou sucres, les lipides ou graisses, et enfin les protides, volontiers assimilés aux viandes. Ces protides sont des assemblages d'acides aminés, dont on connaît une trentaine de variétés. Certains de ces acides aminés interviennent dans la neurotransmission : c'est le cas de la glycine ou glycocolle, de l'acide aspartique et de l'acide glutamique, de la tyrosine, précurseur de la synthèse des catécholamines, du tryptophane, précurseur de la synthèse de la sérotonine, de l'histidine, précurseur de la synthèse de l'histamine...

Le glutamate et l'aspartate

Certains ont en eux-mêmes une fonction neuromédiatrice. C'est le cas de la glycine, qui agit par la stimulation d'au moins deux types de récepteurs. L'un sensible à la strychnine, l'autre insensible à cet alcaloïde extrait de la noix vomique et dont on sait les effets convulsivants. La glycine est le neuromédiateur inhibiteur de petits neurones de la moelle épinière et du tronc cérébral. Dans ces structures, les synapses glycinergiques représentent plus de 30 % de l'ensemble des synapses. C'est en supprimant le tonus inhibiteur exercé par ce neuromédiateur que la strychnine suscite des convulsions. À l'opposé, les acides glutamique et aspartique sont des acides aminés excitateurs. Ils stimulent l'activité électrique des neurones qui portent des récepteurs à ces médiateurs. En stimulant ces récepteurs, l'acide aspartique ou l'acide glutamique dépolarisent leur membrane, par une entrée d'ions sodium dans le neurone, suivie d'une sortie d'ions potassium. De là une variation du potentiel de la membrane du corps cellulaire, qui diffuse tout au long de l'axone, pour susciter au niveau des terminaisons la libération du médiateur stocké dans leurs vésicules ou granules.

On a cru un temps aux vertus thérapeutiques de l'acide glutamique comme « activateur cérébral » servant à « développer l'intelligence ». D'aucuns le conseillaient aux étudiants pendant la préparation de leurs examens, d'autres à des enfants déficients mentaux. La découverte qu'il pouvait avoir des effets toxiques chez l'animal nouveau-né et celle du « syndrome du restaurant chinois » ont fait cesser ces prescriptions ou ces automédications fallacieuses. L'effet neurotoxique du glutamate s'observe à la période néonatale chez le rat, où son injection induit la destruction de noyaux hypothalamiques impliqués dans la satiété. Cela aura pour effet, à distance, d'induire chez ces animaux une hyperphagie, une boulimie avec pour corollaire une obésité. Quant au « syndrome du restaurant chinois », c'est un état de malaise, accompagné de douleurs thoraciques, d'une sensation de brûlure dans l'ensemble du corps, qui est en relation avec l'ingestion de glutamate monosodique, fréquemment utilisé dans la cuisine chinoise.

Le glutamate agit par l'intermédiaire de plusieurs types de récepteurs auxquels on s'applique à sélectionner des ligands spécifiques qui permettront de manipuler les diverses fonctions dans lesquelles ce médiateur est impliqué. L'un de ces types de récepteurs, dit NMDA, par référence à un de ses ligands stimulants spécifiques, le N Méthyl D. Aspartate, est bloqué sélectivement par le D-2 Amino 5 phosphonopentanoate (AP5). Un autre type est appelé Q, comme quisqualate et un autre encore est appelé K, comme kaïnate par référence à leurs ligands agonistes respectifs. Le récepteur Q est plus volontiers désigné AMPA (car il est stimulé par l'α-Amino-3 hydroxy 5 Méthyl 4 isoxazole Propionique Acide). On sait le bloquer par le CNQX (6 Cyano 7 Nitro Quinoline-2,3 dione) ; d'autres récepteurs du glutamate sont dits « métabotropiques » ; leur stimulation n'est pas associée à l'ouverture de canaux ioniques de la membrane, ils ne sont donc pas ionotropiques, mais à la formation au sein de la cellule de seconds messagers (le phosphatidyl inositol et le diacyl glycérol).

Le récepteur dit NMDA est le plus connu. Il est engagé dans un édifice moléculaire très complexe où, au côté de nombre d'autres sites de liaison de substances variées, il gère l'ouverture d'un canal cationique de la membrane des neurones [1]. L'ouverture de ce canal permet l'entrée

---

1. On trouve pêle-mêle dans cet édifice un site de liaison des polyamines (spermine, spermidine) dont l'activation permet d'obtenir une ouverture maximale du canal ; un site de liaison de la glycine, non affecté par la strychnine, dont l'occupation par l'acide aminé accroît l'affinité du site NMDA pour l'acide glutamique ; un site de liaison des ions zinc ; un site de liaison des ions magnésium ; un site au niveau duquel se fixe une substance aux effets psychotogènes, la phencyclidine (PCP) qui pourrait occuper la place normalement impartie à une substance endogène non identifiée.

dans la cellule d'ions sodium et calcium et la sortie d'ions potassium. Des ligands spécifiques des récepteurs du glutamate voient le jour ; leurs effets commencent à être décrits et des indications potentielles suggérées.

Glutamate et aspartate semblent intervenir physiologiquement dans le traitement des informations d'origines sensorielles, dans la cognition, l'apprentissage, la mémoire. Ils pourraient être impliqués dans les dégénérescences nerveuses caractéristiques de la chorée d'Huntington, de la démence d'Alzheimer, ou dans la mort des neurones suscitée par un accident ischémique. Néanmoins, on leur attribue des effets trophiques, ainsi qu'une participation à la plasticité synaptique. À noter encore qu'il existe une théorie glutamatergique de la schizophrénie. Le dysfonctionnement de ces systèmes peut être à l'origine d'autres troubles psychiatriques ; il pourrait constituer un des mécanismes à l'origine des toxicomanies ou être impliqué dans la genèse de troubles neurologiques divers dont l'épilepsie ou la spasticité. On conçoit que tant de fonctions, que tant de pathologies, sous le contrôle ou la responsabilité d'un même médiateur, incitent à chercher à en manipuler la fonction. La pluralité de ses récepteurs laisse espérer que l'on pourra, en n'agissant que sur l'un d'eux, soit en le stimulant ici, soit en le bloquant là, manipuler isolément une ou quelques-unes seulement de ces fonctions.

En s'éloignant un peu, très peu, chimiquement de l'acide glutamique, par le jeu d'une simple décarboxylation, c'est-à-dire par la perte de gaz carbonique, ce que réalise une enzyme, la glutamate décarboxylase, on accède à l'acide gamma amino butyrique ou GABA. On passe ainsi d'un acide aminé excitateur, dépolarisant, activant l'activité électrique des neurones, l'acide glutamique, à un acide aminé inhibiteur, hyperpolarisant, inhibant l'activité électrique des neurones, l'acide gamma amino butyrique ou GABA. Ce médiateur est abondant dans le cerveau des mammifères. Il y est cent à mille fois mieux représenté que les neuromédiateurs acétylcholine, sérotonine, dopamine. C'est un médiateur ubiquitaire, mais spécialement abondant au niveau du cortex cérébral, où il participerait à plus de 30 % des synapses. Les neuromédiateurs sont stockés dans des vésicules (ou granules) de la terminaison des neurones ; le GABA, quant à lui, demeure dans la phase soluble de leur cytoplasme, ou cytosol, dont il est libéré par dépolarisation. L'enzyme d'inactivation du GABA n'opère pas dans l'espace synaptique, mais au sein des mitochondries des terminaisons GABAergiques (il s'agit de la GABA-transaminase qui transforme le GABA en aldéhyde semi succinique). Ainsi, la soustraction du GABA de la proximité de ses récepteurs, et donc de la fente synaptique, procède d'une recapture du médiateur au sein de la terminaison qui l'a libéré, suivie soit d'un recyclage, soit d'une transformation inactivatrice réalisée au sein des mitochondries. Deux types principaux de récepteurs du GABA ont été caractérisés : les récepteurs GABA$_A$ et les récepteurs GABA$_B$. Cette dualité donne une impression de simplicité qui est bientôt démentie. Ainsi, le récepteur GABA$_A$ apparaît formé de cinq unités [2], disposées en couronne, circonscrivant un canal qui, lorsqu'il est ouvert, permettra aux ions chlorure d'entrer dans la cellule.

L'affinité du GABA pour son site de liaison est accrue par une large variété de substances. Les benzodiazépines sont les plus connues d'entre elles. Occupant un site qui leur est propre, et dont on s'escrime encore à identifier le ligand endogène, elles accroissent l'affinité du GABA

---

2. Ces unités sont de trois types (alpha, bêta et gamma), voire quatre types avec une unité delta. Les choses se compliquent encore par la description de plusieurs isoformes pour chaque unité. Ces complexes pentamériques sont donc théoriquement multiples.

pour son récepteur. Ce faisant, elles contribuent à une large ouverture du canal au chlore, avec pour corollaire une importante entrée de cet ion dans les neurones. On considère ces benzodiazépines comme des agonistes. Certaines benzodiazépines occupent le site qu'on vient de décrire sans partager l'effet agoniste de leurs congénères. Elles s'opposent ainsi à l'effet de ceux-ci. Ce sont donc des antagonistes. On les utilise comme antidotes des benzodiazépines consommées à l'excès, le plus souvent à des fins suicidaires, pour sortir le patient du coma dans lequel il est plongé. C'est ainsi qu'agit le flumazénil ou Anexate®.

Enfin, certaines benzodiazépines ou molécules apparentées, ou encore des dérivés de bêta-carbolines, en occupant le site, inhibent l'effet ouvreur du canal, dévolu au GABA. Ces substances sont dites agonistes inverses. C'est là un concept propre aux sites benzodiazépiniques. Ces agonistes inverses, par leurs effets anxiogène, antisommeil et même convulsivant, ne semblaient pas devoir connaître de développements thérapeutiques, jusqu'à ce qu'on envisage leur possible intérêt dans les démences séniles...

Nous n'avons évoqué là que des agents agissant sur un site qui retentit sur la liaison, et partant l'effet, du GABA à son récepteur. S'agissant du site de liaison du GABA, on peut l'aborder par des ligands qui, à son niveau, reproduiront son effet, c'est-à-dire des agonistes directs. Au contraire, on peut lui opposer des ligands qui, non seulement ne reproduiront pas l'effet du GABA, mais encore troubleront l'accès de celui-ci à son site, puisqu'ils l'occuperont, c'est-à-dire les antagonistes directs. Parmi les agonistes directs du récepteur GABA$_A$, citons le muscimol, l'isoguvacine, l'imidazol acétate, et un produit utilisé pour le traitement de l'épilepsie, le progabide. Comme le préfixe de son nom l'indique, il s'agit d'une substance intrinsèquement inactive, mais qui subit dans l'organisme une transformation donnant naissance à un dérivé actif (en l'occurrence le SL 75102). Sans cet artifice et parce que cette substance ne peut franchir sans dommages le parcours du combattant interposé entre son lieu d'application et son lieu d'action, le dérivé actif, s'il avait été lui-même administré, n'aurait pu atteindre le cerveau en quantité suffisante pour être actif. Parmi les antagonistes directs du récepteur GABA$_A$, on citera la bicuculline.

Épilepsie

Quels sont les buts de l'action pharmacologique sur le récepteur GABA$_A$? Essentiellement, la sédation, l'anxiolyse, la relaxation musculaire et la prévention de l'épilepsie.

Les anciens appelaient l'épilepsie *morbus sacer* (« mal sacré ») parce qu'ils voyaient en elle une punition divine ; le terme « mal comitial » est encore parfois usité (les comices, qui étaient des assemblées romaines, se dispersaient quand l'un des participants, dans le feu des débats, présentait des convulsions généralisées). Près de 9 % des individus présentent, à un moment de leur existence, une crise convulsive. Toutefois, ce chiffre recouvre des phénomènes assez divers, comme par exemple les convulsions fébriles de l'enfant. Quand on ne considère que la maladie épileptique proprement dite, où les crises ont un caractère répétitif, la fréquence tombe alors à 1,5 % des individus. Quoique les formes cliniques en soient diverses, la crise d'épilepsie grand mal en est l'expression la plus commune.

Monsieur X, que rien ne distingue de ses contemporains, progresse d'un pas décidé, dans la rue piétonne encombrée de passants tout à leurs achats de Noël. Devant la vitrine de la joaillerie, qui brille de mille feux, il marque le pas. Il émet un cri et chute lourdement sur le sol. Quelques piétons s'approchent, d'autres s'écartent. Les curieux du premier rang regardent monsieur X tombé sur le dos. Ils sont frappés par son faciès livide que déforme une horrible grimace. Sa langue est tirée et bientôt, il la mord au point de la rendre violette, aubergine, tendue, tandis qu'un peu de sang apparaît aux commissures de ses lèvres. Ses lèvres bleuissent, comme ses paupières, sous la lumière crue qui tombe de la vitrine. Ses avant-bras se fléchissent sur les bras qui se plaquent à la poitrine. On note sur un de ses poignets la vilaine entaille qu'il a dû se faire en heurtant le bord du trottoir. « Appelez le SAMU », crie l'un. « Il faut le couvrir, il va prendre froid », dit un autre en tentant de rapprocher les bords du manteau ouvert de monsieur X. Mais il recule avant que d'y être parvenu, surpris par ce qu'il prend pour des gestes de défense. En effet, monsieur X est animé de mouvements brusques synchrones, généralisés à tout le corps. Ses bras s'étendent puis se fléchissent ; ses jambes simultanément s'écartent et se rapprochent. Puis, ces mouvements deviennent de plus en plus rares. Le piéton secourable comprend vite, aux paupières closes de monsieur X, qu'ils ne sont dirigés contre rien, ni personne, et il parvient à boutonner le pardessus. Après quelques minutes, tout mouvement cesse ; le corps paraît plus étalé sur le sol ; on pourrait croire monsieur X mort, s'il ne présentait une respiration ample, bruyante, comme s'il était profondément endormi. C'est quand il sort de cet état comateux, ne se souvenant de rien, qu'arrive enfin le SAMU, tous feux allumés, sirène hurlante. Deux blouses blanches en jaillissent qui piquent droit sur la victime. L'une d'elles questionne le passant sur « les circonstances de l'accident ». Après avoir écouté et posé quelques questions, la jeune femme médecin dit à son collègue, alors affairé à prendre la pression artérielle de monsieur X : « C'est une crise comitiale typique, une chute sans esquive, une phase tonique, avec cyanose et morsure de langue, une phase clonique, puis une phase résolutive avec stertor (respiration ample et bruyante), état pseudocomateux. » Et d'ajouter : « Vérifie qu'il a perdu ses urines et qu'il ne se souvient de rien. » Toute cette scène a duré une dizaine de minutes, figeant l'image de la rue, qui s'anima à nouveau quand s'éloigna l'ambulance clignotante et hurlante où avait pris place monsieur X.

Le joaillier, sur le pas de sa porte, se souvint que, deux ans auparavant, à la même époque de l'année, semblable accident s'était déroulé devant chez lui. Les mêmes causes produisent les mêmes effets. La cause en l'occurrence, c'étaient les stimulations lumineuses intermittentes que prodiguait innocemment sa vitrine. Elles avaient mis en branle le « foyer épileptogène cérébral » de monsieur X. Elles avaient joué le rôle de synchronisateur de l'activité électrique d'une population de neurones de son cortex cérébral.

En schématisant, on peut considérer que chaque neurone cérébral a une activité autonome. Cela n'exclut pas des infléchissements concertés entre neurones de leur activité de base qui peut globalement s'accroître ou au contraire se réduire. L'accident épileptique prendrait naissance au niveau d'un groupe de neurones, le « foyer épileptogène », dont l'activité électrique deviendrait excessive et indûment synchronisée. Pour cette raison, cette zone deviendrait le chef d'orchestre, l'organisateur de l'activité des neurones de voisinage, qui perdraient leur autonomie en adhérant à ce rythme incitateur parti du foyer épileptogène. Pour faire image, transportons-nous à la fin de l'exécution réussie d'un chef-d'œuvre musical. Un groupe de mélomanes veut « en avoir pour son argent ». Au milieu des applaudissements, aux intensités et fréquences individuelles variées, ce groupe se met à applaudir de manière forte et synchronisée. Petit à petit, les spectateurs voisins adoptent leur fréquence et accroissent leur tonalité. De proche en proche, c'est bientôt toute la salle qui s'embrase, avec force, à ce rythme, bref, un ban.

Le foyer épileptogène correspond à une zone cérébrale pathologique. Ce peut être la conséquence d'un accouchement difficile, durant lequel le cerveau du bébé a manqué d'oxygène. Certains neurones en ont souffert au point de mourir. Dans cette région cérébrale, les neurones survivants sont privés des activités inhibitrices qui s'exerçaient sur eux. Ce peut être encore la cicatrice d'un traumatisme crânien. La fréquence élevée des accidents de la voie publique accroît à vive allure les éléments de cette pitoyable collection. Le foyer épileptogène peut être encore la conséquence du développement local d'un abcès, d'une tumeur, qui perturbe les neurones de voisinage. Il peut être dû aussi à des causes toxiques, métaboliques... Le foyer épileptogène acquiert, par intermittence et sous diverses influences, un rythme excessif et hypersynchronisé qui s'impose bientôt à tous les neurones sains de voisinage, ceux-ci lui emboîtant le pas. Ce sont les soldats qui traversent un pont : en contravention avec le règlement qui veut qu'on doit rompre le pas en traversant un pont, un groupe d'insoumis marche au pas, de façon ostentatoire, en claquant du talon. Leur attitude faisant école, de proche en proche, c'est bientôt toute la troupe qui adhère à ce pas ; la solidité du pont s'en trouve fort compromise...

Il existerait, au niveau des foyers épileptogènes, une raréfaction des afférences GABAergiques. Cette perte de neurones dont le médiateur, le GABA, a des effets hyperpolarisants, inhibiteurs, pourrait expliquer l'indiscipline des neurones du foyer épileptogène. Ces « fortes têtes » pourront être ramenées à de meilleurs sentiments si on renforce la contrainte GABAergique qui devrait s'exercer sur eux. De quels moyens dispose-t-on pour accroître la transmission GABAergique ? On ne peut imaginer accroître la synthèse du GABA en chargeant l'organisme en son précurseur, l'acide glutamique. On a vu en effet que celui-ci est un acide aminé dépolarisant, excitateur de l'activité électrique neuronale, qui ainsi faciliterait les convulsions. On peut en revanche prévenir la destruction du GABA, ce qui permet d'en accroître le taux. Pour cela, on inhibe l'enzyme d'inactivation qu'est la GABA transaminase, en recourant à des substances tels l'acide valproïque (Dépakine®), le valpromide (Dépamide®) et plus récemment le γ vinyl GABA, le vigabatrin (Sabril®). On peut encore faire en sorte que le GABA libéré dans la fente synaptique n'en soit pas soustrait par les systèmes de capture associés à la membrane et des neurones GABAergiques et des cellules gliales de voisinage. À ces fins on pourrait faire appel à l'acide 4 hydroxy nipécotique pour inhiber la capture gliale et l'acide cyclohexane carboxylique pour inhiber la capture neuronale. Une autre modalité d'action consiste à court-circuiter la physiologie des neurones GABAergiques qui sont défaillants. On amène directement au contact des récepteurs du GABA des substances mimant les effets du médiateur : des agonistes GABAergiques directs. Cela nous renvoie au progabide (Gabrène®) déjà relaté. Rappelons enfin que certaines benzodiazépines, en s'associant à un site qui leur est propre, accroissent l'affinité du GABA pour ses récepteurs, ainsi elles en majorent l'activité. Parmi les benzodiazépines antiépileptiques, on citera le clonazépam (Rivotril®) et le diazépam (Valium®).

Pour rechercher des agents antiépileptiques, le pharmacologue dispose d'un large éventail de moyens propres à engendrer des convulsions chez l'animal. Certains d'entre eux y parviennent justement en déprimant la transmission GABAergique. Ils le font, par exemple, en inhibant l'enzyme qui transforme le glutamate en GABA, c'est-à-dire le glutamate décarboxylase. L'administration de doses très élevées d'isoniazide (un antituberculeux par ailleurs, mais heureusement à doses moindres), celle d'un autre antibiotique la cyclosérine, celle du thiosemicarbazide, ou de l'allylglycine suscitent des convulsions selon ce mécanisme de mise à plat de la transmission GABAergique. D'autres agents convulsivants agissent en bloquant le récepteur du GABA, c'est le cas de la bicuculline. D'autres encore induisent des convulsions en se liant à d'autres sites du complexe pentamérique (c'est-à-dire constitués des cinq unités disposées en couronne qui circonscrivent le canal aux ions chlorure). C'est le cas de la picrotoxine. D'autres agents convulsivants agissent en occupant, selon une modalité très particulière, le site de liaison des benzodiazépines. Ainsi des bêtacarbolines, tel le β-CCM (ester éthylique de l'acide β carboxyl-β carboline) qui est un agoniste inverse. Au lieu d'accroître l'affinité du GABA pour son récepteur GABA$_A$, il la réduit au contraire, ce qui prévient son effet ouvreur du canal au chlore. Cent autres substances ou situations peuvent induire des convulsions chez l'animal (expérimentation) ou chez l'homme (pathologie, toxicologie). Certaines souches de souris (DBA2), la gerbille, le singe papio papio convulsent en réponse à certains stimuli sensoriels. J'ai le souvenir d'une cage de souris DBA2 qui avait été installée dans l'animalerie à proximité d'une ventilation dont le moteur était devenu bruyant. Après quelques minutes de cette proximité, toutes les souris convulsaient, donnant ainsi l'explication de la mortalité qu'on avait relevée sur une livraison précédente et qui nous avait amené à incriminer le fournisseur et la qualité sanitaire de sa production. De même, le singe papio papio, comme monsieur X devant la bijouterie tout à l'heure, répond à des stimulations lumineuses intermittentes par des convulsions.

Des anomalies des transmissions GABAergiques sous-tendent ces sensibilités d'ordre génétique. Le taux cérébral de GABA est bas chez les singes papio papio, ainsi que chez les gerbilles. Les souris DBA2 ont une plus faible densité de récepteurs GABA$_A$ et une vitesse de renouvellement du GABA moindre que celle d'autres souris. On peut, au travers de boucles d'oreilles ou d'électrodes concaves appliquées au contact des globes oculaires de la souris, ou encore d'électrodes recouvertes d'une masse-lotte de coton hydrophile imbibée d'une solution saline appliquée au contact des tempes, faire passer un courant alternatif transcrânien. Pour un certain voltage, survient un épisode convulsif qui mime l'épilepsie grand mal. À une phase tonique, où les pattes antérieures se fléchissent tandis que les pattes postérieures s'étirent, fait suite une phase clonique pendant laquelle l'animal se débat. Il apparaît enfin une phase pseudo-comateuse, pendant laquelle l'animal épuisé demeure inerte. Pour reproduire « l'épine irritative », pour créer un foyer épileptogène, on implante au contact ou au sein du cortex cérébral certains sels métalliques, cobalt, zinc, ou du gel d'alumine, ou de la pénicilline... On note à proximité de ces implants une diminution de la synthèse du GABA et une diminution du taux endogène du médiateur.

Avant de nous éloigner des synapses GABAergiques, il nous faut dire quelques mots des récepteurs GABA$_B$ au moins pour corriger l'impression que le récepteur GABA$_A$ pourrait être fils unique. Ce récepteur GABA$_B$ est moins connu. Plusieurs systèmes effecteurs lui ont été suggérés (gestion de l'ouverture d'un canal pour les ions calcium, ou d'un canal pour les ions potassium, ou couplage avec une activité adénylate cyclase). Leur stimulant de référence est le baclofène (Liorésal®) qu'on utilise en thérapeutique pour ses effets antispastiques (pour réduire les spasmes musculaires qui surviennent au décours d'accidents vasculaires cérébraux ou de lésions traumatiques de la moelle épinière).

L'histidine

Dans le grand guide neurobiologique, un autre acide aminé, l'histidine, mérite le détour. Non pas pour lui-même, mais pour la substance qui en est issue, l'histamine. Celle-ci était essentiellement connue comme le fauteur, que l'on croyait exclusif, des troubles allergiques. Au fur et à mesure que sa responsabilité à cet égard a été relativisée, le rôle neuromédiateur de l'histamine s'est trouvé établi. Cet adoubement de l'histamine dans le club alors encore très fermé des neuromédiateurs doit beaucoup aux travaux de J.-C. Schwartz en France. La démonstration n'était pas aisée, eu égard à la discrétion quantitative des neurones histaminergiques. Ils ne sont que quelques centaines dans l'entrelacs de dix milliards d'autres neurones (leurs corps cellulaires sont groupés dans la région ventrale de l'hypothalamus postérieur, dans le noyau tubéro-mammillaire). Leurs longs axones, à direction antérieure ou postérieure, se projettent sur l'ensemble des structures cérébrales. C'est ainsi qu'ils semblent contrôler l'éveil, le métabolisme énergétique, la circulation cérébrale, la température corporelle, les réflexes cardio-vasculaires, la libération de certaines hormones hypophysaires, la prise alimentaire... Les neurones histaminergiques semblent recéler d'autres médiateurs associés. C'est ainsi que le GABA, encore lui, l'adénosine, la galanine, qui est un neuropeptide, sont localisés dans certains neurones avec l'histamine. L'histamine libérée aux terminaisons neuronales peut agir sur trois types de récepteurs désignés H1, H2 et H3. La découverte de ce dernier est récente. Elle est le fait du groupe du professeur J.-C. Schwartz. Ce groupe a de surcroît, non seulement précisé certaines des fonctions du récepteur H3, mais encore a sélectionné les premiers ligands, agonistes (Rα méthyl histamine) et antagonistes (thiopéramide) qui permettent respectivement de le stimuler ou de le bloquer. Ces prototypes, sans doute imparfaits, en terme de biodisponibilité/pharmacocinétique ou de toxicité, ne sont vraisemblablement pas d'emblée ceux que choisira la thérapeutique. Ils permettent cependant d'engager des études, à la recherche d'indications thérapeutiques. Ces récepteurs H3 sont, pour certains d'entre eux, associés aux neurones histaminergiques eux-mêmes. Il s'agit alors d'autorécepteurs. Ils interviennent dans un autocontrôle, par l'histamine libérée, de sa propre libération, sorte de gala organisé au profit des organisateurs de gala. L'histamine cérébrale participe, entre autres fonctions, à l'éveil. C'est là un constat qui date de l'utilisation des antihistaminiques bloquant les récepteurs H1 chez les sujets présentant des manifestations allergiques. Le blocage des récepteurs H1 cérébraux s'accompagne, *a minima*, de sédation, voire d'un effet franchement hypnotique. C'est si vrai qu'il fut un temps où l'administration du sirop Phénergan® (prométhazine-antihistaminique H1) aux enfants, était davantage destinée à les calmer, à les faire dormir, qu'à les empêcher de se gratter. Ainsi donc, une transmission histaminergique régulière, tonique, stimulant des récepteurs H1 cérébraux, paraît contribuer au maintien de l'éveil puisque le blocage des récepteurs H1 précipite dans le sommeil. Dans ces conditions, il est logique d'imaginer que le blocage des autorécepteurs de type H3 (par le thioperamide), qui sont des freins à la transmission histaminergique, devrait intensifier cette transmission, donc accroître la stimulation des récepteurs H1 post-synaptiques et ainsi augmenter l'éveil. À l'opposé, la stimulation des autorécepteurs H3 (par la Rα méthyl histamine) déprime la transmission histaminergique et partant, prive de stimulation les récepteurs H1 post-synaptiques. Elle devrait aboutir au même effet que leur blocage par les antihistaminiques H1, c'est-à-dire à une sédation et même au sommeil, ce que tendent à vérifier des expériences récentes pratiquées chez le chat. Notons que l'on est parvenu avec certains antihistaminiques H1 ne franchissant pas la barrière hémato-encéphalique (méquitazine (Primalan®), terfénadine (Teldane®), cétirizine (Zyrtec®), astémizole (Hysmanal®), loratadine (Clarytine®)) à conserver le bénéfice d'une action antiallergique périphérique, sans exercer d'effets sédatifs ou hypnotiques. La recherche des effets neuropsychotropes qui résultent de la stimulation ou du blocage des récepteurs H3 n'en est qu'à ses débuts. Elle porte en filigrane un certain nombre d'attentes et même d'espoirs.

Au risque de paraître attenter à un principe physique, on est tenté de dire que les systèmes histaminergiques centraux ont plus de capacités que de volume. Ils attestent en effet que la quantité n'est pas inévitablement synonyme d'importance. Si cette relation se vérifiait avec les neurones GABAergiques, très nombreux, nettement prééminents dans certaines structures, alors qu'ils sont impliqués dans des fonctions diverses et quantitativement importantes, elle est clairement contredite avec les neurones histaminergiques dont la population est quantitativement discrète. Mais le caractère très divergent, diffus, de leurs projections, et de surcroît la vitesse de renouvellement très rapide de leur médiateur, leur permet de se faire entendre, d'affirmer leur originalité au sein du concert bruyant des autres transmissions.

...et les autres

D'autres acides aminés que l'histidine peuvent, par le jeu d'une ou plusieurs réactions enzymatiques, survenant au sein de neurones hébergeant de façon spécifique les enzymes qui en sont responsables, donner naissance à des substances neuromédiatrices. Ainsi la tyrosine donnera naissance à la dopamine. Dans certains neurones, une réaction supplémentaire conduit à la noradrénaline et dans d'autres encore une réaction de plus conduit à l'adrénaline. Dans d'autres neurones, le tryptophane est transformé en 5 hydroxytryptophane, lui-même transformé en 5 hydroxytryptamine ou sérotonine. Il s'agit d'un neurotransmetteur tenu de longue date pour important. Cette importance va croissant pour le pharmacologue au rythme où la biologie moléculaire et la neurobiologie lui découvrent de nouveaux récepteurs, 5HT1A, 5HT1B, 5HT1C, 5HT1D, 5HT2, 5HT3, etc. Elles désignent ainsi de nouvelles cibles sur lesquelles la pharmacologie s'applique à agir, au moyen de projectiles appropriés. Ces ligands sélectifs aident à la découverte des rôles impartis aux transmissions sérotonergiques. Ainsi, par exemple, la charge en 5 hydroxytryptophane, quoiqu'elle accroisse la transmission sérotonergique n'induit pas d'érections péniennes chez le rat. Par contre, la stimulation des récepteurs sérotonergiques de type 5HT2 et 5HT1C accroît ces érections tandis que la stimulation des récepteurs 5HT1A les inhibe. L'effet global d'une stimulation indifférenciée de tous ces récepteurs, telle que la réalise l'administration du 5 hydroxytryptophane occulte, oblitère, les effets individuels et contradictoires développés par la stimulation de chaque type de récepteur sérotonergique ; il n'en est restitué que la somme algébrique, la résultante. On conçoit dès lors que le recours à des bloquants sélectifs sur fond de transmission accrue ou le recours à des agonistes sélectifs d'un type défini de récepteur puisse faire apparaître des effets particuliers. La complexité est source de subtilité, laquelle offre de multiples possibilités opérationnelles au pharmacologue.

Les neuropeptides

Comme on vient de le voir, certains acides aminés font eux-mêmes fonction de neuromédiateur (la glycine, l'acide aspartique, l'acide glutamique). D'autres, tels encore le glutamate, la L-histidine, la L-tyrosine, le L-tryptophane sont des précurseurs d'amines neuromédiatrices. Tous enfin peuvent participer à la constitution de neuropeptides. Ce sont des assemblages d'acides aminés, élaborés au sein de neurones, libérés par ceux-ci pour engendrer une modification au sein d'autres neurones, après s'être associés à des récepteurs portés par leur membrane. Le terme acide aminé souligne la fonction acide carboxylique (schématisée -COOH) et la fonction amine (schématisée -NH2) que comporte au moins en un exemplaire chaque acide aminé. Lors de leur assemblage, le groupe carboxylique d'un acide aminé s'unit au groupe aminé d'un autre pour former une liaison peptidique (H_2N-R-COOH + HOOC-R$'$-NH2 → H_2N-R-CO-NH-R$'$-COOH + H_2O). On obtient alors un dipeptide qui, s'unissant selon les mêmes modalités avec un autre acide aminé, formera un tripeptide et ainsi de suite...

À partir d'un alphabet de vingt-six lettres on peut composer une multitude de mots, ceux-ci ayant pourtant un nombre de lettres qui, avec « anticonstitutionnellement », paraît limité à vingt-cinq. Avec une vingtaine d'acides aminés, sans limite supérieure d'association, on imagine une encore plus grande prolificité d'associations possibles et partant, de peptides, dont la taille va jusqu'à se confondre avec celle des protéines (formées, elles, de plusieurs centaines d'acides aminés). Le séquençage systématique du génome humain qui est en cours confirme presque chaque mois cette assertion. De façon largement concertée, de nombreuses équipes de biologie moléculaire déterminent la séquence des divers peptides planifiés dans le génome humain. Ainsi, des peptides non encore caractérisés, non encore isolés, sont décrits comme des éléments que certaines cellules savent fabriquer. Quand ces cellules sont des neurones, ces peptides peuvent avoir alors une fonction neuromédiatrice.

Pour faire ressortir toutes les potentialités pharmacothérapeutiques recelées dans la jungle des peptides, il est nécessaire de relater les grands traits de la physiologie des transmissions neuropeptidergiques. Cela permettra en particulier de désigner les différentes cibles offertes aux interventions pharmacologiques.

Quelques neuropeptides

Nom	Abréviation	Nombre d'acides aminés	Année de leur découverte
Thyrotropin Releasing Hormone	TRH	3	1968
Metenképhaline *		5	1973
Leu enképhaline *		5	1973
Neuromédine N		6	1984
Metenképhalyl Arg^6 Phe^7 *		7	1980
Metenképhalyl Arg^6 Gly^7 Leu^8 *		8	1980
Angiotensine II		8	1945
Cholécystokinine 8	CCK$_8$	8	1968
Delta Sleep Inducing Peptide	DSIP	9	1977
Neurokinine A = Substance K	NKA	9	1985
Neurokinine B = Neuromédine K	NKB	9	1985
Gonadotropin Releasing Hormone	GnRH	10	
Substance P		11	1931
Neurotensine		13	1973
Dynorphine B = rimorphine *		13	1983
Somatostatine	SRIF	14	1973
Dynorphine A *		17	1982
Pituitary Adenylate Cyclase Activating Peptide	PACAP	27	1990
Vasoactive intestinal peptide	VIP	28	1970
Somatostatine 28		28	1980
Galanine		29	1985
β endorphine *		31	1975
Dynorphine *		32	1975
Calcitonine		32	1982
Neuropeptide Tyrosine	NPY	36	1982
Calcitonine Gene Related Peptide	CGRP	37	1980
Corticotropin Releasing Hormone	CRH	41	1982

* Correspond à des peptides opioïdes, substances endogènes élaborées par des neurones = neuropeptides – dont la morphine mime les effets –, les huit substances indiquées ici sont loin de représenter la totalité des peptides ayant cette activité – la date de découverte de ces neuropeptides montre qu'entre celle-ci et la mise au point de médicaments prenant appui sur leurs récepteurs ou leur métabolisme, il existe un long intervalle libre.

La synthèse d'un neuropeptide a lieu au niveau des corps cellulaires des neurones peptidergiques. Elle correspond en fait à la synthèse d'une molécule précurseur de taille beaucoup plus importante. Ce gros tronc est ensuite débité en fragments dont l'un ou plusieurs d'entre eux seront le/les neuropeptide(s) caractéristique(s) du neurone. Plusieurs peptides biologiquement actifs peuvent être élaborés par un même neurone. Ces fragments du précurseur font l'objet de transformations, dites modifications post-transcriptionnelles, ou maturation, qui peuvent retentir de façon importante sur l'activité biologique des neuropeptides. L'ensemble des produits issus du précurseur et résultant de son clivage et de ces maturations post-traductionnelles est « empaqueté » dans des vésicules ou granules de stockage. C'est sous cette forme qu'ils arrivent dans les terminaisons neuronales et qu'ils s'accumulent, au rythme lent où les amène le flux axoplasmique antérograde, ce lent courant de matériaux qui transitent du corps cellulaire qui les a manufacturés vers les terminaisons neuronales. Sous l'influence de l'activité électrique, c'est-à-dire des potentiels d'action, qui parcourent les neurones et dépolarisent, en fin de course, leurs terminaisons, de façon couplée à une entrée d'ions calcium dans ces terminaisons, le contenu de ces vésicules est déversé, selon un mécanisme dit d'exocytose, à l'extérieur du neurone. Cette libération s'opère, soit dans un édifice synaptique, c'est-à-dire un espace confiné, en regard d'un fragment de membrane d'un neurone adjacent ; soit dans le « vide interneuronal », ce qui permet au neuropeptide de diffuser alentour et d'entrer en contact avec plusieurs neurones de voisinage. Certains neuropeptides connaissent alors une inactivation rapide, sous l'influence d'enzymes, les peptidases, capables de rompre les liaisons peptidiques $R1\text{-}CO\text{-}NH\text{-}R2 \rightarrow R1\text{-}COOH + H2N\text{-}R2$ en telle ou telle position. Ces peptidases opèrent pour certaines aux extrémités des peptides : ce sont des exopeptidases. Si elles opèrent à l'extrémité qui présente un groupement carboxylique libre, il s'agit alors d'une carboxypeptidase ; à l'opposé, si elles opèrent à l'extrémité qui présente un groupement aminé libre, il s'agit alors d'une aminopeptidase. D'autres peptidases opèrent à distance des extrémités du peptide, ce sont les endopeptidases. Elles prennent appui sur des acides aminés particuliers. Ainsi, par exemple, une activité enzymatique opérant au niveau des prolines permet de définir une activité proline endopeptidase.

Certains neuropeptides sont dégradés par des peptidases plus ou moins spécifiques à très vive allure. C'est le cas des enképhalines, neuropeptides formés de cinq acides aminés. Le groupe du professeur J.-C. Schwartz a élucidé les mécanismes qui président à l'inactivation rapide des enképhalines dans le cerveau. De fait, injectant ces peptides (tant la met-enképhaline que la leu-enképhaline) dans les ventricules latéraux de la souris, et ce même à des doses importantes, on n'observe pas les effets analgésiques qu'on est en droit d'attendre d'un peptide opioïde, d'une « morphine endogène » ou endorphine. Ces chercheurs ont montré que les enképhalines étaient, très rapidement, hydrolysées, après leur libération, sous l'action conjuguée et intense de deux peptidases. L'une d'elles, l'enképhalinase, détache de ces peptides, sur leur extrémité -COOH, un fragment dipeptidique (phénylalanine-méthionine, s'il s'agit de la met-enképhaline, ou phénylalanine-leucine, s'il s'agit de la leu-enképhaline). L'autre peptidase, une aminopeptidase, détache de ces peptides, sur leur extrémité -NH2, la tyrosine qui en constitue le premier acide aminé.

Sous le feu croisé de ces deux activités peptidasiques,

(2) Tyrosine-Glycine-Glycine $+$ Phénylalanine-Méthionine (3)

$\uparrow$

Endopeptidase 24-11
= enképhalinase

$\downarrow$

$_{H_2N.}$ Tyr $-$ Gly $-$ Gly $-$ Phé $-$ Mét. $_{COOH}$ (1)

$\uparrow$

Aminopeptidase

$\downarrow$

(4) Tyrosine $+$ Glycine-Glycine-Phénylalanine-Méthionine (5)

Deux modalités de dégradation de la met-enképhaline — un peptide opioïde (1) — deux activités enzymatiques. L'aminopeptidase M et l'enképhalinase engendrent des fragments peptidiques inactifs sur les récepteurs aux endorphines (2, 3, 4, 5).

la survie synaptique des enképhalines est très brève. Bien que ces peptides ne bénéficient pas des systèmes de recapture qui soustraient à vive allure de la fente synaptique, les amines neuromédiatrices, l'enképhalinase et une aminopeptidase éteignent vite le signal dont ils sont porteurs et qui s'exprime par la stimulation de deux types de récepteurs : les récepteurs delta (delta parce que trouvés en abondance dans le canal déférent de la souris) et les récepteurs mu (mu parce qu'ils sont stimulés par la morphine). Inhiber l'une ou l'autre des peptidases d'inactivation des enképhalines revient à prolonger le temps de séjour synaptique des enképhalines et partant, à accroître leur concentration à proximité de leurs récepteurs ; ainsi, la probabilité de stimulation de ces récepteurs se trouve augmentée. Des inhibiteurs des peptidases qui dégradent les enképhalines vont donc rehausser la tonalité du signal dont celles-ci sont porteuses. Ils vont constituer un porte-voix pour les neurones enképhalinergiques qui se feront entendre avec plus de force et de véhémence. Cela ne fera pas naître le signal là où il n'existe pas, mais le renforcera là où il s'exprime. Cette stratégie est donc beaucoup plus subtile, plus proche de la physiologie, que celle qui consiste à introduire dans l'organisme une substance agissant sur tous les récepteurs mu et delta, où qu'ils se trouvent et quelle que soit la fonction à laquelle ils participent.

Le premier inhibiteur de l'enképhalinase a été développé par les groupes de J.-C. Schwartz et de B. Roques. Il s'agit du thiorphan. Puis fut mis au point un inhibiteur mixte de l'enképhalinase et de l'aminopeptidase M, le kélatorphan. Mais alors que l'activité de ces thiorphan et kélatorphan était intense *in vitro*, ou après administration directe dans un ventricule du cerveau, il n'en restait rien ou presque rien après administration intraveineuse, ne parlons évidemment pas de la voie orale... Nous avons relaté au chapitre 2 la mise au point d'un dérivé du thiorphan, l'acétorphan, capable de traverser la barrière hémato-encéphalique et ainsi d'atteindre le cerveau après une administration intraveineuse. Au niveau cérébral, l'accentuation de certaines transmissions enképhalinergiques pourrait profiter à certains états dépressifs, ou combattre certains troubles dits déficitaires de la schizophrénie. Elle développe des effets analgésiques. Ceux-ci sont inférieurs à ceux de la morphine, qui demeure, et de loin, le leader incontesté en cette matière. Mais, fait important, l'inhibiteur d'enképhalinase ne donne pas lieu à dépendance physique.

Pour stimuler directement les récepteurs mu ou delta du cerveau, on pourrait penser administrer les enképhalines telles quelles. Cette entreprise est vouée à l'échec pour deux raisons qui semblent d'ailleurs intimement liées. Ces peptides, de par leur taille et leur hydrophilie, sont peu aptes à franchir la barrière hémato-encéphalique. De plus, durant leur transfert, depuis leur point d'application jusqu'à leurs récepteurs cérébraux, ils rencontrent ces peptidases qui leur veulent tant de mal. Pour qu'elles survivent à ces mauvaises rencontres, l'idée est venue de carapaçonner, de blinder les enképhalines, de leur bâtir une armure. Connaissant les points de reconnaissance et d'amarrage de la peptidase sur le peptide, ou si l'on préfère le niveau où cette dernière glisse sa lame pour trucider le peptide, on va créer la dissuasion. On y parvient en substituant au niveau de ces points d'attaque, aux acides aminés naturels dits de la série L, des acides aminés semblables mais de la série D (le caractère D ou L d'un acide aminé correspond à la disposition relative du groupement carboxylique -COOH et du groupement aminé -NH2 sur le carbone qui est leur support. Les acides aminés naturels sont de la série L tandis que ceux de la série D sont obtenus par synthèse). Pour dissuader encore les peptidases d'attaquer, on pourra rendre le peptide en partie méconnaissable ; en partie seulement, car il devra être toujours reconnu par son ou ses récepteurs. Il ne devra donc être méconnaissable que de la seule peptidase. S'il s'agit d'une carboxypeptidase qui reconnaît le peptide par son extrémité carboxylique -COOH, on pourra faire disparaître le groupe carboxylique en l'amidifiant, il deviendra alors -CONH2, ou on lui substituera une fonction alcool primaire -CH2OH. Ces leurres peuvent être suffisants pour égarer une carboxypeptidase, mais insuffisants pour empêcher la reconnaissance du peptide par son récepteur. Ces « recettes » appliquées aux enképhalines ont donné naissance à divers dérivés. On a représenté à la page suivante les formules comparées de la met-enképhaline et du FK 33824.

Ce FK 33824, en dépit de sa nature peptidique, parvient à exercer des effets analgésiques qui le disputent à ceux de la morphine, en terme d'efficacité, mais hélas aussi d'effets secondaires, ce qui l'a empêché de faire carrière

*Structure composée de la met-enképhaline
et du FK 33824*

Tyr-Gly-Gly-Phe-Met
Tyr-DAla-Gly-Me Phe-Met-O-lol *

* Tyr = Tyrosine ; Gly = Glycine ; Phe = L. Phenylalanine ; Met = L. Méthionine ; DAla^2 = D-alanine ; Me Phe = Methyl Phenylalanine ; Metolol-Méthionine dans laquelle le groupement -SH est devenu OH et le groupement -COOH est devenu CH$_2$OH.

sur la scène de la douleur. Cette molécule démontre cependant qu'un pentapeptide, tel ces anciens costumes de potache renforcés de cuirs aux coudes et aux genoux, peut affronter de longs et difficiles périples. Il advient parfois que la nature donne la recette de la résistance aux peptidases. Ainsi, la dermophine, un peptide formé de sept acides aminés, trouvé dans la peau d'un batracien, exerce par voie sous-cutanée des effets analgésiques supérieurs à ceux de la morphine aux mêmes doses. Il tient sa résistance aux peptidases, d'un acide aminé de la série D, une D-alanine, qui flanque la tyrosine à l'extrémité -NH2 et de l'amidification du groupement carboxylique sur la sérine à l'autre extrémité. Cet acide aminé de la série D, dans un produit naturel, a un caractère exceptionnel, mais on est chez un batracien... Même si l'on sait, comme la nature l'a fait pour la dermorphine, rendre certains peptides résistants aux peptidases et capables d'atteindre leurs cibles cérébrales après administration périphérique, cela ne permet pas de multiples variations sur un thème donné. La pharmacocinétique de telles molécules peptidiques est souvent ingrate. La nature, là encore, s'est faite inspiratrice. On connaissait les vertus euphorisantes, analgésiques, antidiarrhéiques de l'opium longtemps avant que l'on sache que la morphine qu'il contient mimait les effets de neuropeptides, les endorphines. La morphine n'a rien de peptidique. C'est un très puissant stimulant des récepteurs de type mu. S'inspirant de sa structure, les chimistes ont composé sur son thème une multitude de variations, certaines restaient harmonieuses, d'autres franchement dissonantes. Selon certaines approches du *drug design*, c'est-à-dire de l'art et de la manière de façonner de nouvelles molécules d'intérêt thérapeutique, une structure minimale a pu être précisée. À partir de là, les variations sont parties dans tous les sens, recrutant des « morphiniques » qui, au premier coup d'œil, ne ressemblaient plus guère à la morphine, alors qu'ils en conservaient pourtant les effets. Ainsi, après la série du morphinane, à laquelle appartiennent la morphine et l'héroïne, naquirent la série du benzomorphane avec la pentazocine (Fortal®), la série de la phényl pipéridine, avec la péthidine (Dolosal®) ou le fentanyl actif à doses « fifrelinesques », de l'ordre du dixième de milligramme ; la série de la diphénylpropylamine, avec le dextromoramide (Palfium®) ou le dextropropoxyphène (Antalvic®, Propofan®) pour ne citer que les séries les plus connues.

L'opium, la morphine, illustrent parfaitement le cheminement des connaissances tel qu'il a prévalu jusqu'à aujourd'hui. L'empirisme a révélé les vertus thérapeutiques du suc qui s'écoule des incisions pratiquées dans la capsule du pavot, ce suc qui se concrète au soleil et forme l'opium. Les Sumériens anciens, quatre mille ans avant notre ère, avaient réalisé ces préliminaires. La médecine arabe utilisa ensuite l'opium pour traiter les dysenteries. Vint l'heure du Laudanum, une préparation liquide d'opium mise au point par « l'Hippocrate d'Angleterre », Thomas Sydenham (1624-1689). Un saut important fut franchi en 1806, en Allemagne, quand

Sertüner isola la morphine de l'opium. Depuis le début du XXe siècle, la chimie de synthèse multiplie les succédanés, jusqu'à ce qu'un certain ronron s'installe.

1971, on se réveille ! Cette année-là, trois groupes de chercheurs, Avram Goldstein en Californie, Éric Simon à New York et Salomon Snyder à Baltimore, décrivent indépendamment, grâce aux méthodes de radioliaison qui pointent, le récepteur de la morphine. Puisqu'il existe un récepteur sur lequel agit la morphine et puisque l'organisme des mammifères, à la différence de la capsule du pavot, ne produit pas de morphine, quelle est donc la substance endogène qui a pour vocation de stimuler ce récepteur, dit « de la morphine » pour des raisons historiques ? Cette recherche, où la compétition est vive, aboutit en 1974. Simultanément ou presque, trois groupes de chercheurs, J. Hughes et H. Kosterlitz à Aberdeen en Écosse, L. Terenius à Uppsala en Suède et S. Snyder à Baltimore, décrivent les enképhalines, premières morphines endogènes ou endorphines. La saga des endorphines n'en est qu'à ses débuts. À partir de trois précurseurs différents, contenus dans des neurones différents, c'est une large variété de peptides opioïdes qui vont être patiemment, minutieusement caractérisés.

Un de ces précurseurs, la proenképhaline A, engendre à quatre exemplaires la met-enképhaline et à un exemplaire la leu-enképhaline. Mais des clivages particuliers de ce précurseur donnent naissance à un heptapeptide ainsi qu'à un octapeptide comportant la séquence de la met-enképhaline, et actif au niveau des récepteurs opioïdes. Un autre de ces précurseurs, la proenképhaline B, est encore appelé pronéoendorphine/dynorphine en raison des noms des peptides qu'il génère : la β néoendorphine, les dynorphines, qui comportent la séquence de la leu-enképhaline, et sont actifs au niveau des récepteurs opioïdes. Enfin la proopiomélanocortine qui génère entre autres peptides la bêta-endorphine. (Voir tableau p. 244.)

Nous avons dit que des molécules simples, comme le sont les amines neuromédiatrices, pouvaient reconnaître une variété, parfois large, de récepteurs. On imagine dès lors que les molécules bien plus complexes et éminemment diverses comme le sont les endorphines doivent trouver dans l'organisme de nombreux types et sous-types de récepteurs. Quoique la biologie moléculaire commence tout juste à démêler cet écheveau, les approches fonctionnelles et les études de radioliaison ont déjà établi l'existence de récepteurs mu (comme morphine), kappa (comme kétocyclazocine) et delta (comme *vas deferens*, eu égard à leur abondance dans le canal déférent de la souris) ; un type epsilon paraît plus conjecturel ; quant à un type sigma, également décrit, il est désormais rejeté hors du champ des récepteurs aux endorphines. À ces différents types de récepteurs commencent à être décrits des sous-types $\mu1$ et $\mu2$, k1 et k2, des ligands relativement spécifiques, agonistes ou antagonistes, sont sélectionnés ; ils contribuent de façon majeure à la définition des fonctions qu'assurent ou contrôlent ces récepteurs. Les récepteurs mu apparaissent ainsi impliqués dans l'analgésie ; leur stimulation induit une euphorie, une constipation, une dépression respiratoire. Quand elle s'exerce au long cours, une tolérance et une dépendance s'installent alors.

La stimulation des récepteurs kappa suscite également une analgésie ; elle induit une sédation et accroît la diurèse. La stimulation des récepteurs delta paraît également induire une analgésie, elle exerce des effets psychostimulants (via une mobilisation de dopamine par les neurones nigro-striataux et mésolimbiques). Elle inhibe la sécrétion d'eau et d'électrolyte par les entérocytes.

Des ligands spécifiques de chacun de ces récepteurs ont

été développés, d'abord en série peptidique, en « collant » au plus près à la structure des peptides endogènes. S'agissant des agonistes des récepteurs delta, ils répondent aux dénominations abrégées mais néanmoins très descriptives suivantes DADLE (DAla2 DLeu enképhaline, exprimant que par rapport à la leu-enképhaline, la glycine qui est le deuxième acide aminé, a été remplacée par la D-Alanine, et la Leucine en 5 qui est de la série L, est remplacée par une D-Leucine), la DPen2 DPen5 enképhaline (par rapport aux enképhalines, la glycine en 2 ainsi que la méthionine ou la leucine en 5 sont remplacées par la D-pénicillamine, un acide aminé quelque peu « exotique »). Citons encore le DSLET, le DSTBULET, et parmi les antagonistes, citons les ICI 154129, ICI 174864 et plus récemment décrit une substance non peptidique, le naltrindole...

Esquissons une démarche exemplaire, peut-être un peu théorique, qui irait d'un neuropeptide développant des effets X, à des agents thérapeutiques qui en reproduiraient ou au contraire en bloqueraient les effets. Le peptide ayant été caractérisé, on s'applique alors à préciser son pharmacophore : on détermine quel est le plus court fragment de ce peptide qui est nécessaire et suffisant pour reconnaître et stimuler le/les récepteur(s) du neuropeptide. Ainsi, par exemple, alors que la neurotensine est constituée de treize acides aminés, le fragment réduit aux six derniers acides aminés de l'extrémité -COOH permet de reproduire ses principaux effets. Par divers artifices, on peut s'appliquer à rendre ce fragment, nécessaire et suffisant, résistant à l'action inactivatrice des peptidases. Par quelques manipulations, substituant certains acides aminés à d'autres, on va transformer cette chaîne peptidique flexible, susceptible d'adopter différentes conformations dans l'espace en des conformations rigides, bloquées. On détermine alors soit par des expériences de radioliaison, soit par des études fonctionnelles, les molécules qui conservent une bonne affinité pour les récepteurs du neuropeptide et de surcroît une bonne activité intrinsèque, caractéristique d'un agoniste. À ce stade de la recherche entrent en lice des physico-chimistes qui s'appliqueront à déterminer la disposition relative des radicaux chimiques censés intervenir dans la liaison au récepteur. Viendra alors l'heure des chimistes en série non peptidique qui, sur des squelettes chimiques variés, s'essaieront à greffer dans les dispositions relatives constatées les groupements chimiques impliqués dans la liaison au récepteur. À partir de ce prototype, des modifications diverses pourront intervenir afin de conférer des caractéristiques pharmacocinétiques optimales eu égard à la voie d'administration et à la localisation de la cible biologique visée.

Cent, mille neuropeptides peut-être ? Des centaines, des milliers de récepteurs. La pharmacologie et la neurobiologie, de concert, viennent d'ouvrir une porte donnant sur un immense couloir sur lequel donnent de multiples autres portes. Au cours de la décennie à venir, elles tenteront de les ouvrir pour enrichir la neurobiologie d'outils résolument originaux et la thérapeutique de moyens nouveaux. Ces dernières années ont vu naître des antagonistes des récepteurs des types A et B de la cholécystokinine, des antagonistes de la substance P, des agonistes des récepteurs kappa des dynorphines, des agonistes et des antagonistes des récepteurs delta des enképhalines, des antagonistes de la neurotensine sont annoncés. Premiers faire-part de naissances multiples attendues.

—

Chapitre 10

Lorsque la faim justifie les moyens

Les préoccupations esthétiques individuelles paraissent plus vives qu'elles n'ont jamais été. C'en est bien fini des grâces de Rubens, des baigneuses de Fragonard ou de Renoir, de la Méditerranée de Maillol... Ce mouvement est sans doute la conséquence de la civilisation de l'image. Nous sommes abreuvés, inondés même, d'images, de photographies de créatures de rêve, d'actrices indicibles ou d'éphèbes bronzés. L'image crée inévitablement des standards, des références, pour ne pas dire des étalons, et suscite des mimétismes. D'autant plus que le dévêtissement atteint presque aux limites de ses possibilités. Il n'est dès lors plus possible de jouer des plis du vêtement pour dissimuler ceux du ventre. Sans compter la libération des mœurs qui impose de toujours séduire, le développement des services et des fonctions où il faut plaire pour accueillir, vendre, renseigner, la dérision accentuée qui pèse sur les gros, qui sont toujours gros... quelque chose. Ces divers éléments, et d'autres encore, redoublent et généralisent l'attention que nos contemporains portent à leurs formes et à leur poids.

Pour accompagner ces efforts, un très fructueux marché s'est développé, avec les restaurants diététiques, les plats basses calories, les aliments « allégés », les boissons « light », les édulcorants de synthèse... Mais il reste la faim, qui tenaille, qui hante. « Il est terrible le petit bruit de l'œuf dur cassé sur le comptoir d'étain ; il est terrible ce bruit quand il résonne dans la cervelle de l'homme qui a faim », écrivait Prévert. La faim qui s'accroît et à laquelle on cède en faisant main basse sur une tablette de chocolat ou sur des biscuits fourrés. Mais il est diverses autres façons de succomber à la tentation, et l'on peut se satisfaire de divers autres nutriments. Dans tous les cas, l'appétence vive pour certains aliments, ou tout simplement pour l'alimentation, rappelle, à certains égards, une dépendance de type toxicomaniaque et suppose une dépendance psychique forte.

L'organisme humain dispose de plusieurs systèmes lui permettant d'adapter sa faim, sa consommation alimentaire, à son poids et à sa dépense énergétique. Des systèmes senseurs divers ont été imaginés : un « pondérostat » qui percevrait le poids général du système et contribuerait au maintien d'un « poids de forme » propre à chacun ; un « glucostat » percevant le taux circulant du glucose, la glycémie, et déclenchant des comportements de nature à le stabiliser. En fait, derrière ces termes simplificateurs, se dissimulent des mécanismes d'une grande complexité que les nombreux paramètres déjà identifiés permettent de pressentir. Citons pêle-mêle des facteurs ethniques, génétiques, culturels, sociaux, hormonaux, psychologiques, métaboliques, esthétiques, thérapeutiques... Obésités ou maigreurs ne sont pas des troubles ou perversions particulières à l'homme, même si celui-ci paraît le seul à manger au-delà de sa faim.

Très communément un surpoids est la conséquence

d'un dérèglement de l'appétit, conduisant à une consommation excessive de nutriments, relativement à la dépense énergétique. C'est une faim trop précoce, trop fréquente et/ou une satiété trop tardive. Le surcroît ingéré s'accumule sous forme de graisses, avec pour corollaire un surpoids, une obésité. Diverses formules tracent une frontière chiffrée entre le normal et l'obèse. Une des plus classiques est celle de Lorentz, qui rapporte le poids (P en kilogrammes) à la taille (T en centimètres) en fonction du sexe.

$$\text{chez l'homme } P = T - 100 - \frac{T - 150}{4}$$

$$\text{chez la femme } P = T - 100 - \frac{T - 150}{2}$$

On utilise encore l'indice de Quételet, ou indice de masse corporelle – c'est le rapport du poids en kilogramme sur la taille en mètre élevée au carré (par exemple un sujet de 80 kg mesurant 1,80 m a un IMC de $\frac{80}{3,25} =$ 24,5. Chez les hommes d'une cinquantaine d'années, cet indice en terme de risque cardio-vasculaire par exemple est clairement pathologique à partir de 30, chiffre qui constitue le seuil de l'obésité.

L'intimité des mécanismes de régulation de la faim et de la satiété a été et est encore très étudiée. Des études ont mis en évidence de multiples données qu'on ne parvient pas encore à organiser en un modèle homogène. Les schémas les plus simples sont mis à mal. Ils stipulaient l'existence d'un ou de quelques centres de la faim et de centres de la satiété qui fonctionnaient en opposition. Pour animer cette partie de bras de fer, quelques ténors de la neuromédiation ont été poussés sur le devant de la scène, la noradrénaline, la dopamine, la sérotonine en particulier. L'acétylcholine ne semble pas être en reste, non plus que le GABA ou l'histamine. Les peptides et particulièrement les neuropeptides font une entrée en force sur le plateau, certains pour des actions périphériques telle l'insuline, mais la plupart pour des impacts centraux. Ainsi, les enképhalines et autres endorphines ou le neuropeptide Y, qui accroissent la prise alimentaire, d'un côté ; la cholécystokinine, la calcitonine, le glucagon, la somatostatine ou la neurotensine, qui réduisent la prise alimentaire, de l'autre. Toutefois, cette dichotomie est quelque peu caricaturale, car certains de ces peptides exercent des effets tant à la périphérie qu'au niveau cérébral. C'est le cas de la cholécystokinine. Cette multiplicité d'intervenants ne permet plus de les cantonner dans un centre de la satiété bien localisé.

Il existe nombre de moyens pour dégraisser l'obèse. Les principaux ont une action centrale : ce sont les anorexigènes ou « coupe-faim ». Certains prennent appui sur les transmissions catécholaminergiques-noradrénaline/dopamine. Ils sont aussi efficaces que désormais décriés, en particulier les amphétaminiques. Ceux-ci ont longtemps proliféré sur les rayons des officines pharmaceutiques. Aujourd'hui, des dispositions réglementaires ont déclenché un reflux, tandis que la description de leurs méfaits consacrait leur défaveur auprès du corps médical, seul habilité à les prescrire. Ils ont ou avaient des noms évocateurs : Pondéral®, Frugalan®, Modératan®, Dinintel®, Effilone®, Préludine®, Fringanor®, Pondinil®, etc. Ils agissaient en inhibant la recapture neuronale de noradrénaline et de dopamine partout où ces catécholamines étaient libérées et ils promouvaient la libération de dopamine, même par les neurones sans activité électrique instantanée. Leur efficacité indéniable, majeure même, avait pour rançon nombre d'effets latéraux et surtout adverses : une euphorie incitant à l'abus, des insomnies, un état d'énervement, d'excitation, d'irritabilité, d'agressivité, une hypersudation, une bouche sèche, un rythme cardiaque rapide, des palpitations, une majoration des chiffres de la pression artérielle, puis survenait en deux à trois semaines une tolérance aux effets anorexigènes ; cette tolérance incitait à accroître la posologie pour maintenir l'efficacité. Parfois, apparaissaient des épisodes délirants paranoïdes, même en l'absence d'antécédents psychiatriques personnels ou familiaux. Il venait un moment où l'on se résolvait à arrêter le traitement. C'est alors que des états dépressifs pouvaient s'installer ainsi qu'une boulimie rebond. Elle annulait la perte de poids préalable mais ne corrigeait pas les dégâts psychiatriques. Ce tableau noir des « amphètes » est à peine exagéré. Il a stimulé la recherche d'alternatives à ces coupe-faim. L'une d'elles prend appui sur les transmissions sérotonergiques. Elle est illustrée par la fenfluramine, le Pondéral®, qui est un racémique, c'est-à-dire un mélange de l'isomère (+) et de l'isomère (−) d'une même molécule, et plus récemment, l'Isoméride®, qui correspond à l'isomère (+) ou D de la fenfluramine. Cette substance, par le système de capture de la sérotonine associé aux terminaisons des neurones sérotonergiques, pénètre au sein de ces neurones. Empruntant ce transporteur de la sérotonine, en lieu et place de celle-ci, la fenfluramine trouble sa recapture. Ainsi, la sérotonine demeure plus longtemps, et partant, à une concentration plus élevée, dans la fente synaptique. De plus, la fenfluramine après son internalisation dans les neurones sérotonergiques, promeut la libération dans la fente synaptique de la sérotonine nouvellement synthétisée. Cet effet, en synergie avec l'inhibition de recapture, accroît notablement la concentration de sérotonine dans l'espace synaptique et augmente la probabilité de stimulation des récepteurs sérotonergiques post-synaptiques. Nous retrouvons là la saga des récepteurs sérotonergiques qui semblent exercer des effets contradictoires sur les comportements ingestifs. Quoi qu'il en soit, la résultante de leur stimulation simultanée, en réponse à l'administration de fenfluramine, se traduit par une diminution de la prise alimentaire. La fenfluramine n'est pas psychostimulante, mais des risques dépressifs ne semblent pas totalement exclus. On sait la coexistence fréquente de l'obésité et de la dépression. Comme de la poule et de l'œuf où l'on ne sait qui a commencé, on ne sait pas non plus si l'obésité et son cortège de vexations et d'autodépréciation ont fait le lit de la dépression ou si le déprimé n'a pas tenté de trouver un apaisement dans la gourmandise.

L'implication des endorphines (enképhalines, dynorphines, bêta-endorphines) comme médiateurs accroissant la prise alimentaire a tout naturellement fait essayer des antagonistes des récepteurs aux opiacés – naloxone (Narcan®), naltrexone (Nalorex®) – dans le traitement de l'obésité. Le succès en paraît limité. Si de surcroît les endorphines participent au « bonheur intérieur », comme on le prétend pour les sportifs, joggers en particulier, dont l'effort accroîtrait la synthèse et/ou la libération de ces morphines endogènes et contribuerait ainsi à leur satisfaction au point de créer une dépendance, doit-on priver les obèses, au bord parfois de la dépression, des effets de ces « peptides du plaisir » ?

Les effets satiétogènes, ou inducteurs de satiété, de la cholécystokinine méritent attention. Ils pourraient offrir des possibilités thérapeutiques. La cholécystokinine (CCK) est un des premiers peptides gastro-intestinaux à avoir été découvert dans le cerveau. Deux types de récepteurs lui ont été décrits, le récepteur CCK-A qui prévaut à la périphérie, en particulier au niveau du pancréas, de la vésicule biliaire, du nerf vague, mais qui n'est pas absent du cerveau (noyau du tractus solitaire, noyau accumbens, hypothalamus postérieur). Le récepteur CCK-B est dit central puisqu'il prévaut au niveau cérébral où il est largement distribué. On dispose depuis peu d'antagonistes sélectifs de ces récepteurs. Le dévazépide et le lorglumide pour le récepteur CCK-A ; les L 365260, CI 988, LY 262684 pour le récepteur CCK-B. Ces antagonistes démontrent tous des activités orexigènes ; ceci suggère que la cholécystokinine, tant au niveau central que périphérique, tant par récepteurs CCK-A que CCK-B interposés, est un répresseur de l'appétit. Si l'on ajoute à cela que dans 40 % des neurones dopaminergiques mésolimbiques, on trouve colocalisée de la CCK, alors que la dopamine elle-même participe aux effets anorexigènes, on conçoit l'attention logique que suscite ce peptide et ses substituts dans la maîtrise de la boulimie et de son corollaire, l'obésité.

Toutefois, des incertitudes, des ombres même, se profilent. La cholécystokinine semble génératrice d'anxiété, tandis que les antagonistes des récepteurs CCK-A s'avèrent anxiolytiques au moins sur diverses épreuves expérimentales prédictives de cet effet. De la sorte, il existe des attraits pour renforcer de façon directe ou indirecte la stimulation des récepteurs CCK, mais ils sont teintés de quelques appréhensions. La stimulation directe des récepteurs de la cholécystokinine est dans l'attente de substances non peptidiques qui soient de puissants agonistes (stimulants directs) de ces récepteurs. À défaut d'avoir identifié les mécanismes neurobiologiques qui sous-tendent la libération de CCK en regard des récepteurs dont la stimulation crée la satiété, on ne sait encore susciter la libération de ce peptide « satiétogène », comme le fait la prise alimentaire. Si on inhibe les peptidases qui interviennent dans l'inactivation du peptide, on aboutit plus vite, au cours du repas, à une concentration extra-neuronale élevée de CCK. L'amplification de ce signal de satiété incitera plus vite à reposer la fourchette. De tels inhibiteurs ne devraient pas dissuader de passer à table, mais donneraient envie de la quitter dès après les carottes râpées, sans attendre le steak-frites, et en tout cas bien avant les fromages et le millefeuille...

Le pharmacologue dispose de nombreux moyens permettant d'accroître la prise alimentaire chez l'animal, de manière aiguë ou de façon chronique ; cela lui permet de rechercher les agents réprimant cette avidité. Le moyen apparemment le plus simple consiste à priver l'animal de nourriture pendant une journée. Quand il est mis en présence de la nourriture, il se jette dessus pour la dévorer, à moins qu'il n'ait été préalablement traité par un agent anorexigène. Quoique très simple, et d'une logique apparemment irréfragable, cette constatation ne peut inéluctablement conduire à conclure à un effet anorexigène primaire. Il convient de se prémunir d'un certain nombre de biais : d'effets incapacitants ; de la création d'un état de malaise, par chute tensionnelle par exemple ; d'effets sédatifs ; d'effets hypothermisants ; d'une stimulation psychique intense rendant impossible la fixation de l'attention sur une fonction déterminée ; de l'induction d'un état délirant ou d'hallucinations par un agent psychodysleptique ; d'une agueusie, etc. Le robuste appétit de certains ne doit pas faire oublier que l'appétit est une fonction fragile, sensible à de multiples influences qui peuvent l'affecter de façon non spécifique. Bref, une réponse simple n'est pas toujours exempte de malices. S'il ne faut pas tout compliquer, on ne doit pas céder sans réserve aux charmes de la facilité. Il faut dépasser le superficiel, garder un fond sinon suspicieux, du moins critique. Les amphétaminiques, les agonistes des récepteurs β2 adrénergiques, les agonistes des récepteurs D1 et D2 de la dopamine, diffèrent le moment où l'animal affamé va donner libre cours à son besoin de manger. Ils interviennent donc sur la faim proprement dite, sur la phase initiale du comportement ingestif, sur le début de la faim, en somme...

Certains agents agissent, non pas à ce stade mais plus tard, lorsque les nutriments ingérés commencent à distendre la paroi gastrique et à remonter le niveau de la glycémie. Ils amplifient les signaux de satiété qui s'allument. Pour révéler un tel effet, avec une bonne sensibilité, on peut affamer l'animal une nuit durant. S'agissant des rats et des souris, on rappelle que ces rongeurs mangent essentiellement la nuit. L'épreuve consiste alors à offrir une quantité limitée de nourriture, la moitié par exemple de ce qui aurait été consommé. Dès qu'elle est ingérée, on administre l'agent dont on recherche les effets inducteurs de satiété et, après un intervalle libre de quelques dizaines de minutes, censé correspondre à son délai d'action, on présente de la nourriture à volonté. Les animaux non traités reprennent leur repas, interrompu faute de nutriments, tandis que les animaux traités boudent la reprise. Des agents extincteurs des signaux de satiété agissent à l'opposé : c'est avec un appétit redoublé que les animaux traités abordent le deuxième service. Un tel effet a été montré avec des antagonistes des récepteurs de la cholécystokinine.

Quand un rat a été soumis de façon semi-chronique à une restriction alimentaire partielle, qui lui a fait perdre 10 % environ de son poids, et qu'on le met en présence d'une grande quantité d'aliments, loin de se repaître d'emblée, il exprime, d'une façon qui ne laisse d'impressionner, un sens remarquable de la prévoyance. En effet, il s'empare des bouchons de nourriture (la nourriture habituelle des rats de laboratoire est faite d'une poudre moulée en cylindres coupés à la taille de bouchons) pour les dissimuler dans un coin retiré de la cage, comme l'écureuil stocke des noisettes en automne. Ce comportement d'amassement porte en filigrane les traits de l'appétit, mais raisonné, repensé par le cortex. De fait, les agents anorexigènes l'altèrent. On peut espérer de cette épreuve qu'elle révèle des agents jouant sur la faim dans certains aspects subtils de sa régulation.

L'animal anxieux, même s'il est affamé, ne satisfait sa faim que lorsqu'il s'est familiarisé avec l'environnement. Il n'y a que les vieux soudards pour faire ripaille sur l'affût des canons. Le *globus histericus*, ou plus trivialement le fait d'« avoir les boules », n'est pas le plus sûr moyen d'ouvrir l'appétit. Pourtant, un stress défini, répétitif, peut accroître la consommation alimentaire. Les travaux d'Antelman, aux États-Unis, illustrent bien cette notion. Ils montrent que chez le rat rassasié, le pincement désagréable, sinon douloureux, de la queue conduit à des prises alimentaires supplémentaires. La multiplication de ces épisodes désagréables aboutit à la constitution d'un surpoids. On peut évidemment voir dans ce fait une base physiopathologique à certaines obésités. Des contraintes, des frustrations, des vexations, des stress... répétés peuvent inciter à des transferts sur la nourriture, qui aurait des vertus apaisantes. Certains obèses pourraient être des malmenés de l'existence. Les mécanismes neurobiologiques qui sous-tendent ce comportement ont leur spécificité. C'est ainsi que la suralimentation évoquée par le stress est inhibée par les agents accroissant les transmissions sérotonergiques alors qu'elle ne l'est pas par les agents qui accroissent les transmissions catécholaminergiques, agents amphétaminiques y compris.

La sapidité, la palatabilité, la diversité des aliments incitent à leur consommation. Cela ne concerne pas seulement l'espèce humaine. Cette notion s'applique parfaitement au rat. Un régime dit « cafétéria », lui apportant à volonté des mets divers, « appétissants » et à forte charge calorique exerce ses effets tentateurs. Le rat y cède et se goinfre ; bien sûr, il devient obèse. Divers médiateurs (ou agents mimant leurs effets) impliqués dans la genèse de la faim peuvent être administrés au rat pour déclencher un appétit qu'on tente de refréner au moyen de la substance à expérimenter (ce sera l'injection de muscimol, un agoniste direct des récepteurs GABAergiques du type B, dans le noyau dorsal du raphé où prennent naissance des neurones sérotonergiques ; ce sera encore l'injection de neuropeptide Y (NPY) dans le noyau paraventriculaire de l'hypothalamus ; ce pourra être aussi l'injection intrapéritonéale de buspirone, un agoniste des récepteurs sérotonergiques du type 5HT1A, mais aussi antagoniste des récepteurs dopaminergiques D2).

Au moyen d'électrodes implantées dans l'hypothalamus latéral, on peut opérer des stimulations électriques éveillant la faim et tenter d'en réduire les effets par la substance étudiée. Des lésions d'un « centre de la satiété », le noyau ventromédian de l'hypothalamus, pourront être réalisées de diverses façons : à la période néonatale, en administrant, par voie intrapéritonéale, de l'aurothioglucose ou, par voie sous-cutanée, du monoglutamate de sodium, deux réactifs neurotoxiques. Il existe des souches de rats ou de souris génétiquement obèses : ainsi les rats Zucker, ou les souris jaunes VY/XF1-A[VY/A], dont on pourra essayer de prévenir la constitution du surpoids par l'ad-

ministration semi-chronique des substances anorexigènes
étudiées...

Les « coupe-faim » ne sont pas, loin s'en faut, les seuls
moyens thérapeutiques à opposer aux obésités. Dans le
créneau qui leur est imparti, ils se sont considérablement
raréfiés. Au fur et à mesure que les amphétaminiques et
apparentés sont dévoyés à des fins toxicomaniaques ou
simplement décriés pour leurs effets adverses, ils ont été
classés parmi les substances vénéneuses « liste I, ex
tableau A », pour certains même considérés comme « stupéfiants », cette dernière éventualité aboutissant à leur
disparition pure et simple. Quelques autres médicaments
ont vu le jour qui résistent mieux à l'usure du temps,
ainsi la fenfluramine. Le besoin, la demande, persistent
et même s'accroissent. De nouvelles voies neurobiologiques, pavées en particulier de divers neuropeptides, font
espérer le renouveau nécessaire de cette classe thérapeutique décimée. La force du rebond pourrait être à la
mesure de la vitesse de la chute et les abdomens rebondis
pourraient bientôt profiter, sans danger, de nouveaux
anorexigènes et satiétogènes.

Chapitre 11

Le vieillissement cérébral,
un défi pour le pharmacologue

> « C'est une chance de vieillir, mais hélas, ça rend vieux. »
>
> F. C.

> « Vieillir est encore la seule façon que l'on ait trouvé de prolonger la vie. »
>
> Sainte-Beuve

Il y avait une demi-douzaine d'années que nous n'avions revu les Parmentier. André, dans son irrésistible ascension, avait accédé aux responsabilités parisiennes de sa société et toute la famille, ou du moins ce qu'il en restait après les mariages de Laurence, puis d'Isabelle, et l'engagement dans les paras d'Édouard, était « montée » habiter à Paris, boulevard de la Madeleine dans ces « deux cent trente mètres carrés qu'Yvonne s'efforçait avec peine d'entretenir avec une seule femme de ménage ». Le contact était maintenu par les vœux du nouvel an et les cartes postales des vacances. L'été ramenait enfin, cette année-là, André et Yvonne Parmentier au pays natal et nous nous faisions une joie de les accueillir au déjeuner du dimanche. À treize heures exactement, l'impeccable 505 qu'on leur connaissait six ans auparavant s'avança dans l'allée. Contre toute attente, c'est Yvonne qui conduisait. Je le réalisai quand, ouvrant la portière avant droite, c'est André qui descendit. Je me mordis les lèvres pour ne pas exprimer mon étonnement. Comment André, ce macho, ce capitaine d'industrie, se faisait-il conduire par sa petite Yvonne ? Je le raillai seulement, comme autrefois, sur leur « char d'assaut métallisé ». André crut devoir m'expliquer que depuis que son conseil d'administration lui avait accordé un chauffeur, il n'éprouvait plus aucun plaisir à conduire, ce qu'Yvonne faisait si bien. Pourquoi changer de voiture... Souple, d'allure toujours sportive, vêtu bon chic, bon prix, il fit quelques exercices de gymnastique pour se dérouiller, ce qui nous rassura sur son état physique.

Il parut ne pas remarquer les aménagements et transformations apportés au jardin et à la maison, ce qui m'irrita un peu. À planer dans les hautes sphères, me dis-je, il ne s'attarde plus à ces détails domestiques. Nous installant pour l'apéritif sur la terrasse toute neuve, pour laquelle nous avions tant hésité et qui j'en suis sûr est une réussite, je m'étonnai à voix haute qu'André ne l'ait pas remarquée. Ah oui ! fit-il, absent, évasif, ailleurs. Je lui versai d'autorité, sur deux glaçons, son whisky préféré, quand Yvonne m'appuya sur le coude en prétextant que désormais, André supportait mal l'alcool, que cela le faisait bégayer. Un changement manifeste était intervenu dans l'élocution de mon ami. Il avait conservé intactes les formules emphatiques que je lui connaissais, ses citations préférées, ses mauvaises plaisanteries. Pourtant, par contre, au fil de la discussion, je découvris qu'entre ces poncifs, l'expression était décousue. Yvonne l'écoutait attentivement ; tendue, inquiète, elle paraissait attendre les faux pas de ses propos, les phrases qui ne se termineraient pas ; son visage s'assombrissait quand le discours devenait incohérent. Elle nous apprit avec soulagement, prenant le relais de la conversation, que les enfants étant « alouettés », leur situation matérielle étant saine, André avait pu prendre depuis quelques années un peu de champ dans ses affaires. Le recrutement d'un jeune directeur l'avait soulagé, au point qu'il avait engagé la procédure qui transformerait son activité à mi-temps en retraite anticipée et complète. Alors ils reviendraient sans doute vivre au pays.

Sur le ton des questions longtemps contenues, André me demanda si la pharmacologie n'avait rien trouvé d'efficace pour la mémoire. Un appel au secours se lisait simultanément dans les yeux d'Yvonne, brillants d'une montée de larmes. J'esquivai, mais avant de passer à table, j'entraînai André dans la visite du jardin. Je lui expliquai que la mémoire était une des fonctions biologiques parmi les plus complexes et qu'il en existait plusieurs formes : opérationnelle, à court terme, à long terme. Selon les affections, toutes n'étaient pas touchées. Afin de comprendre son problème, je lui proposai de se soumettre à quelques tests. Retrouver sa date de naissance, son lieu de naissance, le prénom de sa grand-mère maternelle, le premier couplet de « La Marseillaise », les quatre prénoms de son fils Édouard ne lui posa aucun problème. Mais déjà, la surface du cercle devenait $2\pi r$ au lieu de πr^2. Les vraies difficultés apparurent quand je lui demandai, à lui le fort en maths, d'enlever six fois de suite le nombre sept à quatre-vingt-dix. Devant son mutisme, je commençai : « 90, puis 83, puis 76, puis... à toi André ». Après un temps qui me parut long, il hasarda 70 et se déclara fatigué par les chiffres et désormais fâché avec eux... Au risque de paraître le persécuter, je le priai d'épeler à l'envers son nom. Après un long intervalle libre, je donnai l'exemple R.E.I.T., à toi André... et lui de continuer P.A... et puis tu m'ennuies, j'ai faim. — Allons André, j'essaie de comprendre ce que tu as pour t'aiguiller au mieux, vers la meilleure consultation, pour le meilleur traitement. — Mais j'ai déjà consulté, me dit-il, et l'on ne m'a rien dit, et j'ai déjà eu droit à ces tests bêtes, comme ceux qu'on m'a fait passer l'année de l'entrée en sixième. » Je m'appliquai à lui expliquer simplement que ce n'était pas les mêmes tests. Me souvenant alors du test de Luria, je revins à la charge le priant de répéter, à une minute d'intervalle, deux séries de trois mots « arbre, clé, montre », puis « beurre, lampe, roue ». De mauvaise grâce, il les répéta correctement une fois ou deux, mais quelques minutes plus tard, cela devint n'importe quoi. Il mélangeait les séries et même inventait de nouveaux mots. Ma conviction était faite : mon ami présentait les manifestations d'une maladie d'Alzheimer déjà bien installée. Tandis que nous gagnions la salle à manger, m'étreignant le bras et baissant la voix, il m'interrogea : « Dis-moi franchement, n'aurais-je pas cette maladie... et cherchant son nom... tu sais celle où l'on perd la mémoire ? »

André et Yvonne sont revenus six mois plus tard habiter au pays. Pour les revoir, à plusieurs reprises, j'ai dû user de stratagèmes, car Yvonne maintenait porte close pour dissimuler aux proches le déclin intellectuel de son pauvre mari. Elle l'entoure d'une attention de tous les instants. L'autre jour, il ne m'a pas reconnu et comme pour l'en excuser, Yvonne m'a dit qu'elle non plus, il ne la reconnaissait pas, qu'elle ne pouvait plus communiquer avec lui. Il a failli mettre le feu à leur cuisine, il s'est ébouillanté la jambe avec la cafetière. Son maintien à domicile est devenu impossible... Son corps amaigri porte une tête sans présent, sans passé, un regard vide, sans expression. André mourut à cinquante-sept ans, la même semaine que Rita Hayworth, trois mois jour pour jour après son hospitalisation. En dépit des soins attentifs qui lui furent prodigués, ce changement d'environnement semblait avoir accéléré la détérioration de son psychisme et précipité sa mort.

Maladie d'Alzheimer et démence sénile

Le cas d'André est loin d'être isolé. La jeunesse relative de la survenue des altérations de son intellect est l'élément frappant. Dans les pays économiquement développés, près de 20 % de la population a plus de soixante-cinq ans. Dans ce groupe d'âge, 15 % environ des individus présentent des altérations manifestes de leurs capacités cognitives. Le « gâtisme » d'antan a fait place à la « maladie d'Alzheimer ». Les médias l'ont rendue familière, presque autant que la maladie de Parkinson. Ce n'est que justice car elle est en fait plus fréquente que cette dernière si on y inclut les démences des sujets âgés, ou démences séniles. On estime qu'un sujet de plus de quatre-vingts ans sur quatre est atteint de cette affection. L'allongement régulier de la durée de vie va donc entraîner un nombre sans cesse croissant de victimes, au point d'ériger cette affection en problème de société. C'est avec une conscience aiguë de ces enjeux que les recherches neurobiologiques et pharmacologiques se saisissent de la question. C'est au point qu'il n'est pas, ou presque, de groupes industriels pharmaceutiques importants qui n'aient inscrit dans leurs axes de recherche, le développement d'un médicament permettant de ralentir la mort neuronale ou d'accroître les performances de la mémoire.

Au sens strict, la maladie d'Alzheimer, décrite en 1906 par un neuropathologiste de Tübingen, Aloïs Alzheimer, est le fait de sujets encore jeunes, de moins de soixante-cinq ans. Au-delà de cet âge, les mêmes traits cliniques, les mêmes altérations cérébrales conduisant à une accélération et à une accentuation du vieillissement normal sont appelés « démences séniles du type Alzheimer » (DSTA). Ces deux troubles se manifestent par un affaiblissement progressif, irréversible, et bientôt profond, des fonctions intellectuelles. La pensée abstraite est très perturbée. Solliciter le commentaire d'un proverbe, même familier, fait apparaître des difficultés d'interprétation. La gêne est aussi grande quand on demande au patient de commenter certains concepts, même usuels : liberté, justice, solidarité... Des troubles de la dénomination des objets et de l'évocation de leur utilisation sont manifestes. Il acquiesce cependant à l'énoncé de la solution, phénomène caractéristique de l'agnosie. Le patient est incapable d'exécuter, rapidement du moins, des ordres tels que : « Touchez le dessous de votre nez avec l'auriculaire de votre main gauche », ce qui traduit une apraxie. Il présente encore une désorientation temporo-spatiale : heure, jour, mois, année, lieu dans la maison, rue, ville... Toutefois, l'état dépressif de certaines personnes âgées peut fausser le diagnostic. Cette extinction de l'intelligence s'accompagne d'une altération de la mémoire. La mémoire des faits récents est beaucoup plus précocement troublée que celle des faits anciens. Le patient présente des troubles de l'attention, du langage. Ce processus rend toute vie professionnelle et sociale de plus en plus difficile et entraîne une perte d'autonomie. Des gestes domestiques inconsidérés font du patient un danger pour lui-même et pour les autres ; enfin, l'affection finit par mettre en jeu le pronostic vital.

La fermeture sur soi, les troubles cognitifs peuvent, chez les personnes âgées, être dus à un état dépressif. De même, certains états démentiels peuvent avoir une cause bien particulière, relevant d'un traitement adapté : l'alcoolisme chronique, une carence vitaminique, une affection de la thyroïde, un traitement par les anticholinergiques d'action centrale, un épanchement sanguin méningé, un hématome sous-dural, une tumeur cérébrale, des infarctus cérébraux multiples, etc. Ce n'est qu'une fois éliminées ces hypothèses qu'on peut invoquer la maladie d'Alzheimer. Dans la maladie d'Alzheimer, comme dans les démences séniles apparentées, on constate une diminution de la masse cérébrale, avec un agrandissement de l'espace imparti aux ventricules cérébraux remplis de liquide céphalo-rachidien. L'atrophie cérébrale est un processus physiologique au cours du vieillissement. À vingt-cinq ans le cerveau pèse en moyenne 1 400 g, tandis qu'à quatre-vingt-dix ans, il a fondu de 17 % et ne pèse plus que 1 150 g. Cette fonte est le fait de pertes neuronales, insuffisamment compensées, en poids et volume, par la multiplication des cellules gliales qui constituent les éléments interstitiels ou « d'empaquetage » des neurones.

Les lésions microscopiques du cerveau sénile et de la démence d'Alzheimer sont les « plaques séniles », caractéristiques surtout par leur abondance. Elles se présentent sous la forme de cocardes de cinquante microns de diamètre, dont le centre est occupé par la « protéine amyloïde » et cerné par des fragments de neurones en cours de dégénérescence. Les neurones les plus touchés siègent dans le cortex (cellules pyramidales du néocortex et du paléocortex). Les manifestations précoces de cette atteinte consistent en ce que les neuropathologistes appellent une

« dégénérescence neurofibrillaire » — des filaments disposés en hélice font leur apparition dans le corps du neurone et dans ses expansions (dendrites) — et en une dégénérescence granulo-vacuolaire — également dans la région du corps du neurone apparaissent des vacuoles comportant en leur centre un grain dense. On peut trouver aussi, mais de façon très éparse, cet ensemble lésionnel dans le cerveau de sujets âgés non déments. On l'observe également, en plus grande abondance chez de jeunes mongoliens (trisomie 21 ou syndrome de Down) ou dans le cerveau de parkinsoniens. C'est dans la maladie d'Alzheimer et les démences séniles apparentées que ces lésions sont les plus denses, abondantes en particulier dans toutes les couches du cortex. Le pauvre cerveau du dément sénile, selon l'image de Izquierdos, présente l'aspect d'une ville bombardée. Un certain nombre de centres névralgiques, pourrait-on dire, sont atteints. Ce sont la poste, la gare, le château d'eau, en fait des structures qui jouent un rôle déterminant, crucial, dans les fonctions mnésiques : il s'agit en particulier des neurones qui mettent en relation le noyau basal de Meynert avec le cortex, ou ceux qui relient le cortex à l'hippocampe ou l'hippocampe au cortex, des aires cérébrales jouant un rôle déterminant dans la mémoire.

Quels sont les médiateurs, les enzymes de synthèse et les récepteurs en jeu dans la maladie d'Alzheimer ? Certains systèmes dont les neurones ont pour médiateur l'acétylcholine, sont spécialement sinistrés. Cette constatation rejoint divers arguments qui soulignent le rôle éminent, prééminent même, joué par les transmissions cholinergiques dans la mémoire. D'autres systèmes de neuromédiateurs sont affectés, mais de façon moins intense et plus irrégulière. Des systèmes noradrénergiques (en raison de la présence de plaques séniles dans le locus cœruleus) ; des systèmes sérotonergiques (en raison de plaques séniles dans le raphé médian) ; des systèmes bêta-endorphinergiques (en raison de plaques séniles dans l'hypothalamus médio-basal). Une corrélation entre le degré de détérioration intellectuelle des sujets et la diminution du taux de ce peptide a été mise en évidence. La même corrélation a d'ailleurs été faite avec la baisse du taux de somatostatine (SRIF) dans le liquide céphalo-rachidien. Le taux de substance P, un autre neuropeptide, est abaissé dans le cortex frontal, pariétal, occipital. Dans cet ensemble de déficits, on remarque spécialement l'absence de certains neurones cholinergiques (les neurones septo-hippocampiques et ceux qui font communiquer le noyau basal de Meynert et le cortex). Les lésions isolées de ces systèmes, chez les rongeurs, suffisent à créer des troubles mnésiques. Ils sont plus sévères quand une lésion des systèmes noradrénergiques ou sérotonergiques leur est associée.

Voilà pour les effets. Mais quelles sont les causes ? D'où vient que s'installent en abondance ces lésions chez certaines personnes avec les troubles associés qui vont croissant au point d'être responsables de la mort ? Diverses hypothèses sont avancées qui ne sont pas contradictoires. Il a été invoqué une origine virale à partir du constat de similitudes avec d'autres affections démentielles, où la signature d'un virus était apposée (maladie de Creutzfeldt-Jakob, le Kuru, la Scrapie, la maladie de Pick). Mais cette hypothèse n'est plus très en vogue. Quant à la diminution marquée du débit sanguin cérébral, elle apparaît désormais plutôt comme une conséquence que comme une cause. Une hypothèse toxique pointe du doigt l'aluminium, eu égard à l'accumulation de ce métal dans les plaques séniles. Elle a failli renvoyer les cuisinières à leurs cocottes en fonte...

En fait l'hypothèse génétique de l'affection paraît actuellement la plus plausible et la plus documentée. Elle repose sur l'existence de très rares formes familiales de la maladie dans lesquelles on détecte une anomalie d'un chromosome de la vingt et unième paire. Elle prend appui également sur le fait que le mongolien (dont les noyaux des cellules comportent trois chromosomes 21 au lieu de deux) développe des troubles assez semblables à ceux de la maladie d'Alzheimer. Elle prend une consistance supplémentaire du fait que la protéine amyloïde qui encombre le centre des plaques séniles est codée par un locus de la vingt et unième paire des chromosomes. Ce segment génétique est de plus le siège d'une anomalie, par mutation, dans les familles présentant une forme héréditaire de la maladie. Cette théorie génétique stipule que, dans les formes non héréditaires de l'affection, un des chromosomes de la vingt et unième paire connaîtrait une duplication segmentaire partielle. De là viendrait la synthèse d'une protéine amyloïde anormale en qualité, ou en excessive quantité. Son accumulation dans le cerveau pourrait être le point de départ, le *primum movens*, de l'affection. Une hypothèse voisine porte non pas tant sur la synthèse de la protéine amyloïde que sur ses modalités de résorption, d'élimination (cette protéine de six cent quatre-vingt-quinze acides aminés transperce la membrane neuronale exposant un court segment, correspondant à son extrémité carboxylique, à l'intérieur du neurone, tandis qu'un long segment, correspondant à son extrémité aminée, est libre à l'extérieur du neurone. Sa partie jouxtant la membrane neuronale correspond au segment bêta ; c'est en son sein que passerait normalement le « coup de ciseau » d'enzymes assurant le clivage de la protéine amyloïde dont les fragments seraient ensuite résorbés par dégradation complète. L'anomalie qui pourrait sous-tendre l'affection serait le fait d'enzymes qui ne scinderaient pas en bonne place la protéine amyloïde. Elles le feraient en dehors du segment bêta, qui ainsi s'accumulerait et, par sa présence en excès, créerait des lésions neuronales. Cette hypothèse est confortée par le fait que le fragment β25-35 de la protéine β amyloïde exerce des effets neurotoxiques tant sur des neurones en culture que lors de son application intracérébrale). En résumant, la protéine amyloïde, codée par les chromosomes de la vingt et unième paire, soit fabriquée en excès, soit anormale, soit par anomalie de ses enzymes de clivage, s'accumulerait et provoquerait des altérations neuronales.

Le traitement miracle de la maladie d'Alzheimer et des démences séniles apparentées n'a pas encore été découvert. On s'efforce pour lors de mettre en lumière les cibles biologiques qu'il faudrait s'efforcer d'atteindre pour vaincre l'affection. L'analyse est très avancée ; elle fait espérer beaucoup des thérapies géniques, qui sont encore hélas hors de portée. En attendant, des ambitions plus modestes peuvent produire des résultats néanmoins significatifs, d'autant plus intéressants que la demande est forte et pressante. Le très lourd tribut payé par les neurones cholinergiques à l'affection, joint au rôle important que l'on reconnaît à ces neurones dans la physiologie de la mémoire, ont naturellement focalisé sur eux maintes tentatives pharmacologiques. Divers modèles expérimentaux ont été développés pour détruire ces neurones. De nombreuses substances sont testées pour corriger les perturbations de l'apprentissage qui résultent de ces destructions.

Quand les corps cellulaires (ou somas) de ces neurones cholinergiques sont groupés, on peut, de façon relativement sélective, les détruire par la microinjection locale d'une neurotoxine. Des excitotoxines tels l'acide kaïnique ou l'acide iboténique, à la façon de l'acide glutamique, dépolarisent intensément et durablement la membrane de ces neurones au point de les détruire.

Ces neurotoxines, microinjectées dans le noyau basal de Meynert, détruisent les projections cholinergiques sur le cortex. Il existe une neurotoxine plus spécifique, l'AF64A qui est un analogue de la choline. Son injection dans les aires de projections cholinergiques inhibe irréversiblement le transport de la choline, le précurseur de l'acétylcholine. On peut obtenir sur le mode réversible, un effet similaire avec l'hémicholinium. On peut encore troubler la transmission cholinergique en administrant des agents bloquant les récepteurs cholinergiques muscariniques cérébraux. La scopolamine est le plus souvent utilisée à cette fin. Rehausser une activité cholinergique défaillante, ou s'y substituer de toutes pièces, constituent deux grandes stratégies des tentatives actuelles. La première prend appui sur les neurones encore épargnés par l'affection pour en exalter la fonction. Accroître la synthèse d'acétylcholine passe par un accroissement de la disponibilité en choline et en acétyl coenzyme A, les deux ingrédients de cette synthèse. Pourtant, isolément, cela ne paraît pas couronné de succès. Il faudrait accroître simultanément la libération d'acétylcholine en stimulant l'activité électrique des neurones cholinergiques, soit en renforçant des influences excitatrices, soit en réprimant des influences inhibitrices qui s'exercent sur eux. Cette activation isolée des neurones cholinergiques par le piracétam ou des produits voisins n'a pas transformé, à proprement parler, l'état des patients. On peut tenter encore de préserver de la dégradation l'acétylcholine déversée dans la synapse, en inhibant la cholinestérase. Cette modalité, au travers de résultats partiels, a suscité un vif intérêt. Une molécule est même allée très avant dans des essais cliniques. Hélas, sa toxicité bientôt perçue tempère beaucoup l'enthousiasme initial. La physostigmine (ésérine) ne paraît pas dépourvue d'effet. Sans préjuger des molécules à utiliser, on imagine l'intérêt potentiel qu'il y aurait à associer ces trois niveaux opérationnels : accroissement de l'activité électrique des neurones, accroissement de la synthèse d'acétylcholine et inhibition de sa dégradation.

La deuxième stratégie envisagée fait fi des neurones cholinergiques épargnés. Elle vise à se substituer à tous les neurones cholinergiques en apportant directement, au niveau des récepteurs muscariniques post-synaptiques, un agent qui les stimule. Cette démarche n'en est encore qu'à ses prémices. Elle doit faire appel à des *prodrugs* qui ne révéleraient pas leurs effets à la périphérie mais les réserveraient au cerveau. De fait, la stimulation des récepteurs cholinergiques à la périphérie suscite une myriade d'effets non anodins : rétrécissement du diamètre pupillaire ou myosis, larmoiement, jetage nasal ou rhinorrhée, hypersalivation ou sialorrhée, accroissement de la sécrétion d'acide gastrique avec le risque d'ulcères qui lui est associé, augmentation des sécrétions et du péristaltisme intestinal avec pour corollaire une diarrhée profuse ; incontinence vésicale, ralentissement du rythme cardiaque, constriction des bronchioles pouvant confiner à une crise d'asthme... On conçoit qu'on ne puisse offrir au dément, en contrepartie d'une correction, sans doute partielle, de ses troubles mnésiques, l'ensemble de ces effets adverses. Une substance inactive à la périphérie, qui acquérerait son activité après avoir accédé au cerveau répondrait au problème posé. On pourrait encore bloquer les récepteurs cholinergiques muscariniques périphériques, et eux seuls, par un antagoniste ne franchissant pas la barrière hémato-encéphalique pour mettre l'organisme à l'abri des effets somatiques de l'agoniste cholinergique d'action directe. Mais un tel antagoniste induira intrinsèquement des effets diamétralement opposés à ceux de l'agoniste dont on veut se prémunir, à savoir : dilatation pupillaire ou mydriase ; tarissement de la sécrétion salivaire ou asialie ; tarissement de la sécrétion gastrique et des sécrétions intestinales ; ce dernier joint à une inhibition du péristaltisme conduirait à une constipation opiniâtre ; rétention d'urine chez le sujet porteur d'un adénome de la prostate ce qui est fréquent à l'âge de la démence ; accélération du rythme cardiaque...

De toute façon, une question se pose avec insistance : peut-on prétendre opposer une stratégie unique à une coalition faite de démissions multiples ? Peut-on s'appliquer à maintenir, contre son gré, un président du conseil défaillant, l'acétylcholine, alors que tout le conseil qui l'assiste (noradrénaline, dopamine, sérotonine, GABA, somatostatine, bêta-endorphine, substance P) ainsi sans doute que divers anonymes et autres sans grade ont démissionné ? Quelle peut être l'efficacité d'un traitement qui ne suppléerait qu'une défaillance, même s'il s'agit de la plus notoire, dans une situation où elles sont multiples ? L'idée de greffer des neurones cholinergiques ne paraît pas plus enthousiasmante. Ces doutes rappellent un truisme : « mieux vaut prévenir que guérir ». C'est souvent plus facile ou plus efficace. La cible pharmacologique devrait à l'évidence être la protéine amyloïde, en s'appliquant à limiter sa synthèse ou à accroître sa résorption. Mais cela paraît largement relever de thérapies géniques qui pourraient ne fleurir qu'après-demain. Certains grands défis sur lesquels la pharmacologie butera encore à la fin du XXe siècle trouveront sûrement au début du XXIe siècle leur solution par la manipulation de l'expression génétique. Ce faisant, la pharmacologie risque de contribuer à l'allongement de l'existence humaine. C'est un risque, car la démographie planétaire, non maîtrisée à l'extrémité des naissances, ne peut se permettre de dérégulariser l'autre extrémité, celle de la mort. La planète n'est pas extensible, elle est déjà indûment pressurée par ceux qui l'occupent et dont le nombre croît intensément. Le charme maximal de la vie est celui de la jeunesse. Il ne faut pas se prêter au jeu qui consiste, après avoir troublé pharmacologiquement la conception ou la gestation (contraceptions et contragestions diverses et de plus en plus variées) à allonger à tout prix la vie humaine. Un objectif raisonnable, attrayant même, est d'améliorer le confort, la qualité de vie du troisième âge. Aller au-delà serait égoïste.

Le vieillissement normal

Le vieillissement cérébral normal réalise une perte de neurones alors que les neurones survivants ont de moins en moins la capacité de suppléer ceux qui disparaissent. Le cerveau voit se réduire son extraordinaire plasticité. Son déclin peut s'opérer en pente douce, mais celle-ci peut être émaillée de décrochements abrupts, liés à des épisodes infectieux, à des accidents vasculaires cérébraux d'importances et de mécanismes divers (spasmes vasculaires, microembolies). Cette perte de réserves d'homéostasie rend de plus en plus aléatoire la possibilité de faire face aux dépenses imprévues. Une métaphore empruntée à l'économie domestique illustre cette notion. Quand le compte courant est au vert foncé et que la caisse d'épargne est replète, on peut maintenir un train de vie élevé, sans modifications perceptibles lorsque surviennent des imprévus : l'automobile qui se casse, la toiture qui s'envole. C'est la situation sanitaire du sujet jeune et bien portant. Que viennent à fondre ces réserves, au point de disparaître, alors chaque incident laisse une brèche, voire un vide, qui ne peut être comblé. On renonce à l'automobile ; on dispose des bâches sur la charpente et des bassines dans le grenier. C'est la situation sanitaire du sujet âgé. Tel un vieux navire, il navigue sans problème manifeste sur une mer calme, mais il prend l'eau dans les tempêtes ; il n'a plus la latitude, le beau temps revenu, de réparer les mâts cassés ou les voiles déchirées ; jusqu'au moment où une autre tempête a raison du grand mât ; il dérive alors au gré des flots ou sombre.

Rançon sans doute de leur extrême perfectionnement, les neurones n'ont pas la faculté de se multiplier. Ils suppléent cette incapacité de diverses façons, qui constituent autant d'attributs de ce qu'on convient d'appeler la « plasticité neuronale ». Ils peuvent ramifier davantage leur axone. C'est le *sprouting*, qui permet d'accroître le nombre de leurs contacts synaptiques avec les neurones de voisinage, remplaçant les contacts que n'assurent évidemment plus les neurones disparus. Ils peuvent encore accroître au niveau de ces jonctions synaptiques l'intensité de la transmission. Cette « hypersensibilité de désuétude ou de dénervation » correspond à un accroissement du nombre des récepteurs présents à la surface de la membrane des neurones post-synaptiques et à l'augmentation de l'efficience des systèmes de couplage qui transforment la stimulation de ces récepteurs en des réponses telles qu'un transfert d'ions au travers de la membrane neuronale, ou la formation d'un second messager à la face interne de celle-ci.

Des facteurs de croissance, de stabilisation synaptique, des facteurs trophiques en provenance des cellules gliales et des neurones sur lesquels se projettent les neurones raréfiés, contribuent à ces mécanismes adaptatifs. Des dispositifs aussi nombreux et subtils ouvrent la voie, là encore, à de nombreuses perspectives de manipulations pharmacologiques. Des espoirs sont nés avec l'isaxonine (Nerfactor®), qui semblait accroître la vitesse et l'importance de la récupération au décours d'accidents vasculaires cérébraux ou de traumatismes cranio-médullaires. La toxicité du produit, tardivement révélée, a eu raison de sa carrière. Dans ce registre, maintes propositions toutes très préliminaires sont faites : stéroïdes anti-inflammatoires, antioxydants (vitamines A, C, E) et trappeurs de radicaux libres, anti-inflammatoires non stéroïdiens, antagonistes des récepteurs opioïdes de type mu et kappa, analogues de la thyrotropine ou TRH, antagonistes du récepteur au glutamate du type NMDA, antagonistes du facteur d'activation des plaquettes ou PAF, etc. Dans cette énumération, deux stratégies, deux cibles semblent assez documentées pour inciter à les évoquer avec quelques détails : les récepteurs au glutamate et les radicaux libres.

Le glutamate interviendrait en effet et dans l'intimité de certains aspects de la mémoire et dans la mort neuronale, deux facettes au cœur de notre propos présent. Par le jeu de micro ou de macro-emboles (caillots sanguins, agrégats plaquettaires, emboles graisseux), ou de spasmes vasculaires, un territoire cérébral, plus ou moins important, est privé de perfusion sanguine et donc d'oxygène. Le taux de glutamate extra-neuronal s'en trouve décuplé, et par libération accrue et par trouble de sa recapture neuronale et gliale. L'acide glutamique dépolarise intensément et durablement les neurones portant des récepteurs du type NMDA (N Méthyl D Aspartate, ligand agoniste spécifique d'un des quatre types de récepteurs du glutamate, en l'occurrence, un récepteur ionotropique, puisque sa stimulation ouvre un canal aux cations de la membrane neuronale). Cette stimulation glutamatergique détruit les neurones qu'elle dépolarise intensément et durablement. Il vient alors à l'idée, dans ces circonstances, de bloquer les récepteurs NMDA ou d'obturer le canal cationique dont ils gèrent l'ouverture. Les antagonistes NMDA, dans le droit fil des abréviations qui désignent leur récepteur, sont désignés aussi par des abréviations : AP5, AP7, CCP, αAA, CGS19755... Plusieurs d'entre eux exercent une protection manifeste vis-à-vis des conséquences d'une ischémie focale. De même, divers agents troublant la perméabilité aux ions, dont celle aux ions calcium, de ce canal cationique, d'une façon indépendante des récepteurs NMDA, ont révélé des effets protecteurs. Si ces observations, toutes expérimentales, n'ont pas encore connu d'applications thérapeutiques, c'est que les antagonistes NMDA sont des molécules très hydrophiles auxquelles on ne sait pas encore faire franchir la barrière hémato-encéphalique ; c'est aussi parce que des antagonistes non compétitifs, « obturateurs du canal cationique », présentent des effets psychotomimétiques (c'est-à-dire génèrent des troubles de type psychotique) ou sont neurotoxiques... Et l'on reparle du glutamate à propos de la mémoire, dans un modèle expérimental très élémentaire de mémoire : la « potentialisation post-tétanique de longue durée ». Il s'agit d'un accroissement de l'efficience de certaines synapses, lorsqu'elles sont sollicitées de façon répétée par des stimulations de haute fréquence. Ces phénomènes ont été décrits par Bliss et Lomo, dès 1973, au niveau de la région dite CA1 de l'hippocampe, encore désignée « secteur de Sommer » chez l'homme ; c'est une région dont la destruction est associée à de graves déficits mnésiques. Une stimulation électrique, de haute fréquence (100 HZ) pendant trois secondes, ou de plus basse fréquence (10 HZ) pendant quinze secondes, de fibres excitatrices se projetant donc sur la région CA1 de l'hippocampe est suivie, pendant plusieurs heures *in vitro,* voire plusieurs jours ou semaines *in vivo,* par une réponse beaucoup plus intense à une stimulation unique que lorsqu'on s'adresse à une préparation non stimulée préalablement. Ainsi, la synapse se souvient d'avoir été stimulée intensément et durablement. Elle paraît plus apte à faire passer des informations, à évoquer des réponses intenses dans le neurone post-synaptique. Cette stimulation intense et répétée serait l'équivalent des diverses sessions d'un apprentissage, qui sollicitent de façon itérative les mêmes synapses d'un même réseau. La potentialisation post-tétanique facilite ultérieurement la sélection de ces mêmes synapses au sein du réseau neuronal. Les mécanismes cellulaires qui sous-tendent cette mémoire synaptique résideraient dans la libération d'acide glutamique. Ce neuromédiateur, acide aminé excitateur, stimulerait alors un récepteur ionotropique du type NMDA qui, ouvrant un canal de la membrane du neurone post-synaptique, permettrait l'entrée dans le neurone d'ions calcium. Ceux-ci, par la genèse de seconds messagers (le premier était le glutamate), vont modifier l'état de la cellule post-synaptique, et accroître durablement sa capacité à répondre aux stimulations en provenance du neurone présynaptique. Ainsi, l'acide glutamique peut être ange ou démon, du moins dans le cadre où nous avons enfermé notre propos et qui inclut la mémoire et le vieillissement général. L'acide glutamique paraît, dans certains modèles expérimentaux, un facteur important de l'activité mnésique. Ailleurs, il apparaît comme un tueur de neurones.

Les stratégies thérapeutiques qui s'appuieront sur ce médiateur devront naviguer entre ces écueils.

À l'hypothèse post-synaptique de la mémoire synaptique qu'on vient d'évoquer, on peut adjoindre une hypothèse présynaptique. La stimulation intense préalable pourrait faciliter la libération ultérieure du médiateur, en réponse à de faibles stimulations. Cela pourrait procéder, par hypothèse, d'une désensibilisation d'autorécepteurs. Nous avons relaté plus haut que les autorécepteurs sont des récepteurs d'un neuromédiateur associés à la membrane des neurones élaborant ce neuromédiateur. Leur stimulation, par celui-ci, se traduit communément par une inhibition de la synthèse et de la libération du médiateur. Ce sont donc des freins au fonctionnement synaptique. Une synapse quiescente, latente, qu'une fonction nouvelle aurait sélectionnée, sort de sa torpeur basale à diverses reprises qui correspondent aux entraînements successifs et aux divers essais de la phase d'apprentissage. Sortant de l'état d'hibernation, la synapse s'éveille à la fonction et voit ses autorécepteurs intensément et durablement stimulés à un point tel qu'ils pourraient se désensibiliser. Ces dispositifs de muselage, d'autofreinage, de la synapse ne jouent plus ou jouent moins intensément. Dès lors, pour une activité électrique identique à celle qui précédait cette période, les terminaisons libéreront davantage de neuromédiateur. Pour faire image : l'automobile ayant son frein à main serré, le démarrage est très difficile, mais au bout de quelques kilomètres, les plaquettes de frein étant « caramélisées », annihilées, c'est comme s'il n'y avait plus de frein et l'allure s'accélère. Ultérieurement, il sera facile de démarrer même sans enlever le frein à main, celui-ci n'étant plus fonctionnel. La synapse, élue par la fonction, sera choisie parmi maintes autres dans le réseau neuronal quand les mêmes circonstances seront réunies. C'est elle qui répondra en effet le plus vite, et le plus intensément en libérant le plus de neuromédiateur dans la fente synaptique.

Sur ce mode de raisonnement, en partie documenté et largement spéculatif, on peut greffer les explications de divers phénomènes apparemment éloignés mais qui pourraient être de même nature mécanistique. Il semble ainsi que la répétition d'épisodes convulsifs puisse rendre plus facile l'émergence de convulsions et puisse ainsi abaisser le seuil épileptogène. La répétition d'épisodes délirants pourrait aussi faciliter l'émergence de nouveaux épisodes de même nature. D'où l'importance que l'on attache à vite prévenir la récidive des convulsions par des antiépileptiques et celle des accès délirants par des antipsychotiques. D'où aussi la nécessité de ne pas flirter avec les agents toxicomaniaques, qui conduisent vite à des mariages indissolubles.

Qu'en est-il des radicaux libres ? Ceux-ci sont à la biologie ce qu'étaient les radicaux aux troisième et quatrième républiques. Dans les molécules, les électrons qui gravitent autour du noyau le font sur diverses orbites. Ils sont animés d'une rotation sur eux-mêmes qui induit pour chacun d'eux un champ magnétique, ou « spin ». Les électrons ayant des sens de rotation opposés se regroupent par paire. Ce faisant, leurs champs électriques s'annulent. Quand un électron sur une orbitale externe est célibataire, il confère à la molécule une réactivité exceptionnelle : c'est un radical libre. C'est le cas de la molécule d'oxygène O_2 acquérant un électron supplémentaire, et devenant alors l'anion superoxyde que l'on symbolise $O_2^{\bullet}$.

Réagissant avec l'eau, l'anion superoxyde peut former de l'eau oxygénée (H_2O_2) dont on sait le fort pouvoir oxydant. En présence d'ions ferreux, Fe^{2+}, l'eau oxygénée donne naissance à un radical hydroxyle OH• véritablement ravageur car il est capable d'attaquer des molécules organiques les plus variées, les transformant à leur tour en radical libre, lui-même à la recherche d'un électron stabilisateur. C'est la valse des célibataires, veufs et divorcés qui vont dans un microcosme jeter la perturbation dans beaucoup de couples constitués, faisant naître des solitudes qui n'ont de cesse que de cesser. Des radicaux libres se trouvent formés en permanence au sein des cellules par les dérapages de la respiration cellulaire. Lorsque leur production n'a rien d'excessif, ils sont annihilés par divers systèmes enzymatiques : la superoxyde dismutase (qui accélère la transformation de l'ion superoxyde en eau oxygénée et trouble la transformation de cette dernière en radical hydroxyle OH•), la catalase (qui transforme l'eau oxygénée en eau et oxygène moléculaire O_2), la glutathion peroxydase (qui transforme l'eau oxygénée en eau tandis que le glutathion réduit devient du glutathion oxydé). Les radicaux libres peuvent être captés par des « piégeurs de radicaux libres », au nombre desquels la vitamine E, la vitamine C, la vitamine A, le glutathion. Lorsque la production des radicaux libres est excessive, au point de déborder les systèmes enzymatiques et les piégeurs de radicaux libres, ces radicaux libres non contenus vont faire les voyous. Ils vont s'en prendre très particulièrement aux vitrines, pardon aux membranes cellulaires et plus précisément aux acides gras polyinsaturés qui participent à leurs phospholipides caractéristiques.

La membrane cellulaire normalement souple, fluide, se rigidifie. Les récepteurs, les canaux ioniques, les systèmes de capture, les enzymes se trouvent engainés, contraints dans ce carcan ; leur fonctionnement s'en trouve gravement affecté, quand ce n'est pas annihilé. La membrane est de surcroît fragilisée, des brèches peuvent apparaître. Les protéines de structure, les protéines enzymatiques, spécialement quand elles comportent un groupement thiol, sont très vulnérables. Ainsi, sous les mauvais coups de ces radicaux libres, les neurones souffrent, s'altèrent et même meurent. Leur empreinte est retrouvée dans la maladie de Parkinson, la maladie d'Alzheimer, les démences séniles apparentées mais aussi dans le déroulement naturel du vieillissement cérébral, dans la trisomie 21, dans l'accumulation, au sein des neurones sénescents, de pigments qui sont des produits de peroxydation, les lipofuschines. Pour accroître les moyens de défense contre ces radicaux libres, on peut *a minima* s'adresser à la diététique, en accroissant l'apport de vitamine C, de vitamine E, de zinc et de sélénium. Certaines préparations d'origine végétale, en particulier l'extrait de Ginkgo biloba (Tanakan®) par sa fraction flavonoïde, exercent des effets capteurs de radicaux libres. Il existe à l'évidence une demande d'autres molécules pour répondre à des besoins incomplètement satisfaits.

Voies et moyens de la recherche

La sélection primaire des « médicaments de la mémoire » utilise des méthodes variées : la plus logique consiste à expérimenter sur des animaux âgés.

Pour créer l'incitation nécessaire à la sélection d'un comportement adapté à la situation qui est imposée à l'animal, rien de tel, comme chez l'homme, que de recourir à la carotte ou au bâton, à la récompense ou à la crainte. La punition est souvent donnée par des décharges électriques délivrées par les barreaux parallèles du plancher de l'enceinte expérimentale. La récompense, c'est souvent l'eau pour l'animal assoiffé ou la nourriture s'il est affamé. À partir de ces quelques communs dénominateurs, les variations sont innombrables.

On fait souvent appel à des conditionnements simples où l'acquisition a lieu en un seul essai. Une souris est introduite dans une enceinte nouvelle. Cette nouveauté suscite une curiosité naturelle, et ainsi stimule l'activité locomotrice exploratoire. On mesure pendant cette première période de visite, qui dure cinq minutes par exemple, la distance parcourue par l'animal. On constate, lors d'une réintroduction de la souris dans l'enceinte à quelques jours de là, que son activité locomotrice (la distance qu'elle parcourt) qu'on peut mesurer par divers dispositifs (videotracking couplé à une analyse d'image, interruption de rayons infrarouges se projetant sur des cellules photoélectriques ; planchers pneumatiques, simple dénombrement visuel du nombre de carrés traversés) est significativement diminuée. Cela atteste que l'animal conserve le souvenir de son premier séjour dans l'actimètre. Des agents amnésiants, administrés dès avant le premier séjour ou immédiatement après celui-ci maintiennent lors du second séjour une activité locomotrice de niveau élevé, et pour cause, cela leur paraît être le premier. Un agent accroissant la mémoire s'oppose aux effets des agents amnésiants. Il peut encore prolonger la période intercalaire entre le premier et le second séjour au cours duquel l'animal manifeste par une activité réduite le souvenir du premier séjour.

Dans un autre test, le rat ou la souris est introduit dans une enceinte blanche qui communique par un orifice avec un compartiment sombre. L'aversion spontanée des rongeurs albinos pour la clarté les incite à aller se réfugier dans le compartiment sombre. Dès qu'ils le font, on ferme l'orifice et on inflige à l'animal enfermé dans le compartiment sombre, une « punition » ; par le plancher on lui délivre des stimulations électriques dans les pattes. Par la suite, lorsque l'animal est réintroduit dans le compartiment blanc, il s'abstient, contre sa nature, de foncer dans le compartiment sombre. S'il le fait néanmoins, ce n'est qu'après un long intervalle libre de réflexions et d'hésitations, de réminiscences. Cet anthropomorphisme, qui fera peut-être sourire, est en tout cas un fil directeur fécond de la neuropsychopharmacologie. Il est surtout pragmatique. Un agent promnésiant accroît ces tergiversations, ces hésitations, ce qui confine à une complète dissuasion d'entrée dans le compartiment sombre. Un agent amnésiant laisse au contraire inchangé le comportement initial. L'animal n'ayant aucun souvenir de la punition réitère l'erreur, se jetant dans la gueule du compartiment sombre.

Les activités scientifiques diverses qui s'intéressent à la cognition, à l'activité cognitive, prennent conscience que dans le vaste monde des neurosciences elles constituent un sous-groupe défini : les sciences cognitives. Elles regroupent ceux qui s'intéressent au décodage des stimuli sensoriels (visuels, auditifs, olfactifs, tactiles, gustatifs), à leur perception, à leur reconnaissance, à leur désignation, à leur mise en mémoire, à leur organisation, à leur structuration, à l'élaboration de la pensée, à ses expressions. Comme l'éthologie et le behaviorisme, elles se situent en amont de la pharmacologie. Même si cette dernière leur emprunte, elle le fait sur un mode simplificateur et même caricatural. Elle n'en éprouve ni honte, ni remords. La pharmacologie se pose en effet comme une force qui va. Elle ne nie pas les subtilités ; elle s'applique à s'en affranchir. Elle ne veut pas que telles les ailes de géant de l'albatros de Baudelaire, elles l'empêchent de marcher. Réfléchir sur chaque composante de la marche conduit à rester sur place, voire à chuter. « La meilleure façon de prouver la marche, c'est de marcher. » De même qu'on peut être pilote de course sans être mécanicien, qu'on peut pousser dans les retranchements de ses capacités un ordinateur sans être ni programmeur, ni électronicien, ou encore qu'on peut être marin sans savoir nager, on peut accéder aux moyens de manipuler qualitativement ou quantitativement les fonctions psychiques ou neurologiques sans avoir répondu aux questions fondamentales qu'elles posent et même sans les avoir préalablement interrogées.

La mémoire instantanée, ou mémoire opérationnelle, est indispensable pour mener de bout en bout une activité non répétitive, où chaque geste s'inspire des précédents, pour autant qu'on se souvienne de ceux-ci. Sous l'influence des anticholinergiques muscariniques d'action centrale, on voit que l'activité locomotrice des souris dans un environnement défini ne s'atténue pas au cours du temps. L'« habituation » qui normalement tempère les ardeurs exploratrices ne joue apparemment pas puisque la défaillance de la mémoire opérationnelle suscitée par la scopolamine empêche que l'enceinte devienne familière ; dès lors, son exploration est poursuivie. Des épreuves plus élaborées complètent la précédente. C'est le cas du labyrinthe radial. Un rat affamé est mis au centre de ce dispositif constitué de huit allées disposées comme les rayons d'une roue. À l'extrémité de chacune d'elles se trouve un granulé ou une boulette de nourriture. L'animal dispose d'un temps limité pour évoluer dans le dispositif et consommer les boulettes, ce temps est néanmoins suffisant pour consommer chacune d'elles, s'il ne commet pas d'erreur, c'est-à-dire s'il ne retourne pas à plusieurs reprises dans une allée déjà explorée, dont il a déjà consommé « la récompense » pour consommer chacune d'elles. On détermine le nombre de boulettes consommées. Un nombre accru peut traduire un effet favorable sur la mémoire opérationnelle. On le concevra aisément, cette épreuve peut être affectée de façon non spécifique par une incapacitation motrice ou une modification de l'appétit.

Dans l'épreuve du labyrinthe aquatique de Morris, l'animal est déposé dans une piscine qui comporte une plate-forme placée juste en dessous de la surface de l'eau. Elle permet à l'animal lorsqu'il l'a trouvée d'arrêter de nager. Lors de chaque essai, la plate-forme reste au même endroit. L'animal doit donc apprendre à naviguer en utilisant des repères spatiaux de l'environnement. On peut étudier la vitesse d'acquisition sous l'influence de la substance à étudier. On peut étudier la compétition de la substance avec des agents amnésiants ou des situations amnésiantes.

Les substances dites nootropes sont des agents psychotropes facilitant l'activité intégrative du cerveau. Elles agissent sur la structure la plus récente du cerveau, celle qui est la plus développée dans le cerveau humain, le télé-encéphale. Elles amélioreraient l'efficience des connexions interhémisphériques. Le chef de file de cette classe est le piracétam (Nootropyl®). Quoique apparenté chimiquement à l'acide gamma amin obutyrique (GABA), son action paraît indépendante de celle de ce neuromédiateur. On ne lui connaît pas de site de liaison spécifique. À partir de ces faits négatifs, les raisonnements s'égarent et les hypothèses se multiplient. Pourtant, son activité manifeste sur diverses épreuves expérimentales, jointe à une certaine efficacité en clinique humaine en font un prototype que de nombreuses variations s'appliquent à perfectionner. Elles ont pour nom rolziracétam, aniracétam, pramiracétam, oxiracétam, etiracétam, etc. Ces agents s'opposent aux effets amnésiants de l'hypoxie, à la dépression de l'activité du cortex cérébral suscitée par divers agents tel le phénobarbital ; ils facilitent l'apprentissage et la mémoire, cet effet étant particulièrement net chez l'animal âgé. À l'origine de ces effets, on invoque des actions métaboliques, et spécialement membranaires, qui accroîtraient la vitesse de synthèse des phospholipides et de diverses protéines participant pour les unes aux communications cellulaires (canaux ioniques, transporteurs, récepteurs) et pour d'autres à l'exocytose du contenu vésiculaire. Cela contrarierait les conséquences néfastes qu'exerce sur ces systèmes la diminution de fluidité membranaire résultant de la peroxydation des acides gras polyinsaturés opérée par les radicaux libres. Ne dissimulons pas le fait que si cette « explication » peut aider à la promotion publicitaire d'un produit, elle ne satisfait pas un pharmacologue rigoureux. Par ailleurs, le thérapeute ne trouve à ce type d'agents qu'un charme discret, qui n'est pas à la mesure des grands délabrements qu'il doit stopper et des ruines qu'il doit étayer.

Si l'existant peut être réduit à ce qui perçoit, pense et exprime, on conçoit la préférence qu'il faut apporter à la pérennisation des fonctions cérébrales, fussent-elles posées sur un corps paralysé, relativement à la dynamisation d'un corps supportant une tête vide. Évidemment, rien n'interdit l'harmonie : une tête saine sur un corps sain. Toutefois, il est curieux que cette demande, faite au pharmacologue, émane, entre autres, de ceux qui, leur vie durant, n'ont pas consenti de gros efforts d'entretien de leur capital biologique. Fumant, buvant, se heurtant maintes fois la tête dans des sports heurtés, sans préoccupation d'équilibre diététique. Bref, au-delà de facteurs génétiques, la longévité ça se mérite, ça se prépare, et la pharmacologie n'est pas en mesure, et ne le sera sans doute jamais, de racheter *in extremis* tous les écarts et manquements aux règles d'hygiène et de diététique. Aide-toi et la pharmacologie tentera de t'aider. Quelles que soient les avancées manifestes, impressionnantes même, qu'elle a permises, il ne faut pas voir en la pharmacologie le moyen de faire l'économie de la prévention.

Conclusion :
Trop ? Trop peu ? Et après ?

Au terme de cette présentation de la contribution de la pharmacologie à l'avènement de médicaments au secours ou au service du cerveau, le moment est venu d'esquisser un état des lieux et de nous risquer à quelques anticipations et prédictions. Nous disposons actuellement, pour le meilleur ici, pour l'utile là, et parfois pour le pire, d'une large variété d'agents neuropsychotropes. Ils contribuent, chacun à leur manière, aux transformations des individus, en agissant sur leurs troubles. Ce faisant, ils influent sur la société.

En particulier, les neuroleptiques ont changé le fonctionnement et la vie des hôpitaux psychiatriques : ces derniers ont perdu leur image d'asiles d'aliénés ; une bonne part de l'activité psychiatrique s'exerce désormais largement à l'extérieur, au point même que, dans des pays comme l'Italie, les hôpitaux psychiatriques ont été fermés. Alors que la schizophrénie paraît concerner près de 1 % de la population, on conçoit qu'une thérapeutique efficace ne puisse être socialement imperceptible. De plus, les neuroleptiques sont utilisés dans le traitement des accès maniaques de la psychose maniaco-dépressive. Avec cette indication, c'est encore 1 % de la population générale qui en bénéficie. On sait stabiliser également l'humeur des maniaco-dépressifs par les sels de lithium, la carbamazépine ou des esters dipropylacétiques. De même, les médicaments antiparkinsoniens ont amélioré et prolongé la période d'autonomie de nombreux malades : ils sont quatre-vingt mille dans ce cas en France.

Si les anxiolytiques n'étaient tant appréciés, ils ne seraient pas aussi abusivement consommés, spécialement en France, pays qui détiendrait la médaille d'or de leur consommation. Les remèdes à l'insomnie ne manquent pas. À l'opposé avec l'adrafinil et bientôt le modafinil, le trouble inverse, l'hypersomnie et la narcolepsie-cataplexie sont corrigées. Dans cette mouvance, les psychostimulants sont nombreux et le café coule à flot des distributeurs à pièces et des cafetières automatiques.

Les déprimés, peut-être 10 % de la population, peuvent être épaulés, assistés par de nombreux médicaments, qui les font renoncer à leurs pulsions suicidaires, qui rallument leur élan vital, leur redonnent le goût d'entreprendre, de goûter, de rechercher des satisfactions de tous ordres.

On n'est pas sans moyen face à l'épilepsie, affection commune puisqu'on estime à près de 9 % le nombre d'individus présentant au cours de leur existence une crise d'épilepsie, même si ce chiffre tombe à 1 ou 2 % quand on ne considère que les individus présentant des crises à répétition.

On dispose d'antalgiques de puissances très diverses à opposer à des douleurs d'intensités variées.

Jetons un voile pudique sur les médicaments détournés de leurs fonctions thérapeutiques, sur les ébriants, les stupéfiants, les psychodysleptiques, psychotomimétiques, puisqu'il s'agit de drogues et non pas de médicaments, et puisque ce sont des tickets pour un huitième ciel qui jouxte l'enfer. Après cette énumération, on pourrait faire croire que la plupart des besoins sont satisfaits, que le temps est venu de poser le marteau qui sert à forger les médicaments neuropsychotropes. Il n'en est rien. Les quelques avancées qu'on vient d'évoquer, pour très significatives qu'elles soient, font aussi percevoir les lacunes, les insuffisances, les carences. Elles accroissent très naturellement les ambitions en permettant d'espérer une solution à chaque problème. Aucune pathologie ne paraît plus hors de portée de moyens d'intervention. Au rythme où la compréhension progresse, l'espoir d'agir s'affermit, le sentiment de puissance grandit. Beaucoup reste pourtant à faire.

La moisson présente doit beaucoup aux heureux hasards, mais aussi à l'opiniâtreté des pharmacologues et à leurs explorations systématiques. Mais force est de constater que leur rendement novateur va s'amenuisant. Les produits, qui continuent néanmoins de s'accumuler, donnent souvent une impression de redondance, de déjà-vu. Celle-ci est encore accentuée par le contraste avec d'authentiques innovations : un agoniste des récepteurs sérotonergiques du type 5HT1D, le Sumatriptan, est un anti-migraineux prometteur ; des antagonistes des récepteurs sérotonergiques du type 5HT3, l'ondansétron, le granisétron dont on utilise actuellement les propriétés anti-émétiques, pourraient avoir des applications dans l'anxiété ou certaines expressions psychotiques ; des inhibiteurs de peptidases impliquées dans l'inactivation de certains neuropeptides apparaissent tel un inhibiteur de l'enképhalinase, une enzyme qui hydrolyse les enképhalines qui vient d'obtenir, en France, l'autorisation de mise sur le marché ; il s'agit de l'acétorphan qui par voie orale, est indiqué dans les diarrhées ; c'est l'avènement encore de nouveaux analgésiques agissant par stimulation des récepteurs de type kappa des endorphines telle la buprénorphine ; des antagonistes de certains récepteurs de certains neuropeptides (substance P, cholécystokinine, neurotensine) commencent à pointer le nez. À côté de ces substances réellement innovantes, on relève beaucoup de plagiats et énormément de variations sur un thème donné. Raisonner toujours à partir des mêmes bases mécanistiques, des mêmes schémas, aussi valides soient-ils, confine l'innovation, et partant, l'asphyxie.

Les rayons des officines pharmaceutiques sont ainsi encombrés d'une vingtaine d'antihistaminiques H1 pour le traitement de diverses manifestations allergiques. Les plus récents, pour se démarquer des plus anciens, mettent en exergue telle propriété supplémentaire qu'ils ont sûrement et tel inconvénient dont ils sont dépourvus. Rien de cela n'est négligeable, mais rien de cela ne révolutionne non plus la vie de l'allergique. Il n'est pas indifférent qu'un antihistaminique puisse aussi, mais seulement dans une certaine mesure, troubler la libération d'histamine à partir des mastocytes, les cellules qui la recèle (sorte de grenades à histamine et à diverses autres substances tout aussi délétères). Il n'est pas non plus sans intérêt que l'on puisse disposer de produits, à proscrire le jour, ayant une forte composante sédative pour apaiser un prurit nocturne ; à l'opposé, avec des antihistaminiques ne franchissant pas la barrière hémato-encéphalique, on dispose d'agents actifs à la périphérie n'induisant ni sommeil ni même sédation (terfénadine, méquitazine, astémizole, cétirizine). Les antihistaminiques, qui peuvent aussi bloquer certains récepteurs de l'acétylcholine, sont appréciés dans les maux des transports, mais redoutés chez les patients atteints de certaines pathologies (glaucome, troubles du rythme, constipation, difficulté de vidange vésicale). La diversité est une chance ; il est heureux que l'on puisse choisir, mais il est souvent difficile de le faire.

Le psychiatre a le choix, pour traiter les psychotiques, entre une quarantaine de neuroleptiques. Il s'agit dans tous les cas de substances bloquant les récepteurs de la dopamine. C'est à la fois trop et trop peu. C'est trop dans le mesure où la connaissance et plus encore l'expérience du prescripteur ne peut porter sur une aussi large variété. Une expérience est d'autant plus performante qu'elle est plus concentrée. L'avantage d'un large choix ne vaut que si l'on peut en tirer parti. Sinon, il s'agit d'un gadget, voire d'une cause de perturbation, d'embarras, de confusions... Une publicité de la SNCF prétendait qu'« un progrès n'existe que s'il est partagé ». De même, pour ce qui nous intéresse, une grande diversité thérapeutique, de nombreuses variations dans une classe pharmacologique n'ont d'intérêt que si les prescripteurs sont en mesure d'en tirer pleinement parti, en intégrant toutes les subtilités qui doivent sous-tendre le choix qu'ils doivent effectuer. Pour ce faire, des classifications thérapeutiques tendent à se substituer aux classifications chimiques à peu près dépourvues d'intérêts opérationnels. Elles remplacent même les classifications pharmacologiques, qui ne sont pas toujours aisément intelligibles à des praticiens surtout formés à une autre logique et à un autre solfège. En matière de neuroleptiques, la classification créée par Delay et Denicker et qui a connu depuis lors diverses évolutions, est d'une grande utilité pratique. Elle présente les médicaments en fonction de certains de leurs effets prévalents et ainsi s'ouvre sur les symptômes cibles qu'on veut réduire. Elle distingue les neuroleptiques très sédatifs, utiles quand domine l'agitation, les neuroleptiques moyens, les neuroleptiques polyvalents majeurs, de mise pour réprimer les états hallucinatoires, les neuroleptiques désinhibiteurs, qu'il faut préférer quand on cherche à fissurer la gangue dans laquelle est enfermé le schizophrène et qui le coupe du monde extérieur...

Pour apaiser l'anxiété, les médecins français disposent d'une trentaine de molécules. Dans la société des anxiolytiques, le lobby des benzodiazépines règne en maître, quoique des bandes rivales commencent à se constituer (cyclopyrolones, triazolopyridazine) et à l'infiltrer. Là encore, la connaissance de la formule chimique ne fait presque rien à l'affaire ; si le mécanisme d'action, la pharmacologie fondamentale est d'un intérêt plus manifeste, en fait c'est la pharmacologie clinique qui détient les clés du choix. Elle précise la durée d'action, l'intensité de l'effet sédatif, la survenue possible d'une tolérance, d'une dépendance psychique et même parfois physique, les conséquences d'une déficience rénale ou hépatique ou de l'âge du patient sur le métabolisme de la substance et ainsi l'intensité de son effet. Elle détermine encore sa compatibilité avec l'alcool, ce psychotrope jamais prescrit mais le plus largement consommé, ainsi que la compatibilité avec divers médicaments d'usage commun.

Pour traiter les états dépressifs, la pharmacopée, ou plutôt le Vidal, le dictionnaire des médicaments disponibles en France, propose une quarantaine de médicaments différents. Ces divers antidépresseurs, au-delà parfois de mécanismes d'action différents dont on ne sait d'ailleurs toujours pas tirer toutes les conséquences utiles, voient leur choix facilité par des classifications qui prennent en compte par exemple l'intensité de l'état dépressif, le poids de l'anxiété ou de l'inhibition psychomotrice.

Contrastant avec la pléthore qui sévit dans certaines

classes thérapeutiques, on est frappé par l'existence de vastes espaces désertiques. En effet, il demeure des pathologies fréquentes et graves dont on ne sait même pas atténuer les effets. C'est le cas de la démence d'Alzheimer et de ses sœurs aînées, les démences séniles. Ces dernières affectent près d'une personne sur quatre après quatre-vingts ans. Les problèmes socio-économiques que cela pose justifient l'attention portée aux recherches consacrées à ces affections et les moyens consentis. Ce vaste marché explique l'intérêt de nombre d'industries pharmaceutiques qui inscrivent ces recherches parmi leurs priorités. Si l'intérêt économique s'égare parfois dans la facilité, il en est bientôt dissuadé par la concurrence et c'est tout naturellement qu'il se porte vers les grands espaces, le Far West des chercheurs d'or qui en matière de neuropsychotropes a actuellement pour cap les démences préséniles et séniles types Alzheimer. Faire en sorte que, sans affecter significativement la durée de la vie, on améliore le confort sanitaire du troisième âge, on prolonge l'autonomie, on fasse que même les derniers kilomètres s'effectuent à bonne allure avec une bonne suspension, constitue une perspective attrayante.

Pour atteindre ce but, il y a beaucoup à faire. Aussi la neuropsychopharmacologie se trouve-t-elle sollicitée de façon pressante. Pour certains, la pharmacologie du XXIᵉ siècle sera « génomique » ou ne sera pas. Quand bien même elle ne le serait pas, ou ne le serait qu'un peu (génomique), elle serait, elle existerait tout de même eu égard aux multiples points d'effractions qui lui sont encore désignés dans la citadelle cérébrale — la conviction absolue existe désormais que cette citadelle n'est pas imprenable. La mise en évidence des récepteurs des principaux peptides est un des enjeux importants de cette recherche. Mais il existe une multitude d'autres cibles potentielles :

transporteurs, enzymes de synthèse des médiateurs, enzymes d'inactivation, canaux ioniques au sodium, au potassium, au chlore, au calcium, à d'autres ions, neuromédiateurs peptidiques... La boîte noire du cerveau n'est plus aussi sombre qu'elle était et chaque jour apporte ou annonce de nouveaux éclaircissements.

Glossaire

Acide aminé : les acides aminés sont les constituants élémentaires des peptides et des protéines qui sont donc eux-mêmes des enchaînements d'acides aminés. Ils répondent à la formule générale suivante :

$$
\begin{array}{c}
\text{COOH} \\
| \\
\text{R} - \text{CH} - \text{NH}_2
\end{array}
$$

Le groupement – COOH dit carboxylique est le groupement acide et le groupement – NH_2 est le groupement amine. On connaît une vingtaine d'acides aminés communs. Citons quelques-uns d'entre eux : glycine, alanine, acide glutamique, acide aspartique, méthionine, tyrosine, tryptophane, valine, leucine, thréonine, phényl alanine...

Acide : l'eau pure est neutre parce qu'elle comporte une concentration égale d'ions H^+ (protons) et d'ions OH^- qui se neutralisent. Quand la concentration des ions H^+ est supérieure à celle des ions OH^-, on est en milieu acide, le pH est inférieur à 7, et plus l'acidité est importante et plus le pH est bas, tendant vers 0. À l'opposé, quand la concentration des ions OH^- l'emporte sur celle des ions H^+, on est en milieu alcalin, le pH est supérieur à 7 et plus l'alcalinité est importante et plus le pH est élevé, tendant vers 14.

Agoniste : ligand (voir ce terme) qui, s'associant à son récepteur caractéristique, déclenche, comme le fait le médiateur endogène, une réponse d'intensité maximale.

Alcaloïde : substance d'origine végétale, dotée d'activités biologiques, et qui comporte dans sa composition chimique la présence d'un ou plusieurs atomes d'azote (N).

Amphétamine

$$CH_2 - CH - NH_2$$
$$CH_3$$

Substance de synthèse (dont toute la partie de la molécule représentée en trait plein est commune à la dopamine). Elle accède très facilement au cerveau après son administration par voie générale. Elle interagit alors avec les neurones noradrénergiques troublant la recapture neuronale de la noradrénaline. Elle interagit avec les neurones dopaminergiques et en troublant la recapture de la dopamine et en produisant la libération du médiateur nouvellement synthétisé, non encore stocké dans les vésicules ou granules. Il s'agit donc d'un stimulant indirect (agoniste indirect) des récepteurs de la noradrénaline et de la dopamine, puisqu'il ne les stimule pas lui-même mais qu'il accroît la concentration synaptique des deux médiateurs qui stimulent ces récepteurs. C'est le chef de file des nooanaleptiques, utilisés à des fins de dopage, qui sont toxicomanogènes.

Antagoniste : ligand (voir ce terme) qui, s'associant à son récepteur caractéristique, non seulement ne suscite aucune réponse intrinsèque, mais aussi s'oppose à la réponse qu'aurait dû déclencher la présence d'un agoniste (*cf.* ce terme).

ARN : acide ribonucléique. Les ARN sont des molécules qui copient des segments de l'information génétique contenus dans les chromosomes (voir ce terme) présents dans le noyau. Ces ARN dits messagers, copies de l'ADN nucléaire (acide désoxyribonucléique) quittent le noyau et dans des organites spécialisés, les ribosomes, ils vont régir l'ordre dans lequel des acides aminés vont s'enchaîner pour édifier des protéines.

Axone : expansion principale du corps cellulaire du neurone au long duquel diffuse l'activité électrique et cheminent divers organites et diverses substances qui ont pris naissance au niveau du corps cellulaire et qui se dirigent vers les ramifications de l'axone et leurs boutons terminaux. La dépolarisation suscitera au niveau de ces derniers la libération du médiateur qu'ils recèlent.

Barrière hémato-encéphalique : terme général sous lequel on réunit les diverses « barrières » que devra franchir une substance présente dans le sang pour accéder aux neurones du cerveau et de la moelle épinière, afin d'agir sur eux. Cela correspond à la traversée de membranes cellulaires. Celles-ci, en l'absence de systèmes de transport, ne se laisseront traverser que par des substances solubles dans les lipides (substances lipophiles). Cela correspond aussi à des activités enzymatiques qui peuvent transformer et inactiver la molécule pendant son transfert, en troublant donc celui-ci.

Benzodiazépine : substance formée par l'accolement à un noyau benzénique d'un noyau diazépinique, structure à sept sommets dont deux d'entre eux sont constitués par des atomes d'azote (N).

À partir de cette structure de base, ont été synthétisés une multitude de dérivés, parmi lesquels se recrutent de nombreux agents neuropsychotropes : sédatifs, anxiolytiques, hypnotiques, antiépileptiques, myorelaxants.

Bouton synaptique : voir *Synapse*.

Caméra à positons : appareil constitué d'une couronne d'éléments détecteurs des rayonnements Gamma, couplés à un système informatique très élaboré permettant de déterminer le lieu où ces rayonnements ont pris naissance du fait de la collision intervenue entre un positon (électron d'un type particulier puisque chargé positivement) et un électron « normal ». Une molécule marquée par un émetteur de positon (^{18}Fluor, ^{11}Carbone, ^{15}Oxygène) étant injectée dans l'organisme, va se répartir dans le cerveau (par exemple) au prorata de la densité des constituants capables de la fixer. Il pourra s'agir d'une cible biologique déterminée. Là où la substance sera intensément concentrée, elle émettra des positons et générera des rayonnements gamma ; on en déduira que la cible biologique marquée par le ligand émetteur de positon est abondante dans cette région. Outre l'évaluation de cette densité, la méthode peut être utilisée pour mesurer *in vivo* la compétition d'une substance à étudier avec le ligand émetteur de positon au niveau de la cible qui lui est spécifique. Il s'agit d'une méthode d'imagerie médicale, peu invasive, permettant l'étude *in vivo* chez l'homme de cibles biologiques et de leurs ligands.

Catalepsie : état particulier d'un animal (rat de la façon la plus usuelle) traité par un neuroleptique à forte dose, qui lui permet d'accepter, de prendre et de conserver activement une attitude inhabituelle, inconfortable de surcroît, qui lui a été imposée par le manipulateur. Le fait qu'une substance soit cataleptigène (engendre une catalepsie) chez le rat suggère qu'elle sera génératrice d'un syndrome extra-pyramidal, c'est-à-dire de troubles similaires à ceux de la maladie de Parkinson.

Catécholamine : substances dérivées du catéchol :

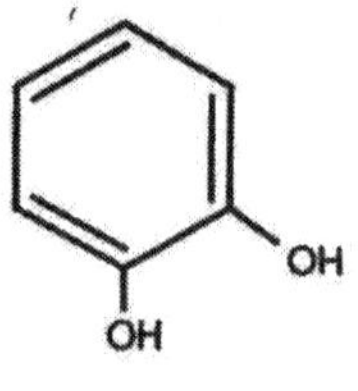

et comportant une fonction amine — NH_2 —. En fait, de façon plus restrictive, il s'agit de trois neuromédiateurs : la dopamine, la noradrénaline et l'adrénaline.

Chromosome : éléments, au nombre de vingt-quatre paires, présents dans le noyau de chaque cellule. Ils sont constitués d'acide désoxyribonucléique ou ADN. Ils recèlent le plan de toutes les protéines que la cellule sera susceptible d'édifier. C'est donc le support du programme génétique de la cellule.

Cible biologique : élément de la cellule au niveau duquel, par une molécule endogène ou exogène, on peut agir et modifier le fonctionnement cellulaire. Exemple de cibles biologiques : les récepteurs (*cf.* ce terme) ; les canaux ioniques ; les enzymes ; les transporteurs ; les systèmes de capture...

Clonage : détermination de l'enchaînement, ou séquence des différents nucléotides qui constituent un gène. C'est en quelque sorte l'opération de déchiffrage du plan inscrit dans un chromosome qui permettra l'édification ultérieure d'une protéine de structure ou opérationnelle (voir *enzyme, récepteur, transporteur...*). Ces nucléotides sont constitués eux-mêmes d'un sucre, le désoxyribose, d'acide phosphorique et d'une base purique (adénique ou guanine) ou pyrimidique (thymine ou cytosine). Trois bases successives définies codent pour la mise en place d'un acide aminé non moins défini dans la protéine finale. La connaissance de la succession des bases d'un segment génétique permet d'inférer la succession des acides aminés dans la protéine qu'il code.

Coefficient chimio-thérapeutique : c'est le rapport entre la dose toxique d'un médicament et la dose pour laquelle il exerce les effets que l'on attend de lui. Plus ce rapport est élevé, plus le coefficient chimio-thérapeutique est favorable, moins on risquera aux doses actives de recruter d'effets toxiques. C'est évidemment souhaitable. Ce n'est pourtant pas inéluctable. Dans certaines classes thérapeutiques, telle celle des médicaments de l'insuffisance cardiaque, on doit, faute de mieux, se résoudre à utiliser les digitaliques dont le coefficient chimio-thérapeutique est faible. Telle dose nécessaire pour être active chez un patient exerce déjà des manifestations toxiques chez un autre.

Complexe de capture : voir *Transporteur.*
C'est une protéine associée à la membrane de certains neurones qui lui permet de reprendre activement une partie du médiateur qu'ils ont libéré dans l'espace synaptique. On leur décrit des « substrats » : ce sont des substances qui, comme le médiateur, pourront être internalisées, puisées par le neurone dans le milieu qui lui est extérieur (par exemple la noradrénaline, la phényl éthylamine, l'amphétamine sont des substrats du complexe de capture de la dopamine comme l'est la dopamine elle-même). On leur décrit des inhibiteurs qui vont bloquer leur fonction. Ainsi la désipramine est un inhibiteur du complexe de capture neuronal de la noradrénaline, la fluoxétine un inhibiteur du complexe de capture de la sérotonine, l'amineptine un inhibiteur du complexe de capture de la dopamine...

Corps cellulaire : dans la cellule nerveuse ou neurone, le corps cellulaire correspond à la région dont la taille est la plus importante. Elle est hérissée d'expansions fines qui sont les dendrites et donne naissance à une expansion de plus gros calibre, souvent longue : l'axone. Ce corps cellulaire héberge le noyau, siège des chromosomes et partant, du programme génétique de la cellule. C'est au niveau de ce corps cellulaire, à proximité du noyau, que s'effectuent les synthèses de protéines. *Cf. Protéine, Dendrites, Axone.*

Cytosol neuronal : le cytosol correspond au milieu dans lequel, au sein du neurone, sont dispersés les organites tels le noyau, les vésicules, les mitochondries... Il recèle diverses activités enzymatiques dont certaines interviennent dans la synthèse du neuromédiateur caractéristique du neurone.

Dendrites : expansions diffuses du corps cellulaire du neurone par lesquelles celui-ci entre en contact avec de nombreux neurones de voisinage pour capter des informations et en faire la synthèse.

Dépendance : état adaptatif de l'organisme qui s'installe au cours de l'administration chronique d'une substance et qui incite à poursuivre sa consommation pour entretenir la permanence du plaisir qu'elle procure ou pour prévenir les troubles physiques qui apparaîtraient si on cessait de l'administrer. On parle de dépendance psychique quand le besoin ne concerne que la permanence d'un plaisir, d'une satisfaction. On parle de dépendance physique quand l'arrêt de la consommation de la drogue (sevrage) suscite des troubles somatiques : cardio-vasculaires, digestifs..., éléments du syndrome de manque ou d'abstinence.

Dépolarisation : voir *Potentiel électrique.*

DOPA-thérapie : traitement par la L-DOPA : L. dihydroxyphényl alanine. Ce traitement s'adresse essentiellement aux patients atteints de maladie de Parkinson, ce précurseur immédiat de la synthèse de dopamine permet de suppléer la carence en ce médiateur au niveau du striatum.

Dose léthale : dose d'une substance qui tue ceux qui la reçoivent, cette dose peut s'exprimer de différentes façons. La dose minima mortelle est déterminée en perfusant, à un rythme défini, une solution de la substance, à des animaux aussi semblables que possible (espèce, souche, sexe, poids...). On détermine pour chacun d'eux la plus petite dose ayant entraîné la mort. La moyenne des valeurs obtenues chez chaque animal définit la dose minima mortelle pour les animaux considérés. La dose léthale 50 % :

c'est la dose d'une substance qui, administrée à des animaux aussi semblables que possible (*cf.* supra), tue la moitié (50 %) d'entre eux.

Dose minima mortelle ou DMM : voir *Dose léthale*.

Endorphines : on connaissait de longue date l'activité analgésique de la morphine. Une meilleure compréhension de ses mécanismes d'action a suggéré à l'époque contemporaine l'idée que le cerveau fabriquerait lui-même des substances dont en fait la morphine ne ferait que mimer les effets. Ces substances endogènes ont été désignées par le vocable général d'endomorphine, contracté en endorphines. Cela correspond à des peptides nombreux, au moins une dizaine, issus de trois précurseurs principaux.

Enképhaline : les enképhalines sont des neuropeptides, c'est-à-dire des peptides élaborés par des neurones et ayant fonction de médiateurs ou transmetteurs. Ce sont des pentapeptides, puisque formés par l'enchaînement de cinq acides aminés. Il en existe deux représentants la méthionine enképhaline = met-enképhaline et la leucine enképhaline = leu-enképhaline.

Il s'agit de peptides opioïdes puisque leur action passe par la stimulation de récepteurs sur lesquels agit la morphine (tirée de l'opium). Elles appartiennent à la famille des endomorphines ou endorphines (voir ce terme).

Enzyme : substance biologique, de nature essentiellement protéique, capable de s'associer sélectivement à certaines molécules (« substrats ») pour accélérer leur transformation, à des températures faibles (37°C) qui sans elles n'évolueraient qu'à une vitesse extrêmement lente. Elles jouent ainsi le rôle imparti en chimie aux catalyseurs. Elles se retrouvent inchangées à l'issue de la transformation du substrat et sont en mesure de s'associer à une nouvelle molécule de substrat pour la transformer.

Espace synaptique : voir *Synapse*.

GABA : acide gamma amino butyrique :

$$H_2N - CH_2 - CH_2 - CH_2 - COOH$$
$$\gamma \qquad \beta \qquad \alpha$$

Chimiquement il s'agit d'un dérivé de l'acide butyrique : acide gras à quatre atomes de carbone qui porte, en position dite

Gamma (γ) par rapport au groupement acide-COOH, une fonction amine $-$ NH$_2$ $-$. C'est un neuromédiateur abondant du système nerveux central ; il est dit du type inhibiteur puisqu'en s'associant à ses récepteurs, il hyperpolarise la membrane du neurone qui les porte, ce qui déprime son activité électrique.

Hormone : substance élaborée par une cellule, dite cellule endocrine, déversée dans la circulation sanguine, qui ainsi va atteindre à distance des cellules auxquelles elle va s'associer pour provoquer des modifications de leur fonctionnement.

IMAO : *voir Mono Amines Oxydases* : MAO. Ces inhibiteurs des mono amines oxydases ont été largement utilisés comme antidépresseurs. Des inhibiteurs de la MAO de type A apparaissent pour traiter les dépressions. Des inhibiteurs de la MAOB prennent pied dans le traitement symptomatique, mais aussi peut-être étiologique (action sur la cause) de la maladie de Parkinson.

Ion : un ion est un atome qui a gagné (anion) un ou plusieurs électrons (particule chargée négativement) et se trouve de ce fait chargé négativement (ex. : l'ion chlorure Cl$-$);
ou c'est un atome qui a perdu (cation) un ou plusieurs électrons et se trouve de ce fait chargé positivement (ex. : ions sodium Na$^+$; ions potassium K$^+$; ions calcium Ca^{++}).

Isomères : ce sont des molécules qui présentent d'énormes similitudes mais qui néanmoins diffèrent par leur comportement chimique, physique et/ou biologique. Ces molécules ont la même structure brute : même nombre d'atomes de carbone, d'azote ou d'oxygène... (si elles comportent ces derniers atomes) mais leur disposition relative varie. On distingue ainsi des isomères de position comme la glycéraldéhyde CH$_2$OH $-$ CHOH $-$ CHO et la dihydroxyacétone CH$_2$OH $-$ CO $-$ CH$_2$OH qui ont la même formule brute (C$_3$H$_6$O$_3$) mais dont les propriétés chimiques, physiques et biologiques diffèrent des stéréoisomère.

Lorsqu'un atome de carbone est dit asymétrique, c'est-à-dire qu'il est substitué par quatre éléments différents, la disposition relative de chacun d'eux peut varier, conférant à la molécule des propriétés physiques et biologiques différentes.

Reprenons l'exemple du glycéraldéhyde :

$$\text{CHO} \qquad\qquad\qquad \text{CHO}$$
$$\text{H} - \text{C} - \text{OH} \qquad\qquad \text{HO} - \text{C} - \text{H}$$
$$\text{CH}_2\text{OH} \qquad\qquad\qquad \text{CH}_2\text{OH}$$

D. Glycéraldéhyde   L-Glycéraldéhyde

La forme D est dite dextrogyre car elle dévie vers la droite le plan de la lumière polarisée et la forme L est dite lévogyre car elle dévie vers la gauche la lumière polarisée. Quand une molécule ayant une activité pharmacologique comporte ainsi deux isomères (et parfois davantage), l'activité pharmacologique peut être associée à un seul de ces isomères, l'autre étant inactif, ou même parfois exercer un effet contraire au premier. La synthèse chimique aboutit en général à des proportions identiques des deux stéréoisomères, ce qui, lorsque l'un des deux est inactif, permettrait, en caricaturant, d'exprimer que le produit utilisé comme médicament n'est pur qu'à 50 % ! Il est généralement difficile de séparer ou d'obtenir séparément chaque stéréoisomère. L. Pasteur séparait à la loupe et à la pince l'acide tartrique D de l'acide tartrique L car leurs cristaux différaient...

Ligand : substance qui se lie, qui s'associe avec force, à un élément qui est pour lui son site de liaison, son récepteur. Il existe une complémentarité de structure entre le ligand et son récepteur, ce qui permet au premier de s'appliquer étroitement au contact du second. Pour qu'il y demeure plus ou moins durablement accolé, il faut que des forces d'attraction existent sous la forme de liaisons chimiques. Plus elles seront nombreuses, plus elles seront fortes (plus il faudra fournir d'énergie pour les rompre) et moins le ligand aura tendance à se détacher de son site de liaison. Il aura alors une très forte affinité pour celui-ci.

Mono amine oxydases (MAO) : enzymes qui opèrent la transformation de certaines amines par oxydation, qui réalisent leur désamination oxydative, les transformant en l'aldéhyde correspondant.

$$\text{M.A.O.}$$
$$\text{R} - \text{CH}_2 - \text{NH}_2 \longrightarrow \text{R} - \text{C} {\Large<}^{\text{O}}_{\text{H}}$$

amine   aldéhyde

Sous l'influence des MAO, la dopamine devient par exemple le dopacétaldéhyde. Ces MAO opèrent au sein des neurones aminergiques (noradrénergiques, dopaminergiques, sérotoninergiques) et contribuent au maintien des concentrations assez stables de ces médiateurs dans le cytoplasme neuronal. Elles opèrent également au sein des cellules gliales interposées entre les neurones. On distingue actuellement deux types principaux de MAO, la MAO de type A et la MAO de type B, selon en particulier la nature de leurs substrats, c'est-à-dire des substances dont elles assurent la transformation et selon la nature des substances qui ont été sélectionnées pour les inhiber, les Inhibiteurs de Mono Amines Oxydases = IMAO.

Métabolisme : succession des transformations enzymatiques que subit une substance introduite dans l'organisme ou fabriquée par celui-ci pour aboutir à la forme ultime sous laquelle elle sera éliminée. On décrit ainsi à un médicament un ou plusieurs produits de transformation qui sont ses métabolites.

Métabolite : substance formée à partir d'une autre, de façon directe ou après plusieurs étapes de son métabolisme = produit de transformation métabolique. Le métabolite d'une substance biologiquement active est le plus souvent inactif. Il s'agit d'une biotransformation inactivatrice.

Mitochondries : organites cellulaires intervenant dans les processus respiratoires de la cellule. Elles transforment l'énergie qui apparaît lors de l'oxydation de différents nutriments en molécules à haut potentiel énergétique (ATP = adénosine triphosphate), véritable carburant des réactions de la cellule consommant de l'énergie.

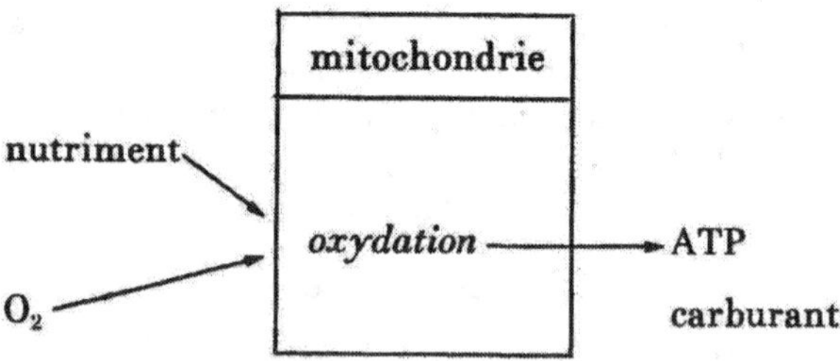

Neuromédiateur : substance élaborée par un neurone, et libérée par celui-ci sous l'influence de la dépolarisation de ses terminaisons. Cette substance ira s'associer brièvement avec des récepteurs qui lui sont spécifiques, portés par la membrane d'une cellule située au contact de la terminaison neuronale. Cette cellule pouvant être un autre neurone, une cellule glandulaire/sécrétrice, une cellule musculaire. Par son association au récepteur, le neuromédiateur modifiera (accroîtra ou réduira) l'activité électrique de ce neurone, l'activité sécrétrice, la contraction de cette cellule musculaire. Le neuromédiateur transmet donc une information d'un neurone à une autre cellule.

Neurone : cellule spécialisée caractéristique du système nerveux, comme l'hépatocyte est la cellule caractéristique du foie. Quoique les neurones diffèrent volontiers par leur taille et leur forme, ils présentent de grandes similitudes fonctionnelles. Ils font la synthèse des informations chimiques (par les médiateurs qui s'associent aux récepteurs que porte leur membrane) qui convergent sur eux. Ils expriment cette synthèse par une activité électrique (succession de dépolarisation de leur membrane) qui diffuse le long d'une expansion principale appelée l'axone, qui s'épanouit en une gerbe de ramifications dont chacune d'elles est terminée par un renflement (= bouton terminal, terminaison neuronale). Au sein de celui-ci est stockée, ou élaborée puis stockée, une substance caractéristique du neurone, le neuromédiateur. Il sera libéré sous l'influence de la dépolarisation de la membrane suscitée par l'activité électrique du neurone. Ce médiateur libéré, en atteignant un autre neurone de voisinage et s'associant brièvement à certains des récepteurs qu'il porte, communiquera à ce neurone une information, un message. Le neurone reçoit donc des messages pour en émettre à son tour et ce de façon non pas diffuse, à la volée, mais de façon anatomiquement définie. Il reçoit par exemple de A, B, D, E des informations pour en émettre vers S, X et W.

NMDA : abréviation de N Méthyl D Aspartate. C'est un dérivé de synthèse de l'acide aspartique qui stimule un type particulier de récepteurs parmi ceux sur lesquels agit un neuromédiateur, le glutamate. Il sert à définir ce type de récepteur au glutamate, dont la stimulation a pour effet d'ouvrir un canal de la membrane neuronale donnant passage aux cations. Voir *Ions.*

Noyau cellulaire : c'est le plus gros organite de la cellule, il rassemble les chromosomes et partant, le programme génétique de la cellule. Ce sont les plans de toutes les substances que la cellule sera capable d'édifier en fonction des besoins qu'elle percevra.

Noyau chimique : squelette de base d'une molécule organique, quand elle est de nature cyclique ou polycyclique, c'est-à-dire formée d'atomes disposés en un ou plusieurs cycles.

Exemple : le noyau phénothiazine à partir duquel on a, dans la figure de la page 33, présenté différents dérivés pharmacologiquement actifs.

Exemple : le noyau benzodiazépinique (voir *Benzodiazépine*).

Peptide : molécule formée par l'enchaînement de plusieurs acides aminés 2 à 100. Pour des enchaînements beaucoup plus longs, on parle alors de protéine.

Pharmacophore : dans une molécule complexe présentant une activité biologique définie, on peut, par des transformations diverses, appréhender les éléments de la molécule qui ne peuvent être modifiés sous peine de voir disparaître l'activité biologique. Ces éléments sont donc les supports de l'activité pharmacologique et partant, participent au pharmacophore. Ce pharmacophore conditionne la reconnaissance de la cible biologique, l'affinité qu'a pour elle la molécule, et la modification qu'elle fait subir à la cible.

Potentiel électrique : de part et d'autre de la membrane d'un neurone règnent des concentrations différentes d'ions. Le sodium est très abondant à l'extérieur du neurone alors que le potassium est très abondant en son sein. Cela est à l'origine d'une différence de potentiel entre la face interne et la face externe de la membrane qui est dite polarisée. C'est le potentiel électrique. Sous diverses influences peuvent s'ouvrir des canaux ioniques de la membrane qui vont permettre à ces ions de diffuser dans le sens de leur gradient de concentration. L'ouverture du canal aux ions sodium permet à ces ions de pénétrer en force dans le neurone, pour tenter d'équilibrer leur concentration entre l'extérieur du neurone où ils étaient en abondance et l'intérieur du neurone où ils sont rares. Cela modifie brusquement la différence de potentiel entre l'extérieur et l'intérieur de la membrane. On dit que cette dernière se dépolarise. À la dépolarisation par entrée de sodium, fait suite une repolarisation par ouverture de canaux aux ions potassium, ce qui permet à ceux-ci de quitter le neurone où ils sont abondants pour se déverser à l'extérieur de celui-ci où ils sont plus rares.

Protéine : substance naturelle, animale ou végétale, formée par l'enchaînement de plusieurs centaines, voire milliers d'acides aminés : les protéines, selon leur nature, ont des fonctions très diverses. Éléments de structure, de transport (albumine), anticorps, enzyme, récepteur, canal ionique...

Radical : désigne en chimie les éléments les plus caractéristiques d'une molécule. Chaque radical est un ensemble d'atomes, greffé sur une structure de base.

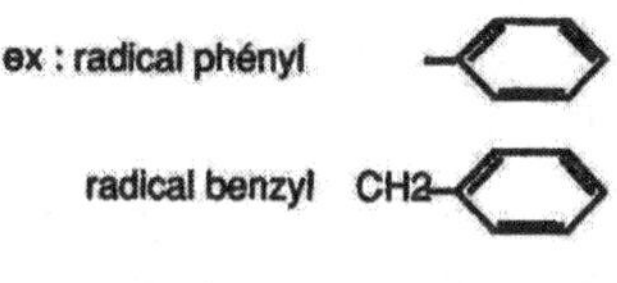

C'est souvent par ces radicaux, en position définie, que la molécule s'associe et réagit avec une cible biologique. Ces radicaux constituent des éléments d'attraction ou de répulsion faisant adopter à la molécule une disposition particulière sur la cible biologique et lui confèrent pour celle-ci une affinité plus ou moins grande.

Radical libre : on rappelle d'abord qu'un atome est formé d'un noyau autour duquel gravitent, sur plusieurs orbitales, des électrons. Ceux-ci, non seulement tournent autour du noyau, mais tournent aussi sur eux-mêmes, comme la terre tourne autour du soleil (un tour par an) et tourne sur elle-même (un tour par jour). Quand, sur une orbitale périphérique, un électron est célibataire (c'est-à-dire non apparié à un autre électron qui tournerait sur lui-même en sens contraire du premier), il confère à l'atome, ou à la molécule à laquelle il participe, une grande réactivité, c'est-à-dire une grande aptitude à réagir, à s'unir avec différentes molécules, ce qui en fait une espèce agressive, souvent génératrice de méfaits biologiques.

Radioliaison : c'est en partie la traduction du terme anglais « Binding », to bind = lier. C'est un ensemble de méthodes considérant la liaison de molécules rendues radioactives (par le tritium ^{3}H ou l'iode ^{125}I) à des sites spécifiques, généralement des cibles biologiques, récepteurs en particulier. Cette radioliaison peut s'effectuer *in vitro,* sur des cellules, sur des organites cellulaires, sur des fractions d'homonégats cellulaires enrichies en membrane. Elle peut encore s'effectuer sur des coupes de tissu, cérébral par exemple ; l'hétérogénéité de la répartition du ligand radiomarqué étant alors appréciée par autoradiographie, c'est-à-dire qu'un film photographique est appliqué au contact de la coupe, et sera impressionné par chaque rayonnement (bêta ou gamma) résultant d'une désintégration du radioligand. Il existe encore des modalités *in vivo* de radioliaison (voir *Caméra à positons*).

Recapture : capture d'un neuromédiateur présent dans la fente synaptique par la terminaison neuronale qui l'a libéré (voir aussi *Complexe de capture*).

Récepteur : macromolécule de nature protéique, formée par l'assemblage de plusieurs centaines d'acides aminés, dont la chaîne s'organise dans l'épaisseur de la membrane cellulaire (neuronale pour ce qui nous intéresse ici) exposant à la face externe de celle-ci un site dit de reconnaissance au niveau duquel vont pouvoir s'associer avec une certaine spécificité, et une assez forte affinité, des substances endogènes (médiateurs, hormones) ou exogènes (xénobiotiques) mimant les effets de ces premières (agonistes) ou s'opposant à leurs effets (antagonistes). La stimulation du récepteur par son médiateur ou par un agoniste retentit sur la structure de la protéine exposée à la face interne de la membrane neuronale. Cela déclenche des événements métaboliques au sein du neurone, en modifiant la concentration de certaines molécules au sein du neurone. Ce sont les seconds messagers (ici adénosine mono phosphate cyclique, là guanosine mono phosphate cyclique, là encore inositol triphosphate, là diacyl glycérol...) qui vont ouvrir des canaux de la membrane permettant un transfert d'ions au travers de la membrane ou qui vont activer ou stimuler certaines activités enzymatiques. Au total, la stimulation du récepteur par un agoniste a suscité la *transduction* d'un signal au travers de la membrane du neurone et déclenché des événements en son sein qui s'expriment, en dernière intention, par une modification de l'activité métabolique et/ou électrique du neurone.

Repolarisation : voir *Potentiel électrique*.

Screening : de l'anglais, to screen : cribler, tamiser. C'est pour le pharmacologue le fait, à partir des multiples molécules qui lui sont confiées par le chimiste, de sélectionner de façon rapide, simple et sommaire, celles qui ont des potentialités pharmacologiques, celles qui justifient une étude plus approfondie dans l'espoir de les faire accéder à la dignité de médicament.

Sommeil lent : c'est le type de sommeil le plus abondant pendant la nuit, entrecoupé de quelques phases brèves de sommeil paradoxal. Ce sommeil lent doit son nom au tracé des activités électriques recueillies par l'électro-encéphalographie : il s'agit d'ondes amples et de faible fréquence alors qu'un tracé d'éveil est fait d'ondes de faible amplitude et de haute fréquence. Dans ses phases les plus profondes dites III et IV, cela correspondrait au sommeil le plus réparateur.

Sommeil paradoxal : phases brèves survenant épisodiquement pendant le sommeil durant lesquelles surviennent des mouvements rapides des yeux derrière les paupières closes, un relâchement du tonus musculaire, des érections. Ces phases correspondent aux périodes de rêve. Au plan électro-encéphalographique, les signaux électriques recueillis pendant ces phases sont très caractéristiques.

Stéréoisomère : voir *Isomère*.

Stéréotypies : mouvements répétitifs, souvent bucco-faciaux, effectués de façon indépendante de la volonté, en relation avec une transmission dopaminergique excessive au niveau du striatum. Ces stéréotypies observées avec netteté chez le rat auraient pour équivalent chez l'homme ce que l'on appelle les dyskinésies.

Striatum : (= néostriatum, ensemble formé par le noyau caudé et le putamen.) C'est une volumineuse structure située sous le cortex dans la région antérieure du cerveau. C'est là que se terminent les neurones dopaminergiques qui ont pris naissance dans la substance noire du même hémisphère cérébral. Dans la maladie de Parkinson, la disparition de ces neurones dopaminergiques se traduit par une disparition des transmissions dopaminergiques dans cette structure.

Substance noire : = locus niger = substantia nigra = structure de petite taille, située profondément dans la région postérieure du cerveau, qui apparaît teintée de noir à la coupe, en raison de sa teneur élevée en un pigment, la neuromélanine. C'est dans cette structure que sont tassés les corps cellulaires de neurones dopaminergiques (puisque leur médiateur caractéristique est la dopamine) qui projettent en avant leur axone et établissent leur synapse (ou articulations) avec d'autres neurones dans le striatum. C'est à la destruction de ces neurones (dopaminergiques nigro-striataux) qu'est due la maladie de Parkinson.

Synapse : édifice constitué au contact entre la terminaison d'un neurone = bouton terminal, et un fragment de membrane à un niveau quelconque d'un neurone de voisinage. Entre ces deux éléments, un très mince espace constitue la fente synaptique. C'est dans celle-ci qu'est déversé le médiateur libéré par la terminaison neuronale. On distingue un versant présynaptique qui correspond à la terminaison neuronale, au bouton synaptique, et un versant post-synaptique, fragment de membrane du neurone en regard de la terminaison neuronale. La synapse est le haut lieu de la communication interneuronale.

Système endocrine : ensemble fonctionnel (intégré) qui comporte en ligne un système modulant la libération d'une hormone, les cellules qui sécrètent l'hormone et les cellules sur lesquelles agit l'hormone. Par exemple, la région antérieure de l'hypophyse sécrète une stimuline, l'adrenocorticotrophic hormone (ACTH) qui, par voie sanguine, va agir sur la corticosurrénale pour accroître la sécrétion d'une hormone, le cortisol, qui exerce par l'entremise de cellules variées des effets divers (modifiant le métabolisme des sucres, des graisses, les réponses au stress...).

Système limbique : région du cerveau cernée par la circonvolution du corps calleux et celle de l'hippocampe dessinant la forme d'une feuille = limbe, circonscrivant le hile des hémisphères cérébraux. Ce système joue un rôle en particulier dans les émotions.

Terminaison neuronale : voir *Neurone, Axone, Synapse.*

Transconformation : c'est la déformation que subirait le récepteur (la protéine réceptrice) lors de son association à ses ligands agonistes. Cette transconformation est à l'origine d'un signal dont le transfert (= transduction) à la face interne de la membrane déclenchera des événements ioniques/électriques ou métaboliques, qui correspondent à la réponse évoquée par la stimulation du récepteur.

Transduction : voir *Transconformation.*

Transporteur : système permettant le transfert d'une substance au travers de la membrane d'une cellule ou d'un organite cellulaire, et ceci en sens contraire du courant de diffusion que créerait naturellement l'inégalité de répartition de la substance de part et d'autre de la membrane. La membrane des neurones comporte des transporteurs qui permettent la concentration active au sein du neurone du/des précurseurs de la synthèse de leur médiateur (transporteur de la choline des neurones cholinergiques, transporteur de la tyrosine des neurones catécholaminergiques). Elle comporte d'autres transporteurs qui permettent la reprise du médiateur libéré dans la fente synaptique soit aux fins de son recyclage, pour le libérer à nouveau lors d'une future dépolarisation, soit seulement pour le soustraire à l'espace synaptique et ainsi interrompre l'expression de l'information dont il est porteur. Au niveau des vésicules ou granules qui bourrent littéralement les terminaisons neuronales, il existe des transporteurs qui vont puiser dans le cytoplasme le médiateur qui vient d'être synthétisé pour le concentrer, le stocker au sein de ces vésicles ou granules. Il y sera à l'abri d'enzymes qui pourraient le détruire, il sera dans les « starting-blocks » prêt à bondir dans l'espace synaptique dès que la dépolarisation de la terminaison neuronale lui en donnera le signal.

Versant présynaptique : voir *Synapse*.

Versant post-synaptique : voir *Synapse*.

Vésicule : organite présent en abondance dans les terminaisons (= boutons terminaux = boutons synaptiques) des neurones au sein desquels est concentré le neuromédiateur. La dépolarisation de la membrane de la terminaison permettra le déversement du contenu de ces vésicules à l'extérieur de la terminaison, en particulier au sein de la fente synaptique (*cf.* synapse).

Index

Table des matières

Imprimé par Lightning Source France
1 avenue Gutenberg
78310 Maurepas

N° d'édition : 7381-0210-Y